Muhammad Wolfgang G. A. Schmidt

Wörterbuch Traditionelle Chinesische Medizin

Grundwissen zu Geschichte, Kultur, Körper, Krankheiten und Therapien in Stichworten von A - Z

disserta
Verlag

Schmidt, Muhammad Wolfgang G. A.: Wörterbuch Traditionelle Chinesische Medizin. Grundwissen zu Geschichte, Kultur, Körper, Krankheiten und Therapien in Stichworten von A - Z. Hamburg, disserta Verlag, 2016

Buch-ISBN: 978-3-95935-304-5
PDF-eBook-ISBN: 978-3-95935-305-2
Druck/Herstellung: disserta Verlag, Hamburg, 2016
Covergestaltung: © Annelie Lamers

Bibliografische Information der Deutschen Nationalbibliothek:
Die Deutsche Nationalbibliothek verzeichnet diese Publikation in der Deutschen Nationalbibliografie; detaillierte bibliografische Daten sind im Internet über http://dnb.d-nb.de abrufbar.

© disserta Verlag, Imprint der Diplomica Verlag GmbH
Hermannstal 119k, 22119 Hamburg
http://www.disserta-verlag.de, Hamburg 2016
Printed in Germany

Inhaltsverzeichnis

Hinweise zur vorliegenden Ausgabe des Lexikons

Die vorliegende Ausgabe von *Wörterbuch Traditionelle Chinesische Medizin* beruht in großen Teilen auf der Ausgabe eines ähnlichen Werkes, das unter dem Titel *Handbuch der chinesischen Heilkunst* vom gleichen Autor im Verlag Gesundheit und Sport, Berlin, im Jahre 1995 erschienen ist (ISBN 3-333-00745-2).

Dieses längst vergriffene Werk mit seinen vielen Basis-Informationen zu Kultur, Geschichte, Philosophie und vor allem medizinisch relevanten Inhalten der Traditionellen Chinesischen Medizin (TCM) wurde nun neu überarbeitet und um 86 neue Stichworteinträge aus den Themenbereichen klassische Autoren der TCM, Geschichte der TCM, Krankheitsbilder, spezielle Theorien und Schulen der TCM, Behandlung und Therapien sowie der traditionellen chinesischen Pharmakologie erweitert. Dafür sind einige wenige nicht mehr ganz zeitgemäße Stichworteinträge aus der Ausgabe von 1995 entfallen. Außerdem wurde ein ergänzendes Literaturverzeichnis mit ausgewählten Werken gegen Ende dieses Bandes hinzugefügt, das den neueren Stand der Fachliteratur bis 2016 berücksichtigt.

Große Teile des Anhangs (ab Seite 211ff.) mussten aus der 1995er Ausgabe eingescannt werden, da die ursprünglichen Textdateien nicht mehr vorliegen und aus technischen Gründen nicht mehr neu erfasst werden konnten. Dabei waren einige technisch bedingte Qualitätsmängel bei den gescannten Teilen hinzunehmen, wofür wir um Verständnis bitten; eine andere Vorgehensweise hätte die Herstellung dieses Buches unnötig verteuert, was aus vielerlei Gründen Autor und Verlag doch überfordert hätte.

An dieser Stelle möchte ich es nicht versäumen, Frau Kathleen Rehfeld für die tatkräftige Unterstützung bei der Herstellung von größeren Teilen des Typokrtipts ganz herzlich zu danken.

Abkürzugen

Viele der in diesem Buch verwendeten Abkürzungen erschließen sich für den Leser in ihrer Bedeutung ganz einfach aus dem Zusammenhang, weshalb wir hier auf eine umfassende Auflistung aller in diesem Werk verwendeten Abkützungen verzichtet haben. An dieser Stelle seien daher nur die Wichtigsten genannt.

Meridianbezeichnungen:
Diese bestehen in der Regel aus den beiden ersten Buchstaben der entsprechenden deutschen Fachbezeichnungen, z. B.:
  Lu = Lungenmeridian
  Le = Lebermeridian
  Ma = Magenmeridian
  Mi = Milzmeridian
  DE = Meridian des Dreifachen Erwärmers
  usw.
Ziffern hinter den entsprechenden Abkürzungen der Meridian-Namen verweisen auf die entsprechende Akupunkturpunktstelle, die zu diesem Meridian gehört, z. B.:
  Lu1   = Punktstelle 1 des Lungenmeridians
  DE5   = Punktstelle 2 des Meridians des Dreifachen Erwärmers
  usw.

TCM = Traditionelle Chinesische Medizin

Das Dao wurde von den Weisen befolgt, von den Unwissenden zwar befürwortet, jedoch nicht in die Tat umgesetzt. Wenn man die Gesetze von Yin und Yang befolgt, bedeutet dies Leben; deren Nichtbeachtung hat den Tod zur Folge. Die Befolgung der Gesetzmäßigkeiten von Yin und Yang wird Frieden bringen........

Ich möchte mehr über die Ursachen, die für Tod und Leben ausschlaggebend sind, erfahren und darüber, wie man damit umgehen muss ...

Der Gelbe Kaiser, Huangdi Neijing Suwen,
Kapitel 1

Die Anfangsgründe der chinesischen Medizin finden sich in den schamanistischen, mit Magie und Geomantik verbundenen und heute als Aberglauben verstandenen Traditionen der Shang- und Zhou-Zeit (zwischen dem 16.-11. Jh. v. Chr.), wobei sich im Laufe der Zeit immer mehr ein rationaler und empirischer Ansatz einer vor naturwissenschaftlichen Medizin, stimuliert durch die rationale Orientierung der konfuzianischen Staatsphilosophie, herauskristallisierte.

Der Klassiker des Gelben Kaisers zur Inneren Medizin,
Einleitung,
Freiburg 1993

Vorwort

Ein Lexikon zur Traditionellen Chinesischen Medizin (TCM) überhaupt und auch in der vorliegenden Form ist für den deutschsprachigen Raum ein absolutes Novum. Das vorliegende Werk enthält ein ausgewähltes Inventar an Stichworten mit Grundinformationen zu Geschichte, Kultur, Theorie, Körper- und Krankheitslehre, Diagnostik und den klassischen Therapieformen (Akupunktur, Moxibustion) zur TCM. Es soll den interessierten Lesern, aber auch den Angehörigen der Heilberufe und bei Letzteren vor allem den in der Ausbildung Befindlichen ein erster Wegweiser sein.

Der berücksichtigte Stichwortkatalog dieser Auflage kann vorerst nur ein absolutes Minimum an Stichworten zu Kernbegriffen der TCM abdecken und kann auch nicht die vertiefende und ergänzende Lektüre von Spezialliteratur für ein intensiveres Studium ersetzen. Andererseits kann das vorliegende Werk auch ein erster Wegweiser durch diese Spezialliteratur verstanden werden. Für alle deutsche Stichworteinträge wurden bis auf wenige Ausnahmen die zugrunde liegenden chinesischen Originalbegriffe in der Lateinumschrift Hanyu Pinyin angegeben; im Anhang erscheinen diese Originalbegriffe alphabetisch nach der Lateinumschrift Hanyu Pinyin geordnet mit den entsprechenden Schriftzeichenangaben. Insofern wird das vorliegende Lexikon auch für Fachleute zu einem Glossar der wichtigsten chinesischen Fachtermini zur TCM. Bei der Uneinheitlichkeit der Termini zur TCM im Deutschen bietet der Bezug auf die chinesischen Originalbegriffe außerdem eine gewisse Gewähr einer allgemeinen Standardisierung.

Die Stichwortartikel sowie das Stichwortinventar selbst werden von Auflage zu Auflage neu überarbeitet und nach der erhältlichen Fachliteratur jeweils auf den neuesten Stand gebracht; in gewissem Umfang wird auch eine Erweiterung des Stichwortinventars selbst unumgänglich sein. Die chinesische Pharmakologie, die in China über Jahrhunderte hinweg ein Eigenleben führte und nicht in den klassischen Therapieformenkanon der TCM (Akupunktur, Moxibustion) integriert war, wird in diesem Lexikon noch nicht berücksichtigt; es ist noch die Auswertung einer umfangreichen Originalliteratur zu leisten, deren Ergebnisse erst in eine spätere mögliche Auflage Eingang finden können.

Für Leser, die sich einen ersten Überblick über die Kernthemen verschaffen wollen, wird eine Übersicht eingearbeitet, die es ihm erlaubt, zu bestimmten Themen die Stichwortartikel gezielt in einer bestimmten Reihenfolge zu lesen. Die dem Anhang außerdem beigefügten Tabellen zu chinesischen Maßen und Gewichten, den Himmelsstämmen und Erdzweigen sowie eine chronologische Tabelle zur chinesischen Geschichte (nach Dynastien geordnet) stellen zusätzliche Hintergrundinformationen dar, die für ein tieferes Verständnis, der TCM ergänzend unerlässlich sind. Das Literaturverzeichnis enthält weitere Hinweise auf empfohlene Spezialliteratur.

Die in diesem Lexikon enthaltenen Informationen sind der neuesten verfügbaren Spezialliteratur (Chinesisch, Japanisch, Koreanisch, westlichen. Sprachen: Englisch, Französisch) entnommen. Stellenweise spiegelt sich dabei ein Entwicklungsstand auf dem heutigen chinesischen Festland wieder, wonach eine strikte Trennung zwischen TCM und westlicher Medizin als überholt gilt und vielfach der pragmatische Versuch gemacht wird, das Beste aus beiden heilkundlichen Systemen zu übernehmen und in ein neues Synthesekonzept von Gesund- und Krankheitsverständnis in das weite Feld der Therapieansätze einzubringen. Auf diesem Hintergrund ist es nicht verwunderlich, dass manche alten Konzepte der TCM auch auf dem Hintergrund der heutigen naturwissenschaftlich fundierten und dem Stand der westlichen Medizin entsprechenden Grundlage nicht nur labortechnisch hinterfragt und streng nach wissenschaftlichen Kriterien verifiziert oder falsifiziert werden. Stellenweise schlägt sich dies auch in den Stichwortartikeln nieder.

Die wirklichen und ursprünglichen Anfänge der TCM verhüllen sich uns im Dunkel der grauen Vorzeit und des Altertums.

Archäologische Funde deuten z.B. auf eine Vorläuferform der Akupunktur bereits in der Altsteinzeit vor ca. 10 000 Jahren auf dem heutigen chinesischen Territorium hin. Die schriftliche Dokumentation an Hand der ersten und ältesten Werke zur TCM sind hingegen nicht viel älter als 2500 Jahre.

Das Kontinuum von einer schamanistisch geprägten und mit Aberglauben und geomantischen Zügen versehenen Volksmedizin hin zu einer vornaturwissenschaftlichen, aber rational und empirisch begründeten Heilkunde sind auch noch heute nicht zu übersehen und ein Ergebnis der allgemeinen soziokulturellen Entwicklung der chinesischen Gesellschaft und ihrer ethnischen Vorläufer. Das Alte wird mit dem Neuen verbunden und so eine neue Einheit hergestellt. Dies entspricht dem grundsätzlichen Streben nach Harmonie, das in der chinesischen Kultur ganz praktisch nicht nur philosophisch oder im Volksglauben, sondern auch in der sozialen Kultur (Konfuzianismus, Sozialstruktur, Sozialetikette) tief verwurzelt ist. Für dieses Harmoniestreben steht auch der nicht nur im Daoismus verwurzelte Begriff des Dao: Das Dao ist ein Naturprinzip, das alles, was in Kosmos und Universum existiert, umfasst und in ein als vorgegebenes Ordnungsgefüge empfundenes Verhältnis zueinander bringt: Danach hat alles seinen Platz. So wie der Mensch als zwischen Himmel und Erde stehend verstanden wird, so sind Vorgänge und Einheiten des Körpers ein Abbild dieses größeren Ordnungsgefüges. Derjenige, der über seinen ihn zugewiesenen Platz hinaus strebt, verletzt nach diesem Verständnis eben das Prinzip dieses Dao. Krankheit und Tod können nach diesem uralten Verständnis die Folge sein. Aber auch Gesundheit und Leben selbst sind relativierbare Werte: Sie sind zwar denen verheißen, die das Prinzip des Dao befolgen und die Gesetzmäßigkeiten von Yin und Yang beachten. Doch sie stellen sich auch in ihrer Endlichkeit, weil jeder einmal krank werden kann, selbst wenn er dem Prinzip des Dao Folge leistet. Genauso steht am Ende der Lebensspanne der Tod. Nur der Lebensatem selbst, der von Generation zu Generation weitergegeben wird, ist in dieser Kette des ständigen Wandels unendlich und irgendwie schwingt hier unterschwellig die Hoffnung mit, dass damit das eigene Ich in den folgenden Generationen mit weiterlebt. In diesem Bewusstsein kann man so auch seine eigene Endlichkeit mit mehr Gelassenheit begreifen und hinnehmen. Sie entspricht als solche auch den Gesetzmäßigkeiten der Natur vom Wandel, von Werden und Vergehen - einem ständigen Kreislauf, der sich niemals schließt. Vielleicht ist dies die typisch chinesische Variante des Prinzips Hoffnung, die ein Weiterleben nach dem Tode, wie es im Juden- und Christentum, aber auch im Islam den Menschen in Aussicht gestellt wird, als Verheißung nicht kennt. Eine gewisse Gelassenheit ist das Zentrum dieser chinesischen Sichtweise; sie ermöglicht es uns erst, das Leben mit all seinen mehr oder minder großen Beschwernissen aktiv in die Hand zu nehmen und das Beste daraus zu machen.

Im März 2016

DER AUTOR

Hinweise zur Benutzung des Lexikons

1. Stichworte

1.1 Alle Stichworte sind in alphabetischer Reihenfolge angeordnet. Zahlreiche Querverweise mit ------> ergänzen die in einem Stichwortartikel enthaltene Information. Leser, die sich zunächst nach inhaltlich-systematischen Gesichtspunkten eine erste Übersicht zu wichtigen Kernthemen der TCM verschaffen wollen, seien auf die folgende systematische Stichwortübersicht hingewiesen. Man suche unter den entsprechenden Themenkreisen die entsprechenden Stichworte heraus und lese sie in der angegebenen Reihenfolge.

1.2 Stichworteinträgen ist in der Regel der chinesische Originalbegriff, soweit vorhanden, in Klammern unmittelbar im Anschluss an den Stichworteintrag selbst beigefügt. Hinweise zur Aussprache und zur Schreibung finden sich in den Hinweisen zur Aussprache der chinesischen Eigennamen und Termini bzw. dem Schriftzeichenindex.

1.3 Stichworteinträge sind fett gesetzt, um sie optisch von dem restlichen Stichwortartikel abzuheben. Titel von Werken sind hingegen fett-kursiv gesetzt.

1.4 Definitionen von Stichworteinträgen werden bei mehreren Bedeutungen im Stichwortartikel nummeriert mit 1., 2... abgehoben und als solche kenntlich gemacht.

1.5 Die deutschen Stichworte sind, soweit ihnen wie ohnehin in der Mehrzahl üblich chinesische Originaltermini zugrunde liegen, vorzugsweise mit einer treffenden deutschen Übersetzung versehen worden. Dabei wurden folgende Grundsätze zugrunde gelegt:

1.5.1 Soweit wie möglich wurde wortwörtlich übersetzt und ein entsprechendes deutsches Äquivalent angegeben.

1.5.2 Stellenweise konnte dieses oberste Gebot jedoch nicht durchgehalten werden - entweder deswegen, weil dafür kein entsprechender geeigneter deutscher Ausdruck zur Verfügung steht oder deshalb, weil der damit verbundene Begriffsinhalt nicht adäquat erfasst wird oder Anlass zu Missverständnissen gegeben sein könnte. So wurden z. B. die Leitbahnen der Akupunktur mit *Meridian* wiedergegeben, wo im Chinesischen entweder *jing* oder (wie bei den ----> Acht Außerregulären Meridianen *mai*) verwandt wird; die quer verlaufenden Leitbahnen, für die im Chinesischen *luo* steht, wurden mit *Luo-Leitbahnen* übersetzt.

1.5.3 Manchmal wurde einfach auch der ursprüngliche chinesische Begriff im Sinne eines ins Deutsche entlehnten Fremdworts übernommen wie z.B. im Falle des -----> Qi, der Lebensenergie der TCM, die konzeptionell in der TCM eine so zentrale Rolle spielt. Dies vor allem dann, wenn auch eine Lehnübersetzung (vgl. vor allem 1.5.2) nicht zur adäquaten Begriffswiedergabe möglich erschien. In beschränktem Umfang dürfte eine solche Lehnübernahme von chinesischen Fachbegriffen dem Benutzer zumutbar sein. Man sollte sich unbedingt von Anfang an zwecks einer richtigen Aussprache solcher Lehnworte mit den Konventionen der Lateinumschrift Hanyu Pinyin vertraut machen (-------> Hinweise zur Aussprache der chinesischen Eigennamen und Termini).

1.5.4 Für die Wiedergabe der Akupunkturpunktnamen hat sich in der westlichen Literatur zur Akupunktur eine Nomenklatur eingebürgert, weil westliche Praktiker in der Regel Schwierigkeiten mit den chinesischen Vollbezeichnungen haben, da sie die chinesische Sprache und Schrift nicht beherrschen. Akupunkturpunktnamen werden nach dieser Nomenklatur unter Bezeichnung des entsprechenden Meridians und einer Ziffer für eine bestimmte Punktstelle auf diesem Meridian angegeben: z. B. steht *Ma1* für die Punktstelle 1 des Magenmeridians. Diesem Schema sind wir in diesem Lexikon weitgehend bei der Angabe von Akupunkturstellen gefolgt, da eine Kenntnis der vollen chinesischen Punktbezeichnung ohnehin nur einer kleinen Minderheit von ausgewiesenen Praktikern mit chinesischen Sprachkenntnissen (leider immer noch) vorbehalten ist.

1.6 Stichworteinträge, die doppelt vorkommen, sind mit Zusätzen wie (1), (2),.... hinter dem jeweiligen Stichworteintrag markiert, um anzudeuten, dass es sich hier um gleichlautende Wörter, jedoch in unterschiedlicher Bedeutung, handelt. In der Regel entspricht ihnen im Chinesischen auch ein ganz anderer originalsprachlicher Terminus.

2. Abbildungen
In beschränktem Umfang sind diesem Lexikon Abbildungen beigefügt, z.B. zu den Meridianen der Akupunktur mit Bezeichnung der Akupunkturpunktstellen. Sie ergänzen visuell die in Form des schriftlichen Wortes gegebene Information in den betroffenen Stichwortartikeln.

3. Anhang
Der Anhang umfasst neben dem chinesischen Zeichenindex Tabellen zu den chinesischen Maßen und Gewichten, den Zehn Himmlischen Stämmen und den Zwölf Erdzweigen sowie eine Chronologie zu Eckdaten der chinesischen Geschichte. Diese Rahmendaten stellen eine auch für das tiefere Verständnis der TCM unerlässliche Basis dar - zum einen, weil in den Texten der TCM vielfach auf

entsprechende Begriffe Bezug genommen wird und auch das zugrunde liegende Theoriekonzept darauf aufbaut; zum anderen, weil die TCM ein Produkt des chinesischen Kulturkreises ist und ohne Kenntnis dieser Rahmendaten ein Verständnis der grundlegenden Konzepte, der TCM in einem außerchinesischen Kulturkreis wie dem westlichen nicht möglich ist.

4. Überarbeitung des Lexikons

Erwähnt wurde bereits im Vorwort, dass dieses Lexikon nur einen sehr kleinen Ausschnitt aus der breiteren Palette der in der TCM standardmäßig verwendeten Fachtermini (rd. 3000 - 4000) enthält. Dem Umfang eines solchen Lexikons und den Bearbeitungsmöglichkeiten durch den Lexikographen sind aus vielfältigen Gründen natürliche Grenzen gesetzt. So enthält diese Auflage nur ein absolut unerlässliches Minimum an Stichworteinträgen mit den dazu gehörigen Begriffserklärungen und Sachinformationen. Auf der Basis dieses ersten Grundstocks an erfassten Stichworten und Informationen werden die jeweiligen Stichwortartikel in künftigen Auflagen ggf. zu erweitern und dem aktuellen Forschungsstand anzupassen sein; in gewissem Umfang wird auch das Stichwortinventar zu erweitern sein - vor allem das zur chinesischen Pharmakologie, die hier nicht berücksichtigt werden konnte. Inhalt und Qualität eines solchen Lexikons leben vor allem von der aktiven Rezeption durch die Benutzer; nichts ist so gut, als dass es nicht noch besser gemacht werden könnte, und der Arbeitskraft eines einzelnen Lexikographen sind ebenfalls natürliche Grenzen gesetzt. Lexikograph und Verlag bitten daher vor allem die fachkundigen Praktiker unter den Benutzern um konstruktive Hinweise auf Errata und Addenda und auf wünschenswerte Erweiterungen des Stichwortinventars. Ein solches Lexikon wie in der vorliegenden Form bedeutet keinen Stillstand; wenn es seinem Anspruch auf eine erste und fundierte, dabei aber allgemein verständliche Sachinformation des Benutzers gerecht werden soll, muss es durch ständige Überarbeitung des Manuskripts mit aktivem Leben erfüllt werden. Hinweise und sachdienliche Kritik an den Lexikographen bitte über den Verlag!

Hinweise zur Aussprache der chinesischen Eigennamen und Termini

Die in diesem Buch verwendete Lateinumschrift für die chinesischen Eigennamen und Termini ist die amtlich in der VR China anerkannte chinesische Lateinumschrift *HANYU PINYIN*. Im Folgenden wird nur auf die wichtigsten und vom Deutschen abweichenden Buchstaben und Buchstabenkombinationen Bezug genommen. Die durch zusätzliche Diakritika markierten Töne über den Auslautteilen einzelner Silben bleiben hier außer Betracht.

b, d, f, g, k, l, m, n, p und **t** entsprechen in ihren Lautwerten in etwa dem Deutschen.

Abweichend vom Deutschen ist auf die Lautwerte folgender Konsonanten und Konsonantenbündel hinzuweisen:

Konsonant	Aussprachehinweis
c	wie **tz** in Sitzhöhe
ch	wie **tschh** in Patschhändchen
h	wie **ch** in Buch
j	wie **j** in engl. jeep
q	wie **tj** in dt. Tja
r	wie **r** in engl. right
s	wie **ss** in dt. muss
sh	wie **sch** in Schnee
x	wie **ch** in ich
z	wie **zz** in Pizza
zh	wie **dsch** in Maharadscha

Für die Vokale und Vokalkombinationen gelten folgende vom Deutschen abweichende Aussprachehinweise:

Vokale	Aussprachehinweise
i	wie **i** in Fieber; nach **c, ch, r, s, sh, z** und **zh** nicht gesprochen
u	wie **u** in Hut; nach **j, q, x, y** wie *ü* in über gesprochen
ie	wie **je** gesprochen
ue	wie **ü + e** gesprochen
ai	wie **ai** in Mai gesprochen
uai	wie engl. **why** gesprochen
ei	wie **eh** in Reh gesprochen
ui	wie engl. **way** gesprochen
ao	wie **au** in Raum gesprochen
ou	wie **ow** in low gesprochen
iu	wie **eo** in engl. Leo gesprochen
ian	wie **jen** in japan. Yen gesprochen
en	wie **en** in Namen gesprochen
eng	etwa wie **öng** gesprochen
ong	wie **ung** in Adelung gesprochen
iong	wie **jung** gesprochen

Die *Anlaute* einer Silbe sind in der Regel Konsonanten. Wo dies nicht der Fall ist, spricht man von *anlautlosen Silben*. Im letzteren Fall, wenn solche Silben mit einem **w** oder einem **y** beginnen, wird das **w** gerundet wie in engl. *way* gesprochen und das **y** wie in engl. *you*. Dies hängt damit zusammen, dass die beiden letztgenannten Buchstaben nicht wie im Deutschen als Halbkonsonanten aufgefasst werden, sondern als reine Vokale im Chinesischen: Eine *anlautlose* Silbe mit **u** am Anfang darauf folgendem Vokal bzw. Vokalkombination wird am Silbenanfang nach den orthographischen Regeln der Lateinumschrift Hanyu Pinyin mit **w** geschrieben. Analog gilt: Beginnt eine anlautlose Silbe mit einem Vokal **i** und folgt darauf ein weiterer Vokal bzw. Vokalkombination, wird **i** am Silbenanfang **y** geschrieben.

Themenorientierte Übersicht zu Kernthemen der TCM

Wenn Sie sich zusammenhängend zu einem Themenkreis informieren wollen, lesen Sie bitte die Stichwortartikel in der angegebenen Reihenfolge.

1. Stichwörter der Ausgabe von 1995

1.1. Theorie, Kultur
Fuxi (persönlicher Name Taihao), Gelber Kaiser (Huangdi), Shennong, Qi Bo, Acht Trigramme (bagua), Buch des Wandels (Yijing), Yin-Yang-Konzept (yinyang shuo), Fünf Wandlungsphasen, Theorie der - (auch: Theorie der Fünf Elemente, wuxing shuo), gegenseitiges Hervorbringen und Vernichten (xiang sheng xiang ke), Erde (tu), Feuer (huo), Metall (jin), Wasser (shui), Holz (mu), Fünf Verbote (wu jie), Taiji

1.2. Geschichte der TCM (Werke, Autoren)
a) Werke:
Neijing auch *Klassiker der Inneren Medizin*, Klassiker der Schwierigkeiten (Nanjing), Klassiker der Akupunktur und Moxibustion (Zhenjiu jiayijing), Historische Aufzeichnungen (Shiji), Pulsklassiker (Mai Jing), Verschreibungen im Wert von Tausend Goldstücken (Qianjin Yaofang), Wahre Bedeutung des Klassikers der Schwierigkeiten (Nanjing Benyi), Handbuch der Akupunktur und Moxibustion (Zhenjiu Dacheng), Handbuch zur chinesischen Materia Medica (Bencao Gangmu), Abhandlung über die Verbreitung von Fieberkrankheiten (Wenyi Lun), Fragen und Antworten zu Akupunktur und Moxibustion (Zhenjiu Wenda), Systematische Zusammenstellung des Neijing (Lei Jing), Bin Hus Studien zur Pulslehre (Bin Hu Maixue), Verschreibungen im Wert von Tausend Goldstücken (Qianjin yaofang), Abhandlung über Fieber und verschiedene andere Krankheiten (Shanghan Za Bing Lun), Abhandlung über Fieberkrankheiten (Shanghan Lun)

14

b) Autoren:
Bian Que, auch Qin Yueren (ca. 500 v. Chr.), Hua Tuo (141 - 212), Zhang Ji (150 - 219 ?), Wang Shuhe (210-285), Huangfu Mi (214 - 282), Sun Simiao (581-682), Wang Weiyi (987-1067), Xu Shuwei (1079 - 1154), Hua Shou (1304 - 1386), Wang Ji (14463-1539), Chen Shigong (1555 - 1636), Li Shizhen (auch Binhu, 1518-1593), Zhang Jiebin (1563 - 1640), auch ------> Befragung (wenzhen), Wu Youxing (1582 - 1652)

1.3. Körper, Organe
1.3.1 Organe
a) Innere Organe:
Innere Organe (zangfu), Zang-Organe (wuzang), äußere Erscheinung der inneren Organe (xiang), Fu-Organe (liufu), Körperöffnungen, neun (jiuqiao), Kornkammer (canglin) ein anderer Ausdruck für ------> Magen, Gallenblase (dan(nang)), Herz (xin), Herzbeutel (xinbao, xiaoxin), Nieren (shen), Dickdarm (dachang), Dünndarm (xiaochang), Lungen (fei), Leber (gan), Milz (pi), Magen (wei), Dreifacher Erwärmer (sanjiao), Harnblase (pangguang)

b) sonstige Organe/ Körperteile:
Drei Körperzonen und Neun Unterbezirke (sanbu jiuhou), Fünf Sinnesorgane (wuguan), Außerordentliche Organe (qiheng zhi fu), Abdomen, Acht Gelenknahtstellen (baxi), Gehirn (nao), Kardia ---------> Mageneingang/Cardia, Knochen (gu), Körperzonen ----------> Drei Körperzonen und Neun Unterbezirke, Mageneingang (ben men), After ---------> Anus/Pomen, Ohren (er), Tor des Lebens (mingmen), Unterleib ------> Abdomen/Bauchhöhle, Vordere Privatzonen (qianyin), Zwerchfell (ge), Augen (yan), Bauchhöhle (fu), Blutkammer (xueshi), Cardia ------------> Mageneingang/Kardia, Acht Gelenknahtstellen (baxi), Haar (maofa), Kopf (tou), Lippen (chun), Mund (kou), Nase (bi), Haut (pifu), Zähne (ya), Sehnen (jin), Zwölf Gelenke (shi'er jie), Gebärmutter (zigong)

1.3.2 Ernährung:
Fünf Getreide (wugu)

1.3.3 Qi:
Qi, Dreifacher Erwärmer (sanjiao), kollabiertes Qi (qixian), Kornqi (guqi), Organqi, Organyang, Organyin, Qi erhalten/bekommen (de qi), rein (qing), aktives Qi (qihua), reines Qi (qing qi), elterliches Qi (zong qi), Essenz des Lebens (jing, jing qi) --------> Lebenskraft, gegenläufiges -----> Qi (ni qi), Mittags-Mitternachts-Beziehung (zhengwu yeban guanxi), Mutter-Kind-Beziehung (muzi guanxi), übles Qi (liqi/yiqi/xieqi)

1.3.4 sonstige flüssige Substanzen:
Körperflüssigkeit (jinye), Lebenskraft (jing, jingqi) -----> Essenz des Lebens, Mark --------> Medulla (sui), Medulla -------> Mark, Vier Meere (sihai), Blut (xue), Galle (danzhi), Schleim (tan), Speichel (xian)

1.4. Geist und Seele
Geist des Lebens (po), Gesichtsausdruck ----------> Geist, Pomen (chines. auch gangmen) für -------> Geist des Lebens, Anus ----------> After/Pomen, Fontanelle(xinmen [in der westl. Medizin eine Knochenlücke am kindlichen Schädel]), Fünf Gemütszustände (wuzhi), äußere Erscheinung der inneren Organe (xiang), sieben Gemütszustände (qiqing), sieben Verwundungen (qishang), Seele (hun), Geist (shen)

1.5. Krankheiten
a) Ursachen:
sechs athmosphärische Einflüsse im Übermaß (liuyin), krankmachende Faktoren, Diagnose auf der Grundlage der- (bingyin bianzheng), innere Faktoren/Ursachen (nei yin), Kälte (han), Acht Winde (ba feng), Trockenheit (zao), Umgebung (huanjing), Äußere krankmachende Faktoren, sechs ------> Sechs athmosphärische Einflüsse, direkter Angriff (zhi zhong), Feuchtigkeit (shi), Hitze (re), nicht-äußerliche und nicht-innerliche Krankheitsfaktoren (bu nei bu wai yin), Wind (feng)

b) Klassifikation:
Kälte-Hitze-Symptome (hanre bianzheng), Bi-Syndrom (bi), Absolutes Yin-Syndrom (Jueyin bing), Erschöpftes Yang (tuo yang), Erschöpftes Yin (tuo yin), Fünf Entleerungen (wuduo), Fünf Erschöpfungen (wulao), Fünf Mängel (wuxu), Fünf Mängel (wuxu), Fünf Übel (wu'e) -------> Hitze / Kälte/ Wind/ Feuchtigkeit/ Trockenheit, Fünf Überschüsse (wushi), Vogelpickender Puls (que hui mai), Yin-Yang-Orientierungssymptomkomplexe, Diagnose auf der Grundlage der--- (yinyang bianzheng), Zangfu-Störungssymptom-Komplex, Diagnose auf der Grundlage der (zangfu bianzheng)

1.6. Diagnostik
a) Methoden (allgemeine Übersicht)
Zehn Punkte der Untersuchung (wangzhen shiyao), Abtasten (qiezhen), Befragung (wenzhen), Handdiagnose (yixue shouxiang shu)-------> auch Chirologie, Gesichtsfarbe (se), Acht Orientierungssyndromkomplexe in der Diagnostik (bagang bianzheng), Zungendiagnose (shezhen), Mangel-Überschuss-Symptome in der Diagnostik (xushi bianzheng), Vier Methoden der Diagnostik (si zhenfa), aschgrau-schwarzer Zungenbelag (huiheitai), Äußerlich-innere Orientierungssymptomkomplexe, Chirologie ------------> Handdiagnose, Fingervenendiagnose (zhenzhiwen), Fünf Farben (wuse), Abhören und Beriechen (wenzhen), sechs Meridiane, Diagnose auf der Grundlage der - (liujing bianzheng)

b) Pulse (als eine Methode in der Diagnostik der TCM):
Pulsfühlung (qiemai), 28 Pulse, Arten der - (ershiba mai), Frau-Mann-Beziehung (fufu guanxi), Allgemeine Untersuchung (quanshen bianzhenfa) , großer Puls (damai), Kochender Puls (fufeimai), leerer Puls (xu mai), leicht schlagender Puls (tanshi mai), sachter Puls (wei mai), tiefer Puls (chenmai), tropfender Puls (wu lou mai), überschwemmender Puls (hong mai), voller Puls (shi mai), wechselnder Puls (fu mai), eingeengter Puls (lao mai), Fischschwimmender Puls (yuxiang mai), hohler Puls (kong mai), versteckter Puls (fu mai), beschleunigter Puls (cu mai), langer Puls (chang mai), Lederpuls (ge mai), beweglicher Puls (dong mai),

schneller Puls (shuo mai), streunender Puls (san mai), kurzer Puls (duanmai), Garnelenpfeilpuls (xiayou mai), flatternder Puls (chi mai), schnappender Puls (jiesuo mai), durchweichter Puls (ru mai), verspäteter Puls (huan mai), fadenförmiger Puls (xi mai), straffer Puls (jin mai), drahtiger Puls (xian mai), schwacher Puls (ruo mai)

1.7. Therapie
1.7.1 Akupunktur
a) allgemein:
Akupunktur (zhenjiu),Nadeln der Akupunktur (zhen), neun Nadeln der Akupunktur (jiuzhen), Akupunkturpunktin-jektion (shuzhen liaofa),Schädelakupunktur (touzhen liaofa)

b) Arten:
Hautakupunktur (pifuzhen), Ohrakupunktur (er zhen liaofa), Pflaumenblütenakupunktur (meihuazhen) ---------->
Hautakupunktur, Anklopfen (qiao), Akupressur (Zhizhen liaofa), Elektroakupunktur (dianzhen), Fingerakupunktur ---------->
Akupressur, Handakupunktur (shouzhen)

c) Meridiane:
Meridiane und Luo-Leitbahnen (jingluo), Meridiane (Einteilung/Nomenklatur), Meridiandiagnostik (jingluo bianzheng), eigentlich: *Diagnostik der Gleichgewichts-störungssyndrome an Hand der Meridiane und Luo-Leitbahnen*, Meridianqi (jingqi), Meridiansyndrom (jingzheng), Sonder-meridiane (biejing), Acht Außerreguläre Meridiane (qijing ba mai), Ren-Meridian (renmai), Chong-Meridian (chongmai), Dai-Meridian (daimai), Du-Meridian (dumai), Yang/Yinqiao-Meridian., Yang/Yinwei-Meridian., Großvater-Leitbahn (sunluojing), Haupt-Luo-Leitbahn der Milz (pidaluo), Muskelmeridiane (jinjing), sechs Meridiane (liujing), sechs Vereinigungen (liuhe)

d) Punkte:
S. a. Meridiane und Luo-Leitbahnen, Akupunkturpunkte (xuewei), (He-Punkte (hexue), Kind ---------> Mutter-Kind-Beziehung, Acht Zusammenführende Punkte (ba mai jiao hui xue), Luo-Punkte (luoxue), Mu-Punkte (mu xue), Rücken-Shu-Punkte

(beishuxue), Tong - Punkte (tongxue), Verbundene Punkte
----------> Rücken-Shu-Punkte, Vordere Mu-Punkte ---------->
Alarm-Punkte/Mu-Punkte, Xi-Punkte (xi xue), Alarm-Punkte
------------> Mu-Punkte, A-Shi-Punkte (A Shi Xue), Außerreguläre
Punkte (jingwai qi xue), Fünf Transportpunkte (wushuxue), Hua
Tuos Punktstellen im Bereich der Spinalnerven (Hua Tuo
jiayixue), Acht Einflusspunkte (ba huixue), Schwächungspunkte
(xiexue), Stärkungspunkte (buxue), Shu-Punkte (shuxue),
Quellpunkte (yuanxue)

c) Nadelungstechnik:
Cun, Nadelstärke (xinghao), Verbiegen der Nadel (wanzhen),
Verbiegen der Nadel (wanzhen), Abgebrochene Nadel (Duan
zhen), Abmessung der Knochen (gu du), Einführungsrohr
(guanzhen), horizontale Einführung der Nadel (hengci),
Einpflanzen der Nadel (liu zhen), Anheben und Stoßen der Nadel
(daozhen), schräge Einführung der Nadel (xieci), senkrechte
Einführung der Nadel (zhici), Schwächungsmethode (xiefa),
Stärkungsmethode (bufa), Streifen und Zwicken (guasha),
Dreikantennadel (sanlengzhen), Vibrieren der Nadel
(zhenchanshen), Herausziehen der Nadel (chuzhen)

d) Anwendung:
Kontraindikationen ---------> Nichtanwendung von Akupunktur
(jinjisheng), Nichtanwendung von Akupunktur ---------->
Kontraindikationen, Ohnmacht (während der
Akupunkturbehandlung) (yunzhen), Schmerzbehandlung
------------> Analgesie (zhenci zhentong), Analgesie ------------>
Schmerzbehandlung, Endorphine

1.7.2 Moxibustion
Moxa (mogusa, ai), Moxibustion (jiu), Moxibustion mit warmen
Nadeln (wenzhenjiu), Artimesia vulgaris -----------> Beifuß, Beifuß
(Artimesia vulgaris, chines.: ai), direkte Moxibustion (zhijiejiu),
indirekte Moxibustion (jianjie jiu)

1.7.3 Sonstige Therapieformen

Acht therapeutische Methoden (bafa), Katgut-Einsetztherapie (maixian liaofa), Katgut-Einsetztherapie (maixian liaofa), Kauterisation (shaozhuo), Krebstherapie, krebstherapeutisch, Schröpfen (baguan liaofa), Abbrennen ----------> Kauterisation, Fünf Enthaltungen (wujin), Fünf Getreide (wugu), Fünf Tierbewegungsarten (wuqin xifa), Hornmethode (jiaofa), Massage (tuina liaofa), klassische Rezepturen (jingfang), Mafutang, drei Behandlungsmethoden (sanfa)

2. Neu hinzugekommene Stichwörter in der vorliegenden Ausgabe

2.1 Autoren:

Lin Gao (1180-1251)
Xu Zhicai (493 oder
505-572)

Zhang Congzheng
(1150-1228)

2.2 Geschichte der TCM:

Chinesesisch-arabische Medizin
Chinesisch-indische Medizin
Chinesisch-japanische Medizin
Chinesisch-koreanische Medizin
Chinesisch-vietnamesische Medizin

Chinesisch-westliche Medizin, Kontakte zwischen der -
frühgeschichtliche Werkzeuge der TCM
Mongolische Medizin
TCM als Erfahrungsmedizin und westliche Schulmedizin
Tibetische Medizin

2.3 Krankheiten:

Durchfall	Leberkrebs
Erbrechen	Lungenkrebs
Furunkel	Magenkrebs
Gelbsucht	Nierenstein
Husten	Ödeme
Karbunkel	Speiseröhrenkrebs
Karzinome	Unterleibsschmerzen
Krebs	Urin-Fluss-Störung

2.4 Organe:

Feuer am Tor des Lebens
(---> Nierenyang)
„das Herz beherrscht das
Blut"
„das Herz beherrscht
Geist und Verstand"
Herzblut
Herzqi
Herzyang
Herzyin
„die Leber beherbergt
das Blut"
Leberblut
Leberqi
„die Leber reguliert Ver-
teilung und Ausströ-
mung"
Leberyang
Leberyin
„die Lungen beherrschen
das Qi"
Lungenqi

Lungenyin
Magenqi
Magenyang
Magenyang
„die Milz beherrscht Wei-
terleitung und Umwand-
lung"
„die Milz ist mit dem Ma-
gen verbunden"
Milzqi
Milzyang
Milzyin
„die Nieren beherbergen
die Essenzen"
„die Nieren beherr-
schen das Wasser"
Nierenqi
Nierenyang
Nierenyin
Zangqi

2.5 Theorien:

Drei-Methoden-Theorie
Entwicklung der TCM-
Theorie

Milz-Magen-Verwun-
dungstheorie
Sechs-Tore-Theorie

2.6 Behandlung und Therapien:

Daoyin
Jinbuhan-Pflaster
Ölentfettung

Qigong
Qigong und Krebsthera-
pie

2.7 Traditionelle chinesische Pharmakologie und Heilkräuter:

Bambusspäne
Chinaknolle
Dahuria-Engelwurz
Ephedra, abgekocht
Epedra Sinica
Frischer Ingwer
Fünf-Drogen-Puder
Isatidisblätter
Magnolia-Blume
Semesblättchen
Sieben Tabletten

Pflaster gegen Rheuma-
schmerzen
Stärkungstabletten mit
weitreichendem Effekt
Tiger-„Suppe"
Wanzenkraut
Wurzeln des Röhren-
blütigen
Xiaojin-Tabletten
Zimtbaumzweig

Lexikografischer Hauptteil

A

Abdomen -------> Bauchhöhle/Unterleib

Abgebrochene Nadel *(Duan zhen)* einer der Unglücksfälle in der Akupunkturtherapie, deren Ursachen sein können: zu starke Drehung der Nadel nach Einführung in den Körper, Muskelkrampf, veränderte Haltung/Lage des Patienten (z.B. durch plötzliche und abrupte Bewegung nach Einführung der Nadel), Nadel von schlechter Qualität, verätzte Nadelspitze. Zur Entfernung des abgebrochenen Nadelstücks ist bei Bruch der Nadel unterhalb der Hautfläche chirurg. Eingriff erforderlich.

ABHANDLUNG ÜBER FIEBER UND VERSCHIEDENE ANDERE KRANKHEITEN *(SHANGHAN ZA BINGLUN)* von Zhang Ji (150-219, ?) in 16 Bänden, über Diagnostik und Behandlung von kältebedingten und anderer Krankheiten; später von Wang Shuhe (210-285) überarbeitet, in der Zeit der Song-Dynastie (10.-13. Jh.) in zwei Teilen herausgegeben, einmal in Form eines Titels zu den kältebedingten Krankheiten selbst (Shanghan Lun) und in einem zweiten Buch mit Rezepturen zu verschiedenen Krankheiten.

ABHANDLUNG ÜBER FIEBERKRANKHEITEN (AUCH *KÄLTEBEDINGTE KRANKHEITEN) (SHANGHAN LUN)* die überarbeitete Fassung von Zhang Jis Werk (-----> Abhandlung über Fieber und verschiedene andere Krankheiten) in 10 Bänden durch Wang Shuhe, Inhalt: Studien zu Fiebererkrankungen und deren Diagnose an Hand der ------> Sechs Meridiane.

ABHANDLUNG ÜBER DIE VERBREITUNG VON FIEBERKRANKHEITEN *(WENYI LUN)* 1642 von Wu Youke (1582 - 1652) verfasstes Werk über die Ursachen und Krankheitserscheinungen von Fieberkrankheiten und deren Verbreitungsfaktoren. Nach Wu ist es das Li Qi, eine sich *verbreitende* *schädliche Luft*, die in den menschlichen Körper eindringt durch Mund und Nase und dort zum Auftritt solcher Erkrankungen führt.

Abhören und Beriechen *(wenzhen)* eine der vier Diagnostikmethoden in der TCM. Das Abhörender Sprechweise, des Hustens und der Atmung gibt dem Arzt Aufschluss über den Zustand des Geistes, von Herz und Lungen. In der Regel ist das Hitzesyndrom feststellbar bei unangenehmen Geruch und das Kältesyndrom einer Mangelerscheinung des Qi bei fadem Geruch.

Abmessung der Knochen *(gu du)* Einteilung des Körpers in bestimmte Abschnitte zur Lokalisierung von Akupunkturpunkten nach Länge und Umfang eines bestimmten Knochens des betreffenden Patienten (----> Cun).

Abbrennen ----------> Kauterisation.

Absolutes Yin-Syndrom *(Jueyin bing)* Erkrankung mit den Hauptmerkmalen von wechselndem Frösteln und Fieber (------> Diagnose an Hand der Sechs Meridiane). Wird traditionell mit einer Beeinträchtigung der Leber in Verbindung gebracht, in den modernen Werken zur chinesischen Medizin wird eine Beeinträchtigung der Leber durch dieses Syndrom z.T. nicht mehr erwähnt.

Abwehrsyndrom *(weifenzheng)* Zustand der Körperoberfläche im Frühstadium einer ansteckenden fiebrigen Erkrankung: Symptome wie Fieber, Kopf- und sonstige Schmerzen, beschleunigter Puls, verminderter Schweißausstoß. In diesem Fall gilt Fieber als eine Abwehrreaktion des Körpers gegen Krankheitsfaktoren.

Abtasten *(qiezhen)* die wichtigste der 4 Diagnostikmethoden in der TCM, umfasst 1. --------> Pulsfühlung, 2. Abtasten der Meridiane/Luo-Leitbahnen, Punktstellen und sonstiger Körperpartien, da a) manche Krankheiten sich in Empfindlichkeit oder anormalen Reaktionen an bestimmten Punktstellen der betroffenen Meridiane bzw. an bestimmten Punktstellen offenbaren (z.B. Empfindlichkeit an Punktstelle Lu1 oder Knötchen an Punktstelle Ha13 bei Erkrankungen der Lunge); b) Abtasten sonstiger Körperpartien wie z.B. bei Schmerzen im unteren Unterleibsbereich mit Hinweis auf mögliche Blinddarmentzündung (------> Appendizitis) auf Grund eines Stillstand/Staus von Qi und Blut.

Acht Außerreguläre Meridiane *(qijing ba mai)* diese sind: Der Du-/Ren-/Chong-/Dai-/Yang-/Yinqiao-/Yang-/Yinwei-Meridian. In ihrem Verlauf weichen sie von dem der 12 Regulären Meridiane ab und stellen auch keine Verbindungen zu den Inneren Organen her. Alle diese Meridiane mit Ausnahme des Ren- und Du-Meridians haben auch keine eigenen Akupunkturpunkte. Vielmehr teilen sie sich die Punkte mit den anderen Regulären Meridianen. Die Acht Außerregulären Meridiane sind so etwas wie Sicherheitsventile: Gibt es einen Überschuss an Qi und Blut, dann kanalisieren sie diesen Überschuss.

Acht Einflusspunkte *(ba huixue)* Bezeichnung rührt von der Tatsache her, dass das Qi aus den acht Gewebebereichen an diesen Stellen zusammentrifft:

Gewebebereich	Einflusspunkte
Zang-Organe	Le13
Fu-Organe	Ren12
Qi (Atmungssystem)	Ren17
Blut	Ha17
Sehnen	Ga34
Puls, Blutgefäße	Lu9
Knochen	Ha11
Mark	Ga39

Acht Gelenknahtstellen *(baxi)* Ellenbogen, Faust, Knie und Fußknöchel.

Acht Orientierungssyndromekomplexe in der Diagnostik *(bagang bianzheng)* eine der drei grundlegenden Methoden der Feststellung und Unterscheidung von Krankheitserscheinungen. Die beiden anderen Methoden in der Diagnostik der TCM beruhen auf der Theorie der Fünf Zang-Organe und der Theorie der Meridiane und Luo-Leitbahnen (-----> Meridiandiagnostik). Verschiedene Anzeichen und Symptome für Erkrankungserscheinungen werden unter dem Begriff der ----> Vier Methoden der Diagnose zusammengefasst. Jede dieser Kategorien besteht aus jeweils zwei einander entgegen gesetzten Symptomkomplexen. Und diese acht Gruppen von Syndromkomplexen bilden die acht Orientierungssymdromkomplexe in der Diagnostik der TCM. Die 4 paarigen Syndromkomplexe sind: äußerlich-innerlich, Kälte-Hitze, Überschuss-Mangel, Yin-Yang. Bei Patienten findet sich häufig eine Mischung aus Yin und Yang, von Anzeichen und Symptomen; und eine genaue Diagnose lässt sich nur durch vereinten Einsatz dieser acht Orientierungssyndrome erreichen.

Acht therapeutische Methoden *(ba fa)* Schwitzen, Brechreiz, Abführmittel, Harmonisierung, Fiebersenkung, Erwärmung, Stärkung, Abschwächung (Einzelheiten dazu in SCHMIDT, 1992, S. 138 - 143).

Acht Trigramme (bagua) sind eine bildhafte Darstellung altchinesischen universalistischen Denkens. Aus den Trigrammen bauen sich die Hexagramme auf, die unterschiedliche Kombinationen der acht Trigramme darstellen. Ein Trigramm besteht aus drei Grundlinien, die entweder durchlaufend oder gestrichelt *(gebrochen)* sind. Traditionell wird die Einführung der acht Trigramme dem legendären Kaiser Fuxi (ca. 2800 v. Chr.) zugeschrieben. Im -----> Buch des Wandels, das auch mit die philosophische Grundlage der TCM darstellt, werden sie zum ersten Mal in ihrer Systematik und Bedeutung ausführlich behandelt und dargestellt.

Acht Zusammenführende Punkte *(ba mai jiao hui xue)*

Akupunkturpunkte an den Extremitäten, die die Acht Außerregulären Meridiane mit den Zwölf Regulären Meridianen verbinden. Klinisch kommen diese Punkte bei Erkrankungen der erwähnten Acht Außerregulären Meridiane und der mit ihnen verbundenen Zwölf Regulären Meridiane in Betracht, entweder einzeln in Bezug auf den jeweiligen Meridian oder in Verbindung mit den Punkten der unteren Extremitäten oder oberen Extremitäten. Diese Punkte der Zwölf Regulären Meridiane kommen in der Regel paarweise wie folgt zum Einsatz:

Zusammen-führender Punkt	Zusammen-führender Punkt	Meridiane	Erkrankungen
Mi4	P6	Milz/Herzbeutelmeridian	Herz, Brust, Magen
Dü3	Ha62	Dünndarm/Harnblasen-meridian	Hals, Schulter, Rücken, innerer Augenwinkel
DE3	Ga41	Dreifacher Erwärmer/ Gallenblasenmeridian	Warzenfortsatz des Schlä-fenbeins, Backen, äußerer Augenwinkel
Lu7	Ni6	Lungen/Nierenmeridian	Kehle, Brust, Lungen

Tabelle 1

Punkt	Hauptmeridian	Sondermeridian	Krankheit/Beschwerden
P6	Herzbeutel	Yinwei/	Herz, Brust, Magen
Mi4	Milz	Chong-Meridian	
Dü3	Dünndarm	Du-/	Hals, Schulter, Rücken,
Ga62	Gallenblase	Yangqiao-Meridian	innerer Augenwinkel
DE5	Dreifacher Erwärmer	Yangwei-/	Wangen, Mastdarmbereich,
Ga41	Gallenblase	Dai-Meridian	äußerer Augenwinkel
Lu7	Lunge	Ren-/	Kehle, Brust, Lunge
Ni6	Nieren	Yinqiao-Meridian	

Tabelle 2

Tabelle 2 auf der vorhergehenden Seite verdeutlicht außerdem noch einmal die oben erwähnte Punktkombination in Abhängigkeit von Aufeinandertreffen von jeweiligem Haupt- und Sondermeridian.

Achtundzwanzig Pulse, Arten der - *(ershiba mai)* 1. die heute standardmäßig geltenden 28 verschiedenen Pulsqualitäten in der Diagnostik der TCM. ------> Themenorientierte Übersicht zu Kernthemen der TCM, Nr. 6b.In der klassischen TCM-Literatur zur Pulslehre (Sphygmologie) variieren Anzahl der Pulse und die Zuordnung der Oberflächen- und Tiefenpulse am rechten und linken Handgelenk zu einzelnen Organen geringfügig ausgehend vom ----> Neijing über den -------> Pulsklassiker. Die heute standardmäßig geltenden 28 P. in der TCM gehen auf Li Zhongli in dessen Werk Bencao Yuanshi (Ursprünge der Materia Medica), erschienen 1612, zurück.

Acht Winde *(ba feng)* 1. bezieht sich auf die aus 8 verschiedenen Richtungen kommenden Winde, die zu Gefühllosigkeit /Starre der Haut, der inneren Körperweichteile, Muskeln, Knochen und des Pulses führen, 2. Namen für einen Außerregulären Akupunkturpunkt im Bereich der Fußzehen, der zur Behandlung bei Rötung und Schwellungen der Haut, Gefühllosigkeit/Starre und Zehenschmerzen und des Fußrückens eingesetzt wird.

After --------> Anus/Pomen.

Aktives Qi *(qihua)* Sammelbegriff für die lebenswichtigen Funktionen der ------> Inneren Organe, dem Kreislauf und der Verteilung von ----> Qi und ----> Blut im ganzen Körper sowie u.a. die Regulierung des Wasserhaushalts im Bereich des -----> Dreifachen Erwärmers.

Akupressur *(Zhizhen liaofa)* eine alte Therapiemethode, bei der die Finger an Stelle von Nadeln zur Beeinflussung an bestimmten Stellen von Akupunkturpunkten eingesetzt werden. Diese Methode war bereits in der Volksmedizin der Jin-Dynastie (265-420) bekannt und wird erstmals in einem aus dieser Zeit stammenden Klassiker Zhou Hou Bei Ji Fang(Vorschriften zur Soforthilfe in Notfällen, aus dem 3./4. Jh. n. Chr.) erwähnt, wo von der Behandlung eines bewusstlosen Patienten durch Fingerdruck auf Punkt 26 des Du-Meridians (renzhong) berichtet wird. In dem Ming-Klassiker Zhenjiu Dacheng(Großes Kompendium der Akupunktur) aus dem Jahre 1601 werden für diesen Punkt auch die Beeinflussung von weiteren Krankheitsbildern wie Epilepsie, Schock, Gesichtslähmung, Koma, Krämpfe bei Kindern u.a. erwähnt.

Akupunktur *(zhenjiu)* Behandlungsmethode, bei der Nadeln an verschiedenen Stellen in den Körper zur Behandlung von Krankheiten, Schmerzlinderung/beseitigung u.a. eingeführt werden. In China seit über 2000 Jahren bekannt und angewandt. Neuere archäologische Funde lassen eine Rückführung der ersten Anfänge der Akupunktur bis in die frühe Steinzeit (bis etwa vor 10 000 Jahren) vermuten (z.B. Funde von nadelförmig geformten Steinspitzen im heutigen Duolun in der Inneren Mongolei). Die Akupunktur basiert u.a. auf einem theoretischen Fundament der ---> Inneren Organe, ----> der Pulse (zur Diagnosestellung), der Zuordnung von -----> Meridianen und -------> Akupunkturpunkten innerhalb eines Entsprechungssystems von ------> Yin und -----> Yang, den -------> Fünf Elementen, usw. Einzelne therapeutische Wirkungen in Zusammenhang mit bestimmten Erkrankungen und im Bereich bestimmter Körperorgane sind seit Jahrtausenden beobachtet und nachgewiesen worden. Über die Wirkungsweise aus naturwissenschaftlich - westlich-medizinischer Sicht liegen nur ansatzweise und sehr rudimentäre Erkenntnisse vor; therapeutische Einwirkungen über das Zentrale Nervensystem sind dabei am wahrscheinlichsten (u. a. neurale Kontaktimpulse zwischen Bereichen der Körperoberschicht wie Haut, Muskelgewebe und ----> Inneren Organen). Kommt wegen ihrer nachgewiesenen Nebenwirkungsfreiheit auch zunehmend in bestimmten Fällen in der westlichen Medizin ergänzend zum Einsatz. ----Begriff: Der chinesische Begriff ist *zhenjiu* (eigentlich *Akupunktur und* ----->

32

Moxibustion); seit dem 17. Jh. in Europa unter dem Begriff Akupunktur (von lat. acus *Nadel* und pungere *stechen* bekannt. In allen vom chinesischen Kulturkreis beeinflussten Gebieten Ostasiens seit Jahrhunderten bekannt und angewandt.

Akupunkturpunkte *(xuewei)* in der TCM ganz bestimmte Stellen, an denen das Qi der Inneren Organe und der Meridiane an die Körperoberfläche tritt. Im Krankheitsfall Anwendung von -----> Akupunktur und/oder ------> Moxibustion zur Einwirkung auf die betreffenden Punktstellen, was zu einer Regulierung des Qi (Qistärkung/Tonisierung bzw. Qi-Abschwächung/Sedierung) bzw. des Blutes führt. 361 klassische Akupunkturpunkte (der 14 Regulären Meridiane), unter Einbezug der Außerregulären Punkte und denen des Ohrs kommt man auf insgesamt rd. 2000 A. In der klinischen Praxis jedoch i.d.R. nur 150 A. in der allgemeinen Verwendung. - Arten: a) A. der 14 Regulären Meridiane, 361 Punktstellen insgesamt, nach der traditionellen Theorie. Die A. der 12 Hauptmeridiane verteilen sich symmetrisch auf der linken und rechten Körperhälfte. Akupunkturpunkte der beiden Außerregulären Meridiane. (----> Ren/Du-Meridiane.) kommen jeweils nur einmal vor und finden sich jeweils an der vorderen und hinteren Mittellinie des Körpers; b) außer reguläre., im Laufe der klinischen. Praxis neu entdeckte A., mit genau zugeordneten Punktstellen, jedoch nicht in der Akupunkturpunktliste der 14 Reg. Meridiane. Mit aufgenommen, c) -----> A-Shi-Punkte, besonders empfindliche Akupunkturpunktstellen bei Auftreten bestimmter Krankheiten, jedoch ohne genau zugeordnete Punktstellen und ohne spezielle Namen. - A. der 14 Reg. Meridiane werden nach bestimmten klinischen/therapeutischen Gesichtspunkten in verschiedene Kategorien eingeteilt, vgl. unter systematischer Stichwortlegende, Akupunktur/Punktstellen)Für jeden A. gibt es eine feststehende klinische Indikation, in der Regel erfolgt eine kombinierte Behandlung mehrerer ausgewählter Punktstellen mit zwischen 5 und 15 Nadeleinstichen, Einstichtiefe in Abhängigkeit von den Besonderheiten der jeweiligen Punktstelle.

Akupunkturpunktinjektion *(Shenzhen liaofa)* eine Kombination aus TCM und Methoden der westlichen. Schulmedizin: Destilliertes Wasser oder Medikamente werden in geringer Dosis an bestimmten Akupunkturpunktstellen eingespritzt (injiziert). Effektive Wirksamkeit kurzfristig nachgesagt.

Allgemeine Untersuchung *(quanshen bianzhenfa)* in der TCM die Pulsfühlung. Der Puls mit seinen drei Fütterungsstellen und seinen neun Flusszonen steht für den gesamten Körper; daher ist die Pulsfühlung in der TCM gleichbedeutend mit einer a. U.

Alarm-Punkte ------------> Mu-Punkte.

Analgesie ------------> Schmerzbehandlung.

Angeschwollene Lippen *(Nachbuchung)* auf Grund einer Ansammlung von -----> Hitze in Milz/Magen oder Lebensmittelvergiftung.

Anheben und Stoßen der Nadel *(daozhen)* eine der Tradierungstechniken in der Stärkung und Schwächung des Qi. Qistärkung: Wenn einmal das Gefühlsgeladen sich beim Patienten einstellt, muss die Nadel langsam und sacht angehoben und dann schnell und mit Druck gestoßen werden. Qi-Abschwächung: Die Nadel schnell anheben und dann langsam und sacht stoßen.

Anklopfen *(qiao)* Nadelungsmethode in der Akupunktur durch Einsatz der ------> Sieben-Stern-Nadel oder der Anwendung der ----------> Pflaumenblütenakupunktur. A. kann mit schwächerem oder stärkeren Druck in Abhängigkeit von der allgemeinen Konstitution des Patienten und der Art der zu behandelnden Erkrankung geschehen genauso wie Dauer und Anzahl der Behandlungsgriffe bei einzelnen Patienten unterschiedlich sein können. Punktstellen hängen von der jeweiligen Erkrankung ab, dem Verlauf der Meridiane und der für die Behandlung vorgesehenen Akupunkturpunktstellen. Diese Art der Behandlungsform insbesondere bei Frauen, Kindern oder besonders schmerzempfindlichen Patienten, bei Kopfschmerzen, Schlaflosigkeit, Störungen von Magen- und Darmbereich, chronischen Erkrankungen bei Frauen, bestimmten Erkrankungen der Haut.

Anus ----------> After/Pomen

Apoplexie ---------> Schlaganfall

Appendizitis -----> Blinddarmentzündung *(lanweiyuan)*. Nach Auffassung. d. TCM durch die Ansammlung von ------> Feucht-Hitze auf Grund d. Ansammlung von nicht weiterverarbeiteter Nahrung, Flussstau von ---> Qi und ----> Blut durch Einwirkung von übermäßiger -----> Hitze und -----> Kälte. Zur Behandlung Nadelung des Punktes Lanwei der ----> Außerordentlichen Meridiane.
Artimesia vulgaris -----------> Beifuß.

Aschgrau-schwarzer Zungenbelag *(huiheitai)* Diagnosemerkmal in der ---> Diagnostiker TCM, in Fällen innerlich bedingter -----> Kälte oder ------> Kaltfeuchte. Zunge ist in solchen Fällen i.d.R. blassfarben mit feuchtem aschgrau-schwarzem Belag. Starke ---> Hitze und beeinträchtigtes ----> Qi liegen hingegen bei rot trockener Zunge mit aschgrau-schwarzem Belag vor.

A-Shi-Punkte *(A Shi Xue)* besonders empfindsame Punkte , die bei bestimmten Erkrankungen in Erscheinung treten, haben keine besondere Lage (Punktlokalisation) und keine speziellen Bezeichnungen. Diese Stellen werden in der chinesischen Medizin deshalb A-Shi-Punkte genannt, weil der Patient Schmerzen wahrnimmt, wenn der Arzt seinen Finger an die rechte Stelle legt, worauf der (chinesische) Patient dann mit dem Ausdruck *A Shi (A ja)* reagiert. Diese Stellen können bei der Diagnoseerstellung genutzt werden, denn nach dem Arzt Sun Simiao (581-682) soll man dort punktieren (=Akupunktur anwenden), wo sich derart empfindliche Reaktionen zeigen.

Asthma (*shichuan*): Entstehen durch vermehrte Krankheitseinflüsse in den Lungen, zeichnet sich durch schnelle kurze Atemzüge mit umfangreichen Sputumaustritt (Spucke) aus. - Arten: a) Überschuss (shi) an Qi (hier und im folgenden im Sinne von „Luft" zu verstehen) aufgrund von Fehlfunktionen in der Lunge im abwärts steigendem Atem, bedingt durch von außen kommenden kalten Wind oder Beeinträchtigung von ------> Schleimhitze, b) Mangel (xu) an Qi bei gestörter Nierenfunktion, so dass die Niere Das ihr zugeführte Qi nicht aufnehmen kann. Unterschieden wird zwischen einem (1) Qi-Überschuss, der wiederum differenziert wird nach a) Wind-Kälte durch Verschluss der Hautporen, Störung des ungehinderten Flusses des Lungenqi und der Beeinträchtigung von Haut und Haaren. Lungenqi kann sich nicht im Körper verteilen und nach unten steigen; Anzeichen sind u.a.: Husten mit dünnem Sputum, schnelles Atmen, einhergehend mit Frösteln, Fieber, Kopfschmerzen, kein Durst, weißem Zungenbelag und oberflächlich-gespanntem Puls; b) Schleim-Hitze auf Grund einer Fehlfunktion von Milz/Pankreas, führt zur Entstehung von Schleim auf Grund angesammelter Feuchtigkeit, was seinerseits zu Hitze *(„Schleimfeuer") in der Lunge führt. Anzeichen: u Aa. Schnelle Kurzatmigkeit, Husten mit dicklich-gelbem Schleim, Fieber, Versteifungsgefühl im Brustkorbbereich, trockener Mund, rollend-schneller Puls; (2) Qi-Mangel: Hier wird wieder differenziert nach a) Störung des Lungenqi durch eine Beeinträchtigung der Lungen, wobei natürlich die Lungen Das Qi "beherrschen". Anzeichen u.a. schnelle Kurzatmigkeit, schwache Stimme, schwacher Husten, Schwitzen, blasse Zungenfarbe, Pulsqualität, die auf Beinen Qi-Mangel hinweist; b) Mangel des Nierenqi: Lang andauerndes Asthma beeinträchtigt die Nieren, die die Quelle des Qi darstellen. Bei gestörter Nierenfunktion kann Das Qi von den Nieren nicht entgegengenommen werden, was zu keuchendem Atem und Kurzatmigkeit führt. Anzeichen u.a. Keuchender Atem, kalte Gliedmaßen, Schweißausbruch, blassfarbene Zunge, tiefer und fadenförmiger Puls.

Augen *(yan)* in der TCM, aber auch in der chinesischen und den chinesisch beeinflussten Kulturen Asiens stellen die Augen das Fenster der Seele dar, aus denen auf den Charakter einer Person und im Volksglauben auch auf das zukünftige Schicksal der betreffenden Person geschlossen wird. So sind die Augen auch in der TCM ein Spiegel oder Abbild des jeweiligen Gesundheitszustandes des Patienten, zumal auch alle Organe jeweils mehr oder weniger Einfluss auf die Sehfunktion der Augen ausüben. So ist ein eher trüber Blick mögliches Anzeichen für eine Erkrankung durch -----> Wind oder eine sonstige Mangelstörung. Übermäßiges Weiß in den Augen deutet auf ----> Hitze hin, geweitete Pupillen weisen auf eine schwere Erkrankung der Nieren, die an einem Qi-Mangel leiden, während die Abneigung/Furcht vor ins Auge scheinendem hellen/grellen Licht ein Anzeichen für Nierenqi-Überschuss darstellt.

Außerordentliche Organe *(qiheng zhi fu)* in der TCM das ----> Gehirn, ----->Knochenmark, -------> Knochen, ---------> Blutgefäße und --------> Gallenblase. Ihre Bezeichnung rührt von der Eigenschaft her, zwar den Yang-Organen (------> Fu-Organe) ähnlich zu sein, üben aber die Funktion von Yin-Organen (------> Zang-Organe) aus. Im Krankheitsfall werden nur die Organe, von denen sie in ihrer Funktion jeweils abhängen, behandelt. So können Störungen der Blutgefäße durch die Behandlung von Herz, Leber oder Milz behandelt werden oder Erkrankungen des Gehirns, des Knochenmarks oder der Knochen durch Einwirkung auf die Niere oder sonstige Punktstellen des Nierenmeridians.

Außerreguläre Punkte *(jingwai qi xue)* Akupunkturpunkte, die in der langen Praxis der Akupunktur erst später erkannt wurden und für die es zwar feststehende Punktstellen gibt, die jedoch nicht in das System der 14 Regulären Meridiane eingebunden sind, sondern außerhalb liegen.

Äußere Erscheinung der inneren Organe *(xiang)* der Zustand der inneren Organe spiegelt sich in der äußeren Erscheinung des

Patienten wieder: a) Das Herz beherbergt den ------> Geist, der das ------> Gesicht (Gesichtsausdruck) beeinflusst, b) die Lungen beherbergen den ------> Geist des Lebens und ihr Zustand manifestiert sich an Haut und Haar, c) die Nieren sind hinsichtlich ihres Zustandes an Haar und Kopf ablesbar und beeinflussen auch die Knochen, d) die Leber beherbergt die Seele (hun), beeinflusst die Fingernägel, Sehnen und Muskeln. e) Magen, Dünn- und Dickdarm, Harnblase und Dreifacher Erwärmer beeinflussen die Lippen, Fleisch und Muskeln. - Organe, denen auch der Sitz bestimmter emotionaler Eigenschaften in der TCM zugeschrieben wird (-----> Fünf Gemütszustände) erkranken, wenn eine bestimmte emotionale Störung vorliegt; andererseits drückt sich eine organische Störung auch jeweils in der betreffenden emotionalen Störung aus. Diese Störungen sind u.a. auch am Zustand der jeweiligen äußere Erscheinung in Bezug auf die betreffenden Organe festzumachen.

Äußere krankmachende Faktoren, sechs ------> Sechs atmosphärische Einflüsse.

Äußerlich-innere Orientierungssymptomkomplexe in der Diagnostik der TCM *(biaoli bianzheng)* weist auf die relative Lage einer von Krankheit betroffenen Körperstelle hin und den Krankheitsverlauf. a) Äußere Symptomkomplexe (biaozheng) sind von außen in die Körperoberfläche eingedrungene Einflüsse von -----> äußeren krankmachenden Faktoren; der Krankheitsverlauf ist in der Regel relativ milde und spielt sich vorzugsweise an der Körperoberfläche ab; Symptome sind u.a. Unverträglichkeit von Kälte und Wind, Fieber, Kopfschmerzen, verstopfte Nase, oberflächlicher Puls. b) innere Symptomkomplexe (lizheng): Krankheitsursache entweder auf Grund sich innerlich auswirkender, im Ursprung aber äußerer krankmachender Faktoren, wobei die Inneren Organe direkt und unmittelbar in Mitleidenschaft gezogen werden/sind. Nicht- oder Fehlfunktion der Inneren Organe sind weitere mögliche Ursachen für innere Symptomkomplexe. Symptome: Hohes Fieber, Durst,

Delirium, Erbrechen, tiefer Puls. - Allgemein gilt für Symptomkomplexe nach a) eine eher positive Krankheitsprognose und für solche nach b) eine weniger positive.

B

Bambusspäne *(zhuru)*, Caulis Bambusae in Taenis: medikamentöse Substanz gegen Kälte-Schleim, Späne der Bambus breviflora Munro, Sinocalamus beecheyanus (Munro) McClure var. pubescens P.F. Li oder Phyllostachys nigra var. henonis Stapf (Familie Graminae). Zum Einsatz gegen Fieber, den Auswurf förderndes Mittel und zur zeitweiligen Verhinderung von Erbrechen und Übelkeit bei Infektion der Lungenwege mit Husten und gelbem Speichel und bei Brechreiz auf Grund von Hitze im Magen (z.B. bei chronischer Gastritis).

Bauchhöhle *(fu)*, auch -----> Abdomen, die größte Körperhöhle, reicht vom Zwerchfell bis zum Becken und wird unterteilt in: große Bauchhöhle (da fu) von unterhalb des Zwerchfells bis oberhalb des Nabels und kleine Bauchhöhle (xiao fu) von unterhalb des Nabels bis zum Becken.

Befragung *(wenzhen)* in der Diagnostik der TCM. Fragenkatalog, wie er bereits von Zhang Jiebin (1563 - 1640) auf der Grundlage der dazu im ------> Neijing gemachten Ausführungen weiterentwickelt wurde: Fragen nach 1. Fieber und Frösteln, 2. Schweißabsonderung, 3. Stuhlgang und Harnabfluss, 4. Schmerzen, Kopfschmerzen, 5. Appetit, 6. Durst, 7. Hörvermögen, 8. Abtasten der Brust, 9. frühere Erkrankungen, 8. Ursachen.

Beifuß *(Artimesia vulgaris, chines.: ai)* alte bereits in der Magie verwendete Pflanze in Europa und Asien, auch "Mutter aller Pflanzen" (mater herborum) genannt. - Beschreibung: ein aufrecht wachsendes Mehrjahresgewächs, zwischen 91,44 cm und 1,22 m groß, mit dunkelgrüner Blattfärbung. Blüten sind gelblich braun, von Spätsommer bis Herbstmitte. - Vorkommen: Ödland, Hecken, in Flussnähe in Europa und Asien. - Anbau: wild und künstlicher Anbau, schnell wachsend. -Bestandteile: ätherische. Öle, Harze, Absinthin (bitter schmeckend und verdauungsanregend). - Anwendung: u. a.

Appetitanregung, Mittel gegen Wurmbefall im Darmbereich, Insektenabwehr, Grundsubstanz der ------> Moxibustion in der TCM.

Beschleunigter Puls *(cu mai)* rasender Puls mit unregelmäßig aussetzenden Pulsschlägen, in Fällen eines Übermaßes an -----> Hitze, dem Stillstand von Qi, Blut und -----> Schleim.

Bettnässen *(yini)* gilt als anormal, wenn es bei Kindern im Alter über 3 Jahren auftritt oder gar bei Erwachsenen. Als Ursache wird ein Mangel an Nierenqi angesehen, was eine Schwäche der Harnblase bezüglich der Kontrolle des Harnabflusses bedingt.

Beweglicher Puls *(dong mai)* schlüpfrig, schnell und zuckend, fühlbar bei starken und andauernden Angstgefühlen, Schmerzen, Fieber, schwangeren Frauen.

Bian Que (ca. 500 v. Chr.), auch unter dem Namen Qin Yueren bekannt. Der erste Arzt der chinesischen Medizin, der in der frühen Literatur Erwähnung findet und nach Sima Qian, einem der maßgebendsten frühen Chronisten, ein berühmter Arzt dieser Zeit gewesen sein soll. Bian Que werden mehrere medizinische Klassiker, darunter auch das Nanjing (Klassiker der schwierigen Fragen zur Akupunktur und Moxibustion) zugeschrieben. Auf ihn soll auch die heute noch praktizierte Diagnostik der chinesischen Medizin zurückgehen, die folgende vier Bereiche umfasst: 1) Feststellungen zum geistig-seelischen Zustand des Patienten, dessen Gesichtsfarbe, Körperhaltung, Zungenbelag, 2) Abhorchen des Körpers auf Geräusche und Beriechen des Körpers (Körpergeruch), 3) Feststellungen zu evtl. vorliegenden Kopfschmerzen, sonstigen Schmerzempfindungen, Appetit, usw., 4) Abtasten des Körpers (Palpation), wozu gehören: Pulsfühlung und Fingerdruck betroffener Akupunkturpunkte (----> Mu-Punkte/Rücken-Shu-Punkte) und sonstiger Körperstellen.

BIN HUS STUDIEN ZUR PULSLEHRE (*Bin Hu Maixue*) Standardwerk zur Pulslehre der TCM, verfasst von Li Shizhen im Jahre 1564, in dem 27 Arten von Pulsen in ihrer jeweiligen Bedeutung für diagnostische Befunde detailliert beschrieben werden.

Bi-Syndrom *(bi)* Schmerzen und Gefühllosigkeit wegen mangelnder oder nicht erfolgter Zuführung von Qi und Blut in den Meridianen auf Grund von -----> Windkälte und Feuchtigkeit und das -----> Verteidigungsqi geschwächt ist. Gelenkschmerzen sind dabei das Haupterscheinungsbild. Schwellungen und Missbildungen an den Gelenken treten bei chronischen Erkrankungsfällen auf. - Arten: 1) Fortschreitendes Bi, 2) schmerzhaftes Bi (Gelenkschmerzen reagieren auf Wärmezufuhr und verschlimmern sich bei Kälte), 3) starres Bi, 4) fiebriges Bi: Empfindlichkeit, Schwellungen, Rötung der betroffenen Glieder, wobei eins oder mehrere gleichzeitig befallen sein können.------> Fünf Bi-Syndrome.--------> Rheuma.

Blinddarmentzündung --------> Appendizitis

Blut *(xue)* in der TCM anders als in der westlichen Medizin verstanden: Rote Flüssigkeit, eine Yin-Substanz (hier bedeutet Yin *Körperinneres*), die durch die Transformation der von fester und flüssiger Nahrung in Milz und Magen entsteht und aus den Nieren. Blut und Qi gehören eng zusammen: Das Entstehen von Blut und dessen Kreislauf im Körper hängen vom Fluss des Qi ab, während der reibungslose Fluss des Qi und dessen Entstehen wiederum vom Blut abhängt. Blut und Qi stellen unterschiedliche Bezeichnungen für ein und dieselbe Erscheinung in der TCM dar.

Blutkammer *(xueshi)* umfasst den ----> Uterus, die ----> Leber und den Bereich des ----> Chong- Meridians. Mit diesem Begriff wird also ein bestimmter Funktionskreis, hier der des Blutes, in der TCM umschrieben.

BUCH DES WANDELS *(Yijing)* einer der Fünf Konfuzianischen Klassiker, ursprünglich zur Orakelbefragung und Wahrsagerei eingesetzt. Es enthält 64 Symbolhexagramme, denen tiefschürfende und bedeutsame Aussagen zugeschrieben werden. Dieser Klassiker enthält u.a. eine Reihe von Aussagen zu ----> Yin und ----> Yang, die auch in der späteren rationalen Ausprägung der TCM in deren Theorieüberbau eine gewichtige Rolle spielen und u.a. für die Systematik der ----> Inneren Organe, -----> Meridiane, usw., eine bedeutsame Rolle spielen.

C

Cardia ------------> Mageneingang/Kardia.

Chen Shigong (1555 - 1636) berühmter Chirurg und Verfasser des WAIKE ZHENGZONG (Standardlehrbuch zur Chirurgie), das 1617 erschien und in dem ein ethischer Kodex für Ärzte (------> Fünf Verbote) enthalten ist.

Chinaknolle *(tufuling)*, Rhizoma Smilacis Glabrae: Antipyretikum gegen Hitze und Feuchtigkeit, getrocknete Wurzelstöcke junger Schösslinge der Artemisia scoparia Waldst. et Kit. oder Artemisia capillaris Thunb. (Familie Compositae). Gegen Feuchtigkeit-Hitze in Leber und Gallenblase zur Behandlung von Gelbsucht.

Chinesisch-arabische Medizin *(zhong'a yiyao)*: Bezeichnung für die wechselseitigen Beziehungen zwischen chinesischer und arabischer Medizin (einschl. der Pharmakologie); seit dem Ende des 8. nachchristlichen Jh. bis ins 15. Jh. hinein hatte die traditionelle arabische Medizin zunächst Kontakte mit der alten antiken Medizin Europas (Galen u.a.) und überlieferte die alten Traditionen der antiken Medizin Europas in die Zeit der europäischen Renaissance hinein, nachdem im Mittelalter (Scholastik) die alten griechischen Quellen der antiken europäischen Medizin nicht mehr vorhanden waren (vgl. Schmidt 1992:142-143), Kontakte der arabischen Medizin im 8.-15. nachchristlichen Jh. mit der Chinas, Indiens und Europas schufen nach YU (1983:99) u.a. die Grundlagen der heutigen europäischen (westlichen) Medizin; zwischen dem 1.- und 9. Jh. n. Chr. Aufenthalt chinesischer Spezialisten im arabischen Raum, im Einzelfall auch schon seit der Han-Zeit. Mindestens seit der Tang-Zeit kamen Spezialisten der arabischen Medizin auch nach China und verbreiteten dort ihr Wissen; u.a. Befruchtungen der TCM durch die traditionelle arabische Medizin zu Techniken der Pulsfühlung und Rezepturen (YU, a.a.O.).

Chinesisch-indische Medizin *(zhongyin yiyao)*: Bezeichnung für die wechselseitigen Kontakte zwischen traditioneller chinesischer (TCM) und klassischer indischer (Ayurvedischer) Medizin im Rahmen kultureller Zwischenkontakte zwischen beiden Ländern (vor allem durch den Einfluss des in Indien entstandenen Buddhismus stimuliert); schon seit dem Ende der Han-Zeit (3. nachchristliches Jh.) durch buddhistische Missionstätigkeit auch Verbreitung der indischen Medizin einschl. ihrer Pharmakologie im chinesischen Kulturraum, u.a. Verbreitung von Klassikern der Ayurvedischen Medizin wie dem Longshu Lun *(Theorie vom Drachenbaum)* in der Sui-Zeit, aus dem Sanskrit ins Chinesische übersetzt oder wie z.B. Das tangzeitliche Changsheng Bu Lao *(Ein langes Leben, ohne alt zu werden)* mit Rezepturen aus der Ayurvedischen Medizin zur Lebensverlängerung/Unsterblichkeit, die insbesondere auch an die Tradition des Daoismus in seiner Suche nach dem Elixier der Unsterblichkeit anknüpften (daoistsche Alchimie).

Chinesisch-japanische Medizin *(zhongri yiyao)*: Bezeichnung für den im Zuge zwischenkultureller Kontakte zwischen China und Japan erfolgten Transfer medizinischen Wissens der TCM von China nach Japan; mindestens seit der Sui-Zeit (Ende des 6. nachchristlichen Jh.); ab 733 Aufenthalt japanischer buddhistischer Mönche in China zum Studium der TCM.

Chinesisch-koreanische Medizin *(zhongchao yiyao)*: Bezeichnung für die kulturellen Kontakte zwischen China und Korea und des Transfers medizinischen Wissens aus China in den koreanischen Kulturraum (einschl. chinesischer Pharmakologie); seit der Sui- und Tang-Zeit (ab Ende des 6. Jh. n. Chr.) u.a. Verbreitung der medizinischen Klassiker Chinas wie dem -----> Neijing/Shanghan Lun/Shennong Bencao Jing u.a. auf der koreanischen Halbinsel. Seit 693 Professoren für TCM auf der koreanischen Halbinsel, Spezialisten der koreanischen Medizin und Pharmakologie in China (nach Quellen aus der Tang-Zeit wie etwa dem Haiyao Bencao *(Drogen aus fernen Ländern)*).

Chinesisch-vietnamesische Medizin *(zhongyue yiyao)*: Bezeichnung für den im Zuge zwischenkultureller Kontakte zwischen China und Vietnam erfolgten Transfer medizinischen Wissens der TCM aus China in den vietnamesischen Kulturraum; mindestens seit der Sui- und Tang-Zeit (ab Ende des 6. Jh. n. Chr.); berichtet wird u.a. auch in songzeitlichen Quellen vom Aufenthalt vietnamesischer Studenten der TCM in China.

Chinesisch-westliche Medizin, Kontakte zwischen --- *(zhongxi yiyao jiaolu)*: Bezeichnung für den im Zuge zwischenkultureller Kontakte erfolgten Austausch von Kenntnissen über TCM einschließlich der Pharmakologie im Westen sowie Verbreitung von Kenntnissen westlicher Medizin in China mit jeweilig unterschiedlichem Entwicklungsstand der westlichen Medizin und zu unterschiedlichen Zeitpunkten,-----> TCM als Erfahrungsmedizin und westliche Schulmedizin, ----> Geschichte der TCM.

Chirologie ------------> Handdiagnose.

Chirurgie *(waike)* nimmt in der TCM eine bemerkenswerte Randstellung ein: In der mehrtausendjährigen Geschichte der TCM und ihrer Literatur werden chirurgische Eingriffe nur selten erwähnt: Hua Tuo (141 - 212) war wohl der erste chinesische Arzt, von dem berichtet wurde, dass er nicht nur Akupunktur und Moxibustion beherrschte, sondern auch Operationen am Menschen durchgeführt hat unter Einsatz von medikamentösen Betäubungsmitteln. Auch ----> Chen Shigong war als Chirurg bekannt. Ansätze zur Entwicklung einer Chirurgie wie in der Medizin des Westens hat es zeitweilig immer wieder gegeben, sind aber nie bis zur vollendeten Konsequenz weiter verfolgt worden - aus ähnlichen Gründen, die auch sonst das Entstehen einer Naturwissenschaft wie der des Westens im chinesischen. Kulturkreis auf Grund soziokultureller Faktoren verhindert haben. Wesentlich dafür, dass die Chirurgie in der TCM keinen eigenständigen Stellenwert gefunden hat, war die konfuzianisch geprägte Pietät vor den Ahnen, wonach der eigene

Körper eine Leihgabe war und daher nicht verstümmelt werden durfte. Aus ähnlichen Gründen hat sich eine exakte Pathologie und die Sektion an Leichen in China nicht entwickeln können. Viele der Aussagen der TCM zu der Funktion (Physiologie) der Inneren Organe beruhen auf äußeren, dafür aber sehr exakten Beobachtungen im Sinne einer Erfahrungswissenschaft, die dann zu dem heute bekannten theoretischen Überbau der TCM führte. In der heutigen Zeit kommen allerdings Erkenntnisse und Techniken aus den heilkundlichen Systemen des Westens wie dem Chinas kombiniert und im Rahmen einer Wissenschaftssynthese im ostasiatischen Raum zum Einsatz. Der gesamte wesentliche theoretische Überbau der TCM, der vor allem in Zusammenhang mit der Entwicklung von Akupunktur und Moxibustion zu einer rational-empirisch fundierten Erfahrungswissenschaft entstanden ist, beruht auf der Prämisse, wonach eine derartige medizinische Disziplin *Innere Medizin* ohne wesentliche chirurgische. Eingriffe von außen sei, während die Chirurgie als nicht-kanonmäßiges Teilgebiet der klassischen TCM eine *Äußere Medizin* in eben diesem speziellen Sinne sei (wie der Name *waike* für *Äußeres Gebiet der medizinischen Wissenschaft* schon deutlich macht).

Chong-Meridian *(chongmai)* eigentlich „alles durchlaufender Meridian", weil dieser Meridian sich mit allen anderen Meridianen. kreuzt. Einer der ------> Acht Außerordentlichen. Meridiane. Er entspringt wie der ------> Ren-Meridiane. Im Uterus-Bereich. Krampferscheinungen und Unterleibsschmerzen sind Anzeichen von Krankheit in diesem Meridian-Bereich.

Cun 1. chines. Längenmaß, entspricht 3,33 cm für die Einstichtiefe von Akupunkturnadeln.
2. Verhältnismaßeinheit des *menschlichen Cun* zur Abmessung der Knochen (tongshen cun), wobei Breite und Höhe der verschiedenen Körperbereiche in genau festgelegte gleiche Anteile untergliedert werden. Jede dieser Unterteilungen stellt eine entsprechende Cun-

Zone dar. Die Höhe eines Cun ist daher von Patient zu Patient doch sehr verschieden.

3. Die Ausdehnung zwischen den Enden der Knickfalte der Zwischengelenkstellen eines gebogenen Mittelfingers.

4. Eine der drei Fütterungsstellen (cun, ---> Guan, ----> Chi) an der Radialarterie des Handgelenks, wo der Arzt mit der Spitze des Zeigefingers den Puls fühlt. Am linken Handgelenk ist an der Cun-Stelle der Herzpuls fühlbar, am rechten Handgelenk der der Lunge (-------> Pulsfühlung).

D

Dahuria-Engelwurz *(baizhi)*, Radix Angelicae Dahuricae: Diaphoretikum mit erwärmender Eigenschaft, getrocknete Wurzel der Angelica dahurica (Fisch. et Hoffm.) Benth. et Hook f. oder Angelica dahurica var. formosana Boiss.(Familie Umbelliferae). Anwendung bei (1) Erkrankungen auf Grund von Wind, Kälte oder Feuchtigkeit, als schmerzstillendes Mittel bei Kopfschmerzen im Frontalbereich u.a., (2) zur Entfernung von Eiter und zur Zurückführung von Schwellungen (z.B. Karbunkel u.a.). Chemische Bestandteile vgl. ZHONGYAO DA CIDIAN, Bd. 1, 1992:677.

Dai-Meridian *(daimai)*, wörtlich eigentlich „Gürtelmeridian". Einer der ------> Acht Außerregulären Meridiane, verbindet alle anderen Meridiane miteinander und verläuft quer und rund um die Hüfte herum. Klinisch indiziert ist dieser Meridian bei Unterleibsschmerzen, Schwäche, Schmerzen im Lendenbereich, übermäßigem weißen Scheidensekret.

Damm *(huiyin*, entspricht auch dem Terminus *Perineum*, also *Damm, Raum* zwischen After und Genitalien) Akupunkturpunktname für Ren1, wo alle Yin-Meridiane zusammentreffen (daher auch *Aufeinandertreffen von Yin* bei *huiyin*), indiziert bei aussetzender Menstruation, Bettnässen, behindertem Urinabfluss u.a.

Daoyin: Terminus für therapeutische Körperübungen zur Kräftigung des Körpers (Vorbeugung gegen Krankheiten) und zur Behandlung von Krankheiten selbst (z.B. auch ergänzend in der Nachsorge komplementär zu anderen therapeutischen Maßnahmen innerhalb der TCM). Unter *Daoyin* werden in diesem Zusammenhang verstanden: 1. solche für die Beweglichkeit von Gliedern und Rumpf, 2. Selbstmassage, 3. tiefenatmungsähnliche Übungen, 4. Gymnastik, 5. ----> Qigong.

Diabetes (*xiaokebing, tangniaobing*), in der TCM mit 2 Begriffen: a) verschwendende und durstende Erkrankung (xiaokebing) und b) Zucker-Urin-Krankheit (tangniaobing). - Arten: insgesamt 3, obere, mittlere und untere Diabetes in Abhängigkeit von den drei Symptomen Durst, Hunger und krankheitsbedingte erhöhte Harnausscheidung.

Dickdarm *(dachang)* eins der sechs -------> Fu-Organe mit den Hauptaufgaben der Aufnahme von Flüssigkeitsanteilen, die aus dem Bereich des --------> Dünndarms kommen und die Umwandlung der restlichen Nahrungsanteilen in auszuscheidende Fäkalien. Im Falle eines 'herabsteigenden' Qi (im Normalfall steigt das Qi d. D. nach oben) ist die Funktion des D. gestört mit der Folge von Durchfall und Verstopfung.

Direkte Moxibustion *(zhijiejiu)* durch Auftragen des angezündeten Moxakügelchens über der betreffenden Punktstelle. Zwei Techniken: a) Schröpfen, wobei die Haut leicht angebrannt wird zur Bildung von Blasen und kleinen Geschwüren mit verbleibenden Narben, indiziert bei chronischen Erkrankungen wie Asthma. Diese Technik kommt jedoch zunehmend außer Gebrauch wegen der damit verbundenen Schmerzen und Narbenbildung. b) nicht-schröpfende Technik: Das Moxakügelchen wird entfernt, nachdem es halb oder bis zu zwei Dritteln abgebrannt ist. Bei Asthma, chronischem Durchfall, Verdauungsstörungen.

Direkter Angriff *(zhi zhong)* direkter Befall der 3 Yin-Meridiane durch die äußeren krankmachenden Faktoren im Gegensatz zu der sonst angenommenen Weiterleitung durch die zuerst befallenen Yang-Meridiane, auch direkter Befall der Inneren Organe durch die äußeren krankmachenden Faktoren.

Doppelzunge *(chongshe)* eine zungenähnliche Anschwellung im Bereich der unteren Zungenvenen auf Grund eines Blutflussstaus. Ursachen werden in der TCM auf die Ansammlung von Hitze im

Herzen und in der Milz oder der Windaussetzung des Patienten nach starkem Trinkgenuss.

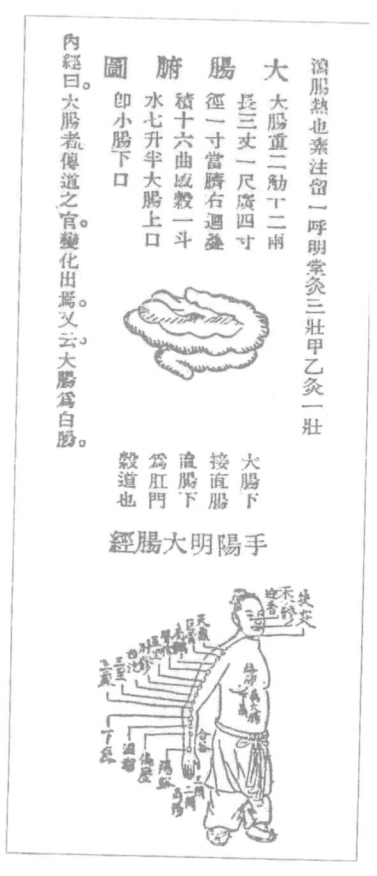

Abbildung 1
Traditionelle Darstellung von Dickdarm und Dickdarmmeridian Hand-Yangming. Der Dickdarm ist das korrespondierende Fu-Organ der Lunge. Abb. aus: Zhenjiu Dacheng, Schriftrolle 8, S. 7

Drahtiger Puls *(xian mai)* stark und gespannt, fühlt sich an wie die gespannten Saiten eines Musikinstruments. Bei Leberkrankheiten und starken Schmerzen.

Drei-Kanten-Nadel *(sanlengzhen)* Akupunkturnadel mit dreiecksförmigem Nadelkopf und scharfer Spitze zur Herbeiführung von Blutaustritt.

Drei Körperzonen und Neun Unterbezirke *(sanbu jiuhou)* eine der klassischen Methoden zur Lokalisation von ------> Pulsen im Rahmen der Pulsdiagnose, *sanbu jiuhou* genannt. Bereits in dem wohl ältesten Werk zur TCM, dem -----> Neijing in der Abhandlung über die Drei Körperzonen und die Neun Unterbezirke (Neijing Suwen, Sanbu Jiuhou Lun, Kap. 20) erwähnt. Der Verlauf des Pulses im Körper wird - auf die Konstitution des menschlichen. Körpers bezogen - in eine obere, mittlere und untere Zone eingeteilt. Innerhalb dieser drei Zonen (shangbu, zhongbu, xiabu) werden jeweils wieder drei verschiedene Unterbezirke (hou) angegeben mit den Bezeichnungen Himmel (tian), Erde (di) und Mensch (ren). Dieses

Bezeichnungssystem entspricht der damaligen Ordnungsvorstellung von Kosmos und Universum im alten China, wonach der Mensch zwischen Himmel und Erde stehe, der Himmel alles erschafft und die Erde das vom Himmel Erschaffene hervorbringe, der Mensch aber das Höchste sei, was der Himmel erschaffen und die Erde hervorgebracht habe. - Diese den drei Zonen jeweils zugeordneten neun Unterbezirke (3 x 3 = 9) haben in der Diagnostik des Pulses etwa folgende Entsprechungen:

Zone	Unterbezirk	Lokalisation der Pulsfühlungsstelle
oben	Himmel	Zwei Pulsarterien am Vorderkopf, z. B. an den Punktstellen der Taiyang-Meridiane fühlbar
oben	Erde	Zwei Pulsarterien an den Wangen (z. B. Di 16)
oben	Mensch	Pulsarterie vor dem Ohr, z. B. DE 21
Mitte	Himmel	Pulsarterie des Hand-Taiyang-Lungenmeridians, z. B. Cunkou (Pulsfühlungsstelle an der Radialarterie der Hand)
Mitte	Erde	Pulsarterie des Hand-Yangming-Dickdarmmeridians, Di 4
Mitte	Mensch	Pulsarterie des Hand-Shaoyin-Herzmeridians, He 17
Unten	Himmel	Pulsarterie des Fuß-Jueyin-Lebermeridians, Le 3
Unten	Erde	Pulsarterie des Fuß-Shaoyin-Nierenmeridians, Ni 3
Unten	Mensch	Pulsarterie des Fuß-Taiyin-Milzmeridians, Mi 11

Tabelle 3

Diese Einteilung der Lokalisationspunkte zur Pulsfühlung ist in der klassische Literatur d. TCM zwar erwähnt, zwischenzeitlich aber durch neuere Erkenntnisse als überholt zu betrachten und wird in der modernen Literatur zur TCM nur noch als eine solche klassische Vorläufervariante erwähnt.------> Pulse.

Drei Körperzonen und neun Unterbezirke, Methode der Pulsfühlung *(sanbu jiuhou)* 1. -------> Drei Körperzonen und neun Unterbezirke, Methode der Pulsfühlung in der klassischen Tradition des ------> Neijing; 2. Pulsfühlungsstellen am Handgelenk: Cun, Guan, Chi; Pulsfühlung mit drei verschiedenen Arten des

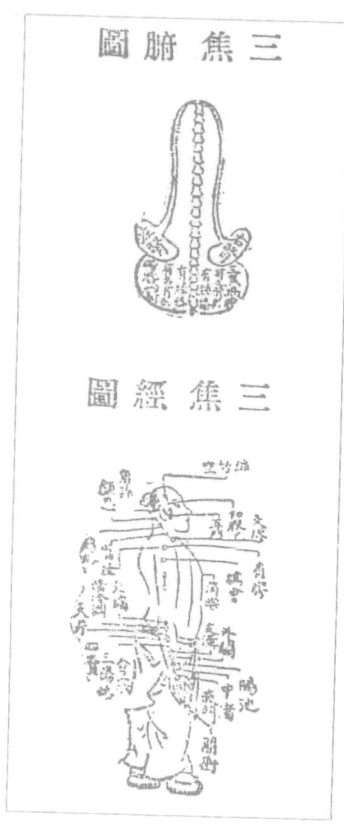

Abbildung 2
Traditionelle Darstellung des Dreifachen Erwärmers und des Dreifachen-Erwärmer-Meridians Hand Shaoyang. Abb. aus: Zhenjiu Dacheng, Schriftenrolle 8, S. 54.

Fingerspitzendrucks: oberflächlich, Mitte und tief. Entspricht einer allgemeinen und umfassenden Untersuchung in der Diagnostik der TCM.------> Pulsfühlung.

Drei-Methoden-Theorie *(sanfa xueshuo):* von -------> Zhang Congzheng (1150-1228) aufgestellte Theorie; wonach Schweiß (han), Erbrechen (tu) und Abführen (xia) die drei Behandlungsmethoden als eine breite Palette der Behandlung von Krankheiten einsetzbar sind, als solche bereits schon im ---> Neijing erwähnt, von Zhang Congzheng auf einen breiteren Kreis von Krankheitsbildern als Therapie angewandt (Näheres vgl. YU, 1992:197 ff.).

Dreifacher Erwärmer *(sanjiao)* eins der sechs ------> Fu-Organe, eher als Funktionskreis denn als eine tatsächliche Organeinheit in der TCM zu verstehen; auf dem Hintergrund anatomischer und physiologischer Erkenntnisse der westlichen Medizin hat man verschiedene Deutungsversuche vorgeschlagen: a) Bauchhöhle mit Brust-, Unterleibs- und Beckenhöhle, b) lymphatisches System, c) Bauchfell (Omentum), d) Bezeichnung für eine anatomisch nicht vorhandene organische Einheit, allerdings Übereinstimmung in der Auffassung, dass der D.E. sich auf funktionale Bereiche der Bauchhöhle bezieht und nicht auf bestimmte Organe. Dem ----> Neijing zufolge ein Abwassersystem ohne besondere Form, nach dem -----> Klassiker der Schwierigkeiten das sechste Yang- (Fu-) Organ zur funktionalen Unterstützung verschiedener Erscheinungsweisen des -----> Qi im Körper. Andererseits wird in der TCM für den D.E. für dessen Funktion die Auffassung der Umwandlung und der Weiterleitung von dem Körper zugeführten Nahrungssubstanzen vertreten (daher der Name *Erwärmer* oder *Brenner* für *jiao* mit der Vorstellung von aus Energie gewonnener Wärme) sowie der Beseitigung aus dem Körper auszuscheidender Restsubstanzen. Der D.E, umfasst drei Bereiche: a) den oberen Erwärmer-Bereich (shangjiao), der dem Brustkorb entspricht, wo Herz und Lungen für die Weiterleitung von Qi und Blut in alle Teile des Körpers sorgen; b) den mittleren Erwärmer-Bereich mit Milz, Magen in der Oberbauchgegend mit der Funktion von Nahrungsaufnahme und -verdauuung, sowie c) den unteren Erwärmer-Bereich (xiajiao) mit Nieren und Harnblase zur Regulierung des Flüssigkeitsgehaltes im Körper. In der Akupunktur ein eigener Meridian, obwohl der Bezug auf ein konkretes, anatomisch tatsächlich vorhandenes inneres Organ fehlt. Der Meridian d. D. E. steht in Verbindung mit dem Herzbeutelmeridian. Hauptsächliche Erkrankungsanzeichen für den Bereich des DE-Mer. Sind: Unterleibsblähungen, Ödeme, Taubheit, Anschwellen der Wangen, trockener Hals, solche im Bereich der Armseiten u.a..- Da die TCM in ihrer theoretischen Konzeption am ehesten als eine energetische Medizin im Sinne des zentralen Verständnisses von -----> Qi zu verstehen ist, fasst man den Begriff des D.E. am besten als einen organischen Funktionskreis von Qi auf, der die verschiedenen Erscheinungsweisen des Qi in den verschiedenen Bereichen der Inneren Organe integriert betrachtet.

Drei Behandlungsmethoden *(sanfa)* des Schwitzens (hanfa), Erbrechens (tufa), Gabe von Abführmitteln (xiafa); durch Gabe von Medikamenten: schweißtreibende Mittel wie Hidrotika u.a. Methoden ursprünglich aus der Volksmedizin.

Drei wertvolle Schätze *(sanbao)* --------> Lebenskraft (jing), Qi und der ------> Geist (shen), voneinander in wechselseitiger Abhängigkeit und ausschlaggebend für Leben und Tod.

Du-Meridian *(dumai)* einer der -----> Acht Außerregulären. Meridiane., eigentlich "regierender Meridian"; wird so bezeichnet, weil er alle Yang-Meridiane beherrscht. Krankheitsanzeichen dieses Meridians sind steifes Rückgrat und dessen Schmerzhaftigkeit, anormale Rückwärtsbeugung des Kopfes und damit verbundene Überstreckung von Rumpf und Extremitäten, Kopfschmerzen.

Dünndarm *(xiaochang)* eines der sechs ------> Fu-Organe. Hauptaufgabe des D. ist d. Durchführung des Verdauungsprozesses, indem d. D. die Nahrungssubstanzen aufnimmt sowie eine kleinere Menge an Flüssigkeit. Die Verdauungsüberreste sowie der größere Anteil an Flüssigkeit werden an den -----> Dickdarm weitergegeben, wo sie in Fäkalien umgewandelt werden. Die TCM hat früher angenommen, dass Urin im Dünndarm hergestellt wird und auch von hier kommt.

Durchfall *(xiexie)*: abnorme Häufigkeit und Flüssigkeit bei der Ausscheidung von Fäkalien auf Grund von Störungen von Milz/Pankreas, Magen, Dünn- und Dickdarm. Durchfall in diesem Sinne der TCM ist von Krankheitsursachen der Ruhr (Dysenterie) zu unterscheiden. - Differenzierung: (1) Akuter Durchfall: aufgrund von a) Kälte-Feuchtigkeit: Wenn diese den Magen und den Darmbereich in Mitleidenschaft zieht, ist die Milz/Pankreasfunktion gestört, Flüssigkeits- und Nahrungsessenzen für den Körper steigen nicht nach oben, und die nicht benötigten Bestandteile werden vom Magen nicht nach unten weitergeleitet. Stagnierendes Magen- und Darmqi führt zu Schmerzen im Unterleibsbereich. Anzeichen u.a.: Durchfall mit hohem Flüssigkeitsanteil, Magenschmerzen, kollernde und gurrende Darmgeräusche im Bauch, kein Durst, blassfarbene Zunge, weißer Zungenbelag, tiefer, langsamer Puls; aufgrund von b) Dampf-Hitze: Eine Beeinträchtigung von Darm- und Magenbereich durch

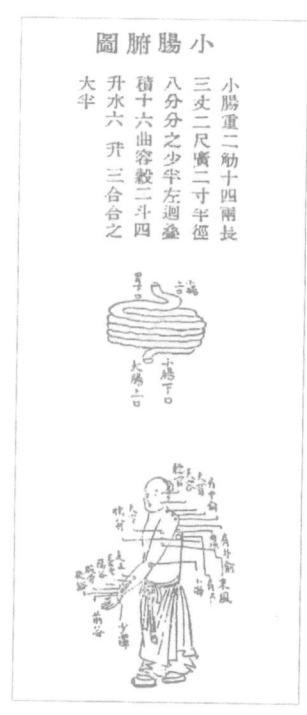

Abbildung 3
Traditionelle Darstellung von Dünndarm
und des Dünndarmmeridian Hand Taiyang.
Der Dünndarm ist das korrespondierende
Fu-Organ des Herzens. Abb. aus: Zhenjiu
Dacheng, Schriftenrolle 8, S. 25.

Dampf-Hitze in der Sommer- oder Herbstzeit führt zu einer Störung dieser Organe in ihrer Umwandlungs- und Weiterleitungsfunktion, Anzeichen u.a.: Durch-fall mit Unterleibsschmerzen, gelblich-scharf-riechender Stuhl, Brandgefühl im Anusbereich, Durst, klebriggelber Zungenbelag, rollender und schneller Puls; aufgrund von c) nicht weiter geleiteter Nahrung: führt zu einer Störung des Magens, der die nicht-essentiellen Teile der Nahrung weiter nach unten transportiert, Anzeichen u.a.: Abklingen der Unterleibsschmerzen bei wieder funktionierenden Eingeweiden, „Darmknurren", Völlegefühl, Blähungen, dick-schmutziger Zungen-belag, rollender, schneller oder saitenge-spannter Puls. (2) chronischer Durchfall: aufgrund von a) Unterfunktion von Milz/Pankreas: Bei Milz- und Magenschwäche kein aufsteigendes Milzqi und somit Beeinträchtigung des Verdauungs-vorgangs, Anzeichen u.a.: flüssiger Stuhl mit unverdauten Nahrungsanteilen, allgemeines Schwächegefühl, blassfarbene Zunge, weißer Zungenbelag, fadenförmiger, kraftloser Puls; aufgrund von b) Unterfunktion der Nieren: bei Unterfunktion des Nierenyang und dem sich verflüchtigenden Mingmen-Feuer. Übermaß an Yin, der Magen verliert seinen Inhalt aufgrund des sich verflüchtigenden Mingmen-Feuers, Anzeichen u.a.: Schmerzen im Bereich unterhalb des Bauchnabels, „Darmknurren", Durchfall, Abklingen nach wieder erlangter Funktion der Eingeweide, kalte untere Extremitäten, blassfarbene Zunge, weißer Zungenbelag, tiefer, kraftloser Puls.

Durchweichter Puls *(ru mai)* sanft, oberflächlich und fadenförmig, wie ein an der Wasseroberfläche strömender Faden, bei leichtem Fingerdruck spürbar. Hinweis auf ------> Feuchtigkeit oder Qi- und Blutschwäche.

E

Einführungsrohr *(guanzhen)* ein zusätzliches Instrument in der Akupunktur, das die Einführung der Nadel in die betreffende Punktstelle erleichtert. Durch dieses kleine dünne Plastikrohr gleitet die Nadel ohne Hinderung an die betreffende Punktstelle. Die Nadel wird dann mit dem Vorderfinger geschoben und leicht angeklopft, bis sie an der entsprechenden Stelle eindringt. Für den Patienten schmerzlos nach der Nadeleinführung. Größe und Länge des Einführungsrohrs hängen von der jeweiligen Größe und Länge der verwendeten Nadel ab.

Eingeengter Puls *(lao mai)* tiefsitzender, starker und leicht gespannter Puls, der nur durch starken Fingerdruck fühlbar ist und in der Regel auf Verbreitung von Kälte im Körperinneren hinweist.

Einpflanzen der Nadel *(liuzhen)* Methode der Nadeleinführung unter die Haut mit 1) einer speziellen Nadel vom Typ Reißzwecke mit einer Länge von rd. 0,3 cm mit einem Nadelkopf von der Form einer Reißzwecke, speziell für die Ohrenakupunktur einsetzbar, 2) einer kornförmigen Nadel mit einer Länge von rd. 1 cm, deren Kopfform einem Weizenkorn ähnlich ist u.a. zur Nadelung von empfindsamen Körperstellen. Die Dauer des Nadelverbleibs (*liu zhen* heißt wörtlich *verbleibende Nadel* (nach deren Einführung)) in Abhängigkeit von der jeweiligen Jahreszeit: Im Sommer bei Schweißabsonderung zwischen 1 - 2 Tagen, im Herbst und Winter Verbleib der Nadel länger als 2 Tage je nach Erfordernis. Diese Methode der Nadelung vor allem indiziert bei chron. Erkrankungen der inneren Organe, sonstigen chronischen und schmerzhaft verlaufenden Erkrankungen.

Elektroakupunktur *(dianzhen)* Methode der Akupunktur, bei der Elektrizität zur Punktstimulation eingesetzt wird. Der französische Arzt Louis Berlioz war der Erste, der über die stimulierenden Effekte der Elektroakupunktur 1816 berichtete. 1825 wurde in Frankreich durch Sarlandière diese Methode zur Behandlung von Gicht und

Rheuma eingesetzt. Später wurde in der Zeit vor dem Zweiten Weltkrieg von Niboyet gezeigt, dass die Akupunkturpunktstellen Bereiche mit niedriger elektrischer Ladung darstellen. Ist ein Organ oder Gewebe im tiefen Körperinneren von Krankheit betroffen, zeigt sich an den entsprechenden Akupunkturpunktstellen an der Körperoberfläche eine veränderte elektromotorische Wirkung. Seitdem verschiedene elektr. Apparaturen auf dem Markt, um den elektr. Widerstand an der Hautoberfläche zu messen und zur Einwirkung auf die Akupunkturpunktstellen. In Deutschland wurde von R. Voll eine Elektroakupunkturapparatur entwickelt, die nach diesem Prinzip arbeitet. In Japan entwickelte Nakatani (1950) eine ähnliche Apparatur nach dem gleichen Funktionsprinzip, die er *Ryodoraku* nannte.

Elterliches Qi *(zong qi)* entsteht aus dem ----> reinen Qi der Atmosphäre und dem -----> Nahrungsqi der Nahrungssubstanzen und ist im Brustkorb gespeichert. In der Hauptsache wird mit diesem ---> Qi das Herz und die Lungen mit Energie versorgt und deren Funktion in Gang gehalten.

Endorphine 1970 in China an Kaninchen durchgeführte Experimente ergaben Hinweise auf bestimmte schmerzreduzierende Substanzen, die vom Gehirn- und Rückenmark eines Versuchstieres auf ein anderes übertragbar waren. 1975 haben amerikanische und britische Forschungsergebnisse die Existenz morphinähnlicher Substanzen im Bereich des zentralen Nervensystems und anderen Körperbereichen bestätigt. Diese Substanzen werden Endorphine (von *endogen*, „innen" und *phin* in „Morphin") genannt. Bei Patienten mit chronischen Schmerzleiden ist der Endorphingehalt im Bereich der Gehirn- und Rückenmarkflüssigkeit gering. Der Einsatz von Akupunktur erhöht den Endorphinanteil und wirkt daher schmerzblockierend.

Entwicklung der TCM-Theorie *(yixue lilun de xingscheng)*, wörtlich: „Ausformung/Werden der ---" : die zwischen 1065 (?) und 771 v. Chr.

entstandenen grundlegenden Theoriekonzepte der TCM von den Blutbahnen, den Meridianen und Luo-Leitbahnen, Yin-Yang-Doktrin, inneren und äußeren Krankheiten, den Neun Körperöffnungen, den Fünf Zang-Organen u.a. (YU 1983:19).

Ephedra, abgekocht *(juehuangtang)*: Rezeptur zum Einnehmen aus Herba Ehphedrae, Ramulus Cinnamoni, Semen Armeniaccae Amarum, Radix Glycyrrhizae als schweißtreibendes Mittel und Antiasthmatikum u.a. bei Erkrankungen durch Wind und Kälte mit Schüttelfrost, Fieber, Kopf- und sonstigen Schmerzen, fließendem und gespannten Puls. Für Zusammensetzung und Dosierung vgl. auch A COMPREHENSIVE GUIDE TO CHINESE HERBAL MEDICINE, 1992:11.

Ephedra Sinica *(mahuang)*, Herba Ephedrae: Diaphoretikum mit erwärmender Eigenschaft, getrocknete Zweige der Ephedra Sinica Stapf, Ephedra equisetina Bunge oder Ephedra intermedia Schrenk et Meyer (Familie Ephedraceae). Einsatz als (1) schweißtreibendes Mittel bei Erkrankungen durch Wind und Kälte ohne Schwitzen, (2) gegen Asthma und als (3) harntreibendes Mittel bei Ödemen, die durch den Wind verursacht sind, z.B. akuten nierenentzündungsbedingten Ödemen. Chemische Zusammensetzung vgl. ZHONGYAO DA CIDIAN, Bd. 2, 1992:2222.

Epilepsie *(xiandian)*, in der volkssprachlichen Ausdrucksweise früher auch yangxianfeng(Schafswahnsinn), yangjiaofeng (Wind der Schafsbockhörner) oder zhutoufeng (Schweinekopfwind) bezeichnet. Der volkstümlichen Vorstellung zugrunde liegen Erscheinungen von Krämpfen, Schaum vor dem Mund und unkontrolliert artikulierten Lauten, wie man sie auch im Alkoholrausch (zhutou ist ein bei Alkoholgenuss eingenommenes Gericht) wahrnimmt; weiterhin die krummgebogenen Schafbockshörner sowie Winde, die als Taifune und wahre Naturkatastrophen das Land heimsuchen. Im schamanistischen. Kreisen Chinas galten Epileptiker als Priester und waren z.T. hoch angesehen. Im 48. Kapitel des ----> Neijing Suwen wird die Epilepsie als eigentliches Krankheitsbild noch nicht ausdrücklich erwähnt, dort ist vor allem von Krämpfen und Fällen von Bewusstlosigkeit die Rede, die auch andere als rein epilepsiebedingte Ursachen haben können. Erst im Qianjin Yaofang *(Buch der Tausend Goldenen Rezepte)* von ----> Sun Simiao aus dem Ende des 7. Jh. findet sich der wohl erstmals der Ausdruck xiandian für das eigentliche Krankheitsbild der Epilepsie. - In der VR China ist eine flächendeckende Versorgung von Epileptikern und eine Sozialfürsorge für diese nur unzureichend etabliert; Sterilisation von Patienten sollen auf Veranlassung der Provinzregierungen in einigen Teilen Chinas (wegen der angenommenen Vererbbarkeit) vorgekommen sein. Behandlung durch Akupunktur der Punkte Du26, Ren15, Le3 zur Wiederbelebung aus Ohnmacht bzw. Ruhigstellung und Erholung des Patienten

Erbrechen *(re'ou)*: allgemeines klinisches Symptom dafür, dass Das Magenqi nicht nach unten steigt oder für andere Störungen des Magens. Häufigste Ursache unverdaute Nahrung, „Angriff" des Leberqi auf den Magen und Unterfunktion von Milz und Magen durch übermäßige Aufnahme von roher, kalter oder fetthaltiger Nahrung; emotionalen Störungen, die Das Leberqi beeinträchtigen und Das Magenqi nicht nach unten steigen lassen; Schwäche von Milz/Pankreas und Magen, die zu einer verminderten Umwandlungs- und Transportfunktion des Magens und so zu Ansammlung unverdauter Nahrung führen. Aufsteigendes anstelle von absteigendem Magenqi. - Differenzierung: (1) Ansammlung von unverdauter Nahrung: Diese stört die Funktion von Milz/Pankreas und Magen in der Weiterleitung und Umwandlung von Nahrung, stagnierendes Qi im mittleren Bereich des Dreifachen Erwärmers, Anzeichen u.a.: Magensäure, Blähungen, flüssiger Stuhlgang, dicker, körnchenartiger Zungenbelag, rollender und kräftiger Puls; (2) Angriff des Leberqi auf den Magen: Behindertes Leberqi greift den Magen an, bedingt aufwärts steigendes Magenqi, bei stagnierendem Leberqi auch Reizbarkeit. Anzeichen u.a.: Erbrechen, häufige Blähungen, Schmerzen im Brustkorbbereich, dünnklebriger Zungenbelag,

Reizbarkeit, saitengespannter Puls; (3) Unterfunktion von Milz/Pankreas und Magen: Schwäche von Milz/Pankreas und Magen führt zu einer Unterfunktion von Yang im mittleren Bereich des Dreifachen Erwärmers, bei gestörter Milz/Pankreas-Umwandlungs- und Weiterleitungsfunktion werden die essentiellen Bestandteile von Flüssigkeit und Nahrung nicht in alle Bereiche des Körpers weitergeleitet, daher allgemeine Schwäche, Appetitlosigkeit und relativ flüssiger Stuhl. Anzeichen u.a.: Erbrechen nach ausgiebigem Essen, Appetitlosigkeit, allgemeine Schwäche, relativ flüssiger Stuhl, weißer Zungenbelag, fadenförmiger und kraftloser Puls.

Erde *(tu)* eine der ----> Fünf Wandlungsphasen, die ----> Milz symbolisierend, und wird als das Element betrachtet, von dem her alles stammt. Nach der Theorie der -----> Fünf Wandlungsphasen bringt die Erde (Milz) das Metall (Lunge) hervor, reagiert auf Wasser (Nieren) und überwindet das Holz (Leber). -----> Fünf Wandlungsphasen.

Erschöpftes Yang *(tuo yang)* ist Yang im Körper erschöpft/ausgelaugt, nehmen die Symptome des Yin-Faktors im Körper zu. Dieser Ausdruck bezieht sich auf die erschöpfte Kraft des Mannes nach dem Geschlechtsverkehr.

Erschöpftes Yin *(tuo yin)* ist Yin im Körper erschöpft/ausgelaugt, speziell das der Leber und der Nieren, kann dies zum Verlust von Sehkraft führen, z.B. feststellbar bei Unterernährung.

Essenz des Lebens *(jing, jing qi)* --------> Lebenskraft.

F

Fadenförmiger Puls *(xi mai)* schwach und dünn wie ein Seidenfaden, fühlbar nur bei hartem Fingerdruck, Hinweis auf Schwäche von Qi, Blut und Körperflüssigkeit.

Festgefahrene Nadel *(zhizhen)* eine eingeführte Nadel, die weder gedreht, angehoben oder gestoßen werden kann. Ein Behandlungsunfall in der Akupunktur auf Grund von a) muskulösen Krämpfen (einige Minuten warten, bevor die Nadel gedreht und wieder herausgezogen wird), b) "Hängenbleiben" der Nadel im Fasergewebe (dann die Nadel sacht und langsam bewegen).

Feuchtigkeit *(shi)* einer der äußeren krankmachenden Einflüsse, der den Organismus befällt und den normalen Qi-Fluss behindert und damit auch die normale Funktion von Magen und Darmsystem. Als Yang-Erscheinung hauptsächlich in der Regenzeit im Hochsommer im subtropisch feuchten Klimas Südostchinas anzutreffen. Merkmale: Schlappheit, angezeigt in Form von Blähungsgefühlen im Kopf, Völlegefühl in der Brust und im Oberbauch, Erbrechen; durch Feuchtigkeit bedingte Krankheiten sind oft von schleichender Art z.B. in Form von rheumatischen Erscheinungen, rheumaähnliche Erkrankung des Bindegewebes, bestimmte Hautausschläge u.a.

Feuchter Sputum *(shi tan)* entsteht durch lang vorhaltenden Stillstand des Qi auf Grund einer Schwächefunktion der Milz.

Feuer *(huo)* eine der -------> fünf Wandlungsphasen, die in der alten metaphysischen Entsprechungssystematik der TCM das ----> Herz symbolisiert. Nach der Theorie der ----> fünf Wandlungsphasen fördert das Herz die Milz, wirkt auf die Lunge (Metall) und richtet sich gegen das Wasser (Nieren). Feuer ist auch ein Yang-Krankheitsfaktor für -----> Hitze und -------> moderate Hitze. Letztere beruhen zwar auf der gleichen Ursache, sind aber hinsichtlich ihrer Intensität verschieden: Feuer stellt dabei die stärkste Intensitätsausprägung dar und moderate Hitze die geringste.

Feuer am Tor des Lebens *(mingmen zhi huo)*: andere Bezeichnung für das ---> Nierenyang.

Feuer am Tor des Lebens *(mingmen zhi huo)*: andere Bezeichnung für das ---> Nierenyang.

Fingerakupunktur ----------> Akupressur.

Fingernägel *(jia)* nach Auffassung der TCM spiegelt sich der Zustand der -----> Leber in den Fingernägeln wieder; sind sie dünn und blassfarben, weist dies auf eine Fehlfunktion der Niere hin; sind sie rosafarben und feucht, dann weist dies auf eine Überschusserscheinung des Blutes der -------> Leber hin.

Fingervenendiagnose *(zhenzhiwen)* sechs der Zwölf Regulären Meridiane enden oder beginnen an den Ecken des Fingernagelbettes (vgl. die Tafeln zum Verlauf der Meridiane). Insofern können Erkrankungen der Inneren Organe u.U. auch an der Färbung/dem Zustand der entsprechenden Fingervenen diagnostiziert werden. Auf dieser Grundlage ist eine diagnostische Methode entwickelt worden, die bei Kindern unter drei Jahren eingesetzt wird: Durch Reibung der Zeigefingerfläche kann man Verfärbungen und deren Verbreitung feststellen. Eine ineinander verlaufende rote und gelbe Färbung deutet auf gesunden Zustand, purpurrote Färbung der Fingervenen auf ----> Hitze, purpurne und dunkelblaue Färbung der Fingervenen auf ----> Wind, Krämpfe und Schmerzen hin (vgl. ----> Drei-Schranken-Puls).

Fischschwimmender Puls *(yuxiang mai)* in seiner Qualität gleicht er einem schwimmenden Fisch, einer der sieben Pulse, die auf den bevorstehenden Tod hinweisen.

Flatternder Puls *(hua mai)* fließend und eben, bei ----> Feuchtigkeit/Schleim, Nahrungsstau im Körper, schwangeren Frauen.

Fontanelle *(xinmen* [in der westlichen. Medizin eine Knochenlücke am kindlichen Schädel]) der chinesische. Begriff bedeutet wörtlich etwa *Schlupfloch*, weil nach chinesischer Vorstellung die ----> Seele hierdurch im Todesfall aus dem Körper entweicht.

FRAGEN UND ANTWORTEN ZU AKUPUNKTUR UND MOXIBUSTION *(Zhenjiu Wenda)*, ein Werk zur Akupunktur und Moxibustion aus dem Jahre 1530, das von Wang Ji (1463 - 1539) verfasst wurde und die Theorie von Akupunktur und Moxibustion systematisch und zusammenfassend darstellt. Dieses Werk ist auch verschiedentlich unter dem Titel Zhenjiu Wendui (etwa: *Richtige Antworten auf Fragen zur Akupunktur und Moxibustion*) bekannt geworden.

Frau-Mann-Beziehung *(Fufu guanxi,* wörtlich. *Beziehung zwischen Ehemann und Gattin)* Puls des linken Handgelenks werden als *Ehemann-*, solche des rechten Handgelenks als *Ehefrau-Pulse* angesehen. Ehemann-Pulse sind etwas stärker sein als die Ehefrau-Pulse. Nach diesem Prinzip gibt es folgende Zusammenhänge zwischen den Cun-, Guan- und Chi-Pulsfühlungsstellen des linken und des rechten Handgelenks:

Pulse des linken und des rechten Handgelenks:

Handgelenk	Oberflächlicher Puls (Fu-Organe [Yang])	Tiefliegender Puls (Zang-Organe [Yin])
links (Ehemann) Harnblase	Dünndarm Gallenblase Harnblase	Herz Leber Nieren
rechts (Ehefrau)	Dickdarm Magen Dreifacher Erwärmer	Lunge Milz Herzbeutel

Tabelle 4

Danach sind einige Fu- und einige Zang-Organe jeweils den Ehemann- bzw. Ehefrau-Pulsen zugeordnet. Oberflächliche Pulse sind stärker fühlbar als Ehefrau-Pulse, die tief liegen und daher nur schwächer fühlbar sind.

Frischer Ingwer *(shengjiang)*, Rhizoma Zingiberis Recens: Diaphoretikum mit erwärmender Eigenschaft, frische Wurzelstöcke der Zingiber officinale (Willd.) Rosc. (Familie Zingiberaceae). Anwendung als (1) schweißtreibendes Mittel bei Erkrankung durch Wind und Kälte sowie als (2) Mittel gegen Erbrechen.

frühgeschichtliche Werkzeuge der TCM *(zui zao de yiliao gongju)*: u.a. in Duolun (Innere Mongolei) und in der Provinz Liaoning gefundene und aus der Steinzeit stammende Steinwerkzeuge wie Steine, Steinnadeln und Steinmesser, die auch zur Behandlung von Krankhciten, Verwundungen u.a. eingesetzt wurden (YU 1983:8-9).

Fülle des Magens *(weishi)* Krankheitszustand auf Grund einer Ansammlung von -----> Hitze im Magen, führt zum Verlust an Flüssigkeit und einer Störung der Magenfunktion; Magenfunktion kommt zum Stillstand, Symptome wie Magenschmerzen, Verstopfung u.a.

Fünf Bi-Syndrome *(wu bi)* Sammelbegriff für die fünf Schmerzen-
und Gefühllosigkeitssyndrome der Haut, der Körperweichteile,
Muskeln, Knochen und Pulse, verursacht durch die ------> Acht
Winde.----> Bi-Syndrome. ------> Rheuma.

Fünf-Drogen-Puder *(wulingsan)*: Rezeptur aus Poria, Polypolus
umbellatus, Rhizoma Atractylodis Macrocephalae, Rhizoma Alismatis
und Ramulus Cinnamoni, Einsatz zur Förderung des Harnflusses,
besonders indiziert in der Behandlung von äußerlich bedingten Kälte-
Syndrom-Komplexen und Stagnation von Flüssigkeiten im
Körperinneren, die sich insbesondere in Fällen von Kopfschmerzen
und Fieber, Zappeln und Durst, häufigem Erbrechen und Durchfall,
Schwierigkeiten beim Harnlassen, fließendem Puls u.a. zeigen. Für
Zusammensetzung und Dosierung vgl. A COMPREHENSIVE
GUIDE TO HERBAL CHINESE MEDICINE, 1992:266 (dort als
Hoelen Five Herb Formula bezeichnet).

Fünf Enthaltungen *(wujin)* jedem der ------> Fünf Zang-Organe ist
in der TCM ein bestimmter Geschmack zugeordnet, und wenn nun
ein bestimmtes Organ + beeinträchtigt/betroffen ist, sollte man von
der Nahrungsaufnahme mit dem entsprechenden Geschmack
Abstand nehmen. Bei einer Schwäche der Nieren sollte man z.B.
salzige Nahrungsaufnahme vermeiden (-----> Fünf Geschmäcker).

Fünf Entleerungen *(wuduo)* Krankheitszustände, die die Behandlung
durch Akupunktur und die Verabreichung von Medikamenten
ausschließen (sog. Kontraindikationen): Auszehrung (Abnahme des
Körpergewichts usw.), Nachblutungen, exzessiver Schweißaustritt,
Durchfall, wiederholte Blutungen.

Fünf Erschöpfungen *(wulao)* bezieht sich auf krankhafte
Veränderungen 1. der ------> Fünf Zang-Organe (Herz, Leber, Milz,
Lunge, Niere) oder 2. von Qi, Blut, Körperfleisch, Knochen, Sehnen
oder Muskeln.

Fünf Farben *(wuse)* sind blau, gelb, rot, weiß und schwarz und entsprechen jeweils der Leber, Milz, Herz, Lunge und Nieren. In der Diagnostik der TCM bedeuten die fünf Farben außerdem spezifische Hinweise auf bestimmte Beschwerden/Erkrankungen: Blau deutet auf ----> Wind, ----> Kälte, rot auf -----> Hitze, gelb auf ------> Feuchtigkeit und -----> Hitze, Blutmangel (mangelnde Durchblutung), weist auf allgemeine Krankheitsanfälligkeit und -------> Kältezustand, schwarz auf -----> Kälte, Schmerzen, -----> Stillstand von Blut, sonstige Mangelerscheinungen des Qi.

Fünf Gemütszustände *(wuzhi)* sind: 1. Freude, Frohsinn (xi), 2. Ärger, Wut (nu), 3. Beunruhigung (you), 4. Sorgen, Grübeln (si) und 5. Furcht (kong)und sind als solche dem Herz, Leber, Lunge und Nieren entsprechend zugeordnet. Im Übermaß beeinträchtigen diese Gemütszustände den normalen Kreislauf von Qi und Blut und schädigen die jeweiligen Organe.

Fünf Geschmäcker *(wuwei)* fünf Geschmackskategorien, von denen die TCM annimmt, dass jede Geschmacksrichtung nach Erreichen des Magentrakts in das jeweilig zugeordnete innere Organ gelangt und dieses dort in seiner Funktion stärkt und die Lebensfunktion desselben aufrecht erhält. Wegen dieser Zuordnung einzelner Geschmacksrichtungen zu einzelnen inneren Organen gilt in der TCM der Grundsatz, dass bei Erkrankung einzelner dieser inneren Organe von der Aufnahme bestimmter Nahrung mit den jeweils zugeordneten Geschmackskategorien abzuraten ist: 1. Saures geht vom Magen in die Leber, und weil ------> Sehnen und -----> Muskeln von der Leber beherrscht werden, sollte man die Nahrungsaufnahme von saurer fester und flüssiger Nahrung bei einer Erkrankung der Sehnen und Muskeln vermeiden. 2. Bitteres geht ins Herz, und weil das Herz ------> Bewusstsein und --------> Gefäße kontrolliert, kann Bitteres das Herzqi in Mitleidenschaft ziehen. 3. Süßes kann das Körperfleisch in Mitleidenschaft ziehen, weil Süßes sich zur Milz begibt und diese die Muskeln beherrscht. 4. Scharfes sollte bei Haar- und Hauterkrankungen nicht mit der Nahrung aufgenommen werden, weil

Scharfes zu den Lungen geht und die Lungen Haar und Haut beherrschen. 5. Salziges sollte bei Erkrankungen des Blutes nicht mit der Nahrung in den Körper aufgenommen werden, weil Salziges in die Nieren gelangt, die das Blut herstellen und den Wasserhaushalt kontrollieren.

Fünf Getreide *(wugu)* in den Ernährungsvorschriften der TCM sind diese: Weizen, Bohnen, Reis und zwei Hirsearten.

Fünf Mängel *(wuxu)* die fünf Qi-Mängel der -------> Fünf Zang-Organe mit Anzeichen wie schwacher Puls, kalte Haut, seichtes Atmen, Durchfall u.a.

Fünf Sinnesorgane *(wuguan)* Nase, Augen (2), Lippen, Zunge und Ohren (2), die jeweils der Funktion der Lunge/Leber/Milz/Herz und Nieren entsprechend zugeordnet sind. Stellen mit die Hauptkriterien in der Diagnostik der TCM in Bezug auf den Zustand der entsprechenden Zang-Organe dar.

Fünf Tierbewegungsarten *(wuqin xifa)* eine Gruppe chinesischer Heilgymnastikübungen, die auf Beobachtungen der tierspezifischen Fortbewegungsart von fünf Wildtieren beruht: Tiger, Bär, Affe, Dammwild und fliegendem Vogel beruht. Geht auf -----> Hua Tuo (141-212), einen berühmten Chirurg in der Geschichte der TCM, zurück. Einsatz zur Krankenheilung/Krankheitsvorbeugung und zur Förderung der Gesundheit.

Fünf Transportpunkte *(wushuxue)* Auf jedem der 12 regulären Meridiane befinden sich fünf Punktstellen, die in folgender Anordnung von den von den Extremitäten der Glieder in Richtung Ellbogen bzw. Knie verlaufen: Jing-Brunnen, Ying-Frühling, Shu-Strom, Jing-Fluss, He-See. Die angeführten Namen beziehen sich auf den Fluss des Qi in den Meridianen, das mit dem in den Flüssen von dessen Ausgangsquelle in die offene See verglichen wird. Die Eigenschaften der einzelnen Transportpunkte(shu) sind: a) Jing-

Brunnen ist bei geistig-seelischen Erkrankungen indiziert, b) Ying-Frühling bei Fieber, c) Shu-Strom bei Gelenkschmerzen auf Grund von -----> üblem Wind und Feuchtigkeit, d)Jing-Fluss bei Asthma, Husten, Halserkrankungen, e) He-See bei Störungen des Darm- und Magenbereichs sowie anderer Fu-Organe. Jeder dieser fünf erwähnten Shu-Punkte wird einer der -----> Fünf Wandlungsphasen zugeordnet, denn entsprechend der Theorie der ------> Fünf Wandlungsphasen befindet sich auf jedem Meridian ein „Mutter"- und ein „Kind"-Punkt (-----> Fünf Wandlungsphasen/Mutter-Kind-Beziehung). Der Mutterpunkt hat eine das jeweilige Qi stärkende Wirkung und ist bei Mangelerscheinungen des entsprechenden Meridians indiziert; der Kindpunkt hingegen hat eine das jeweilige Qi abschwächende Wirkung und kommt bei entsprechenden Qi-Überschuss-erscheinungen des betreffenden Meridians zum Einsatz. Mit dieser Reihe von Shu-Punkten ist die Behandlung fast jeder Krankheitserscheinung in beliebigen Körperbereichen möglich, so dass andere Akupunkturpunkte gar nicht zum Einsatz kommen müssen.

Meridiane	Fünf Kategorien der Transportpunkte (Shu)				
	Holz	Feuer	Erde	Metall	Wasser
Herz	9	8	7	4	3
Dünndarm	3	5	8	1	2
Harnblase	65	60	40	67	66
Nieren	1	2	3	7	10
Herzbeutel	9	8	7	5	3
Dreifacher Erwärmer	3	6	10	1	2
Gallenblase	41	38	34	44	43
Leber	1	2	3	4	8
Lunge	11	10	9	8	5
Dickdarm	3	5	11	1	2
Magen	43	41	36	45	44
Milz	1	2	3	5	9

Tabelle 5: Übersicht über die Fünf Kategorien der Transportpunkte

Shu-Punkt-Kat.	Gelenkstelle	Punktbezeichnungen
Jing (Brunnen)	Finger/Zehenenden	Lu11, P9, He9, Mi1, Le1, Ni1, Di1, DE1, Dü1, Ma1, Ga1, Ha1
Ying (Frühling)	von der Körpermitte aus: Enden der Glieder	Lu10, P8, He8, Mi2, Le2, Ni2, Di2, DE2, DÜ2, Ma44, Ga43, Ga66
Shu (Strom)	an Händen/Füßen	Lu9, P7, He7, Mi3, Le3, Ni3, Di3, DE3, Dü3, Ma43, Ga21, Ha65
Jing (Fluß)		Lu8, P5, He4, Mi5, Le4, Ni7, Di5, DE6, Dü5, Ma41, Ga38, Ha60
He (See)	Ellbogen/Knie	Lu5, P3, He3, Mi9, Le8, Ni10, Di11, DE10, Dü8, Ma36, Ga34, Ha40

Tabelle 6: Transportpunktkategorien, Punktstellen und ihre Lage an den Gelenken

Meridian	Mutterpunkte (Qi-Stärkung)	Kindpunkte (Qi-Abschwächung)
Lunge	Lu9	Lu5
Dickdarm	Di11	Di12
Magen	Ma41	Ma45
Milz	Mi2	Mi5
Herz	He9	He7
Dünndarm	Dü3	Dü8
Harnblase	Ha67	Ha65
Nieren	Ni7	Ni
Herzbeutel	P9	P7
Dreifacher Erwärmer	DE3	DE10
Gallenblase	Ga43	Ga38
Leber	Le8	Le2

Tabelle 7: Mutter- und Kindpunkte

Fünf Übel *(wu'e)* -------> Hitze / Kälte/ Wind/ Feuchtigkeit/ Trockenheit, die im Übermaß Herz, Lunge, Leber, Milz und Nieren entsprechend beeinträchtigen können.

Fünf Überschüsse *(wushi)* Übermaß an ----> Hitze in den ----> Fünf Zang-Organen mit Anzeichen wie verstärkter Pulsschlag, brennend heiße Hautoberfläche, Völlegefühl im Unterleib, Delirium, usw.

Fünf Verbote *(wu jie)* Ethischer Kodex für Ärzte von ----> Chen Shigong, der folgendes Regelwerk umfasst: 1. Als Arzt niemals zu spät kommen, wenn man zu einem Patienten gerufen wird, sei er arm oder reich; verabreiche die notwendige Medizin/Behandlung mit oder ohne Bezahlung; 2. niemals eine Frau, Mädchen oder Nonne ohne Anwesenheit einer dritten Person untersuchen; Schweigepflicht; 3. Niemals die wertvollen Bestandteile einer Medizin durch minderwertige ersetzen, 4. niemals die Praxis während der Sprechzeiten verlassen zu Zwecken der Freizeit oder des Vergnügens, den Patienten persönlich versorgen/behandeln, Rezepturen sorgfältig und deutlich lesbar ausstellen; 5. niemals auf unsittliche Gedanken kommen, wenn der Patient eine Prostituierte oder die Geliebte eines Mannes ist, auch diese Personen wie achtbare Leute behandeln, nach der Behandlung sofort das Haus des Patienten wieder verlassen und nur auf Herbeiruf wieder betreten.

Fünf Wandlungsphasen, Theorie der - (auch: *Theorie der Fünf Elemente, wuxing shuo*) altes Konzept der chinesischen universalistischen Philosophie, wonach alles Seiende in einem ständigen Wandel von Werden und Vergehen begriffen ist. Vom Konfuzianismus auch auf Gesellschaft und Politik der chines Gesellschaft im kaiserlichen China übertragen (Riten, Abfolge der verschiedenen Kaiserdynastien, usw.). Phänomene der diesseitigen Welt wurden nach dieser Theorie in fünf Kategorien eingeteilt, die auch als die fünf Elemente ----> Holz, Feuer, Erde, Metall, Wasser bekannt sind. Dieses Konzept spielt auch im theoretischen. Überbau der TCM eine hervorragende Rolle und stellt den Rahmen für die Zuordnung einzelner Organe zu Yin und

Yang und ihrer jeweiligen Funktionsweise, zu einzelnen Geschmäckern u.a. dar. Man kann dies konkret am Beispiel des Elementes Holz verdeutlichen: Holz wird durch Wasser erschaffen (gefördert), denn es ist die Materie des Baumes, der nur bei ausreichend vorhandenem Wasser wachsen kann. Insofern als Wasser dann die Voraussetzung für Holz ist, ist das Wasser die Mutter von Holz und das Holz selbst als das von Wasser Hervorgebrachte das Kind von Wasser. Holz nährt seinerseits das Feuer (als Brennmaterial) und ist insofern die Mutter des Feuers und das Feuer das Kind Holz. Diese elementaren Naturbeobachtungen spielen auch in der Anschauungsweise z. B. von der Funktion der Inneren Organe in der TCM eine wichtige Rolle. Die Fünf Wandlungsphasen haben im Allgemeinen folgende Entsprechungen/Zuordnungen (vgl. Tabelle 8, S. 73). In der alten chinesischen Universalphilosophie hat die Zahl 5 einen symbolischen Stellenwert; danach lassen sich Phänomene der verschiedensten Art innerhalb dieses Entsprechungsschemas einander zuordnen (so ist z.B. nicht ganz klar, welche Beziehungen die 5 Tonhöhen der chinesischen Tonleiter zu den entsprechenden Jahreszeiten, Organen, usw., haben). Andererseits enthalten die Spalten 1- 5, jeweils von oben nach unten gelesen, wichtige Angaben zu den in der TCM herrschenden Anschauungen des Verhältnisses einzelner Zang- zu Fu-Organen, das Verhältnis einzelner Organe zu den Geschmäckern, Jahreszeiten, usw. Für die Leber, die dem Element Holz und der Jahreszeit des Frühlings zugeordnet wird, heißt dies beispielsweise: Der Frühling ist die Jahreszeit des Holzes, wo in der Natur alles wieder zum Leben erwacht und sich zu reproduzieren beginnt. Die Funktion der Leber hat im Gesamtorganismus nach Auffassung der TCM eine ähnliche Funktion im Gesamtorganismus des Körpers; funktional ist sie aufs engste mit der Gallenblase, einem Fu-Organ, verbunden; diagnostisches Farbmerkmal ist grün; Ärger/Wut beeinträchtigt die Funktion der Gallenblase und Leber, usw. Ähnliche Korrelationen finden sich auch in den anderen Spalten in Bezug auf die restlichen 4 Zang-Organe. - Mit diesem Entsprechungsschema werden in der TCM Ursachen, Entwicklung und Verlauf von Krankheiten und der von ihnen (möglicherweise) betroffenen Inneren Organe umschrieben. Beispielsweise Lungenkrankheiten: Zunächst Störungen

	1	2	3	4	5
	HOLZ	FEUER	ERDE	METALL	WASSER
Zang-Organe (Yin)	Leber	Herz	Milz	Lunge	Nieren
Fu-Organe (Yang)	Gallen-blase	Dünndarm	Magen	Dickdarm	Harn-blase
Jahreszeit	Frühling	Sommer	Hochsommer	Herbst	Winter
Wetter	Wind	Hitze	Feuchtigkeit	Trockenheit	Kälte
Farbe	Grün	Rot	Gelb	Weiß	Schwarz
Geruch	ranzig	versengt	duftend	verwest	faulig
Richtung	Osten	Süden	Zentrum	Westen	Norden
Geschmack	sauer	bitter	süß	scharf	salzig
Laute	Schrei	Lachen	Singen	Weinen	Stöhnen
Tonleiter	jiao	zhi	gong	shang	yu
Gemüt	Wut	Freude	Mitleid	Leid	Furcht
Fleisch	Huhn	Schaf	Rind	Pferd	Schwein
Getreide	Weizen	klebrige Hirse	Hirse	Reis	Bohnen
Körperöff-nung	Augen	Zunge	Mund	Nase	Ohren
Flüssigkeit	Tränen	Schweiß	Spucke	Schleim	Urin
Gewebe	Band*	Blutgefäße	Muskeln	Haut	Knochen

* z.B. des Bindegewebes

Tabelle 8

74

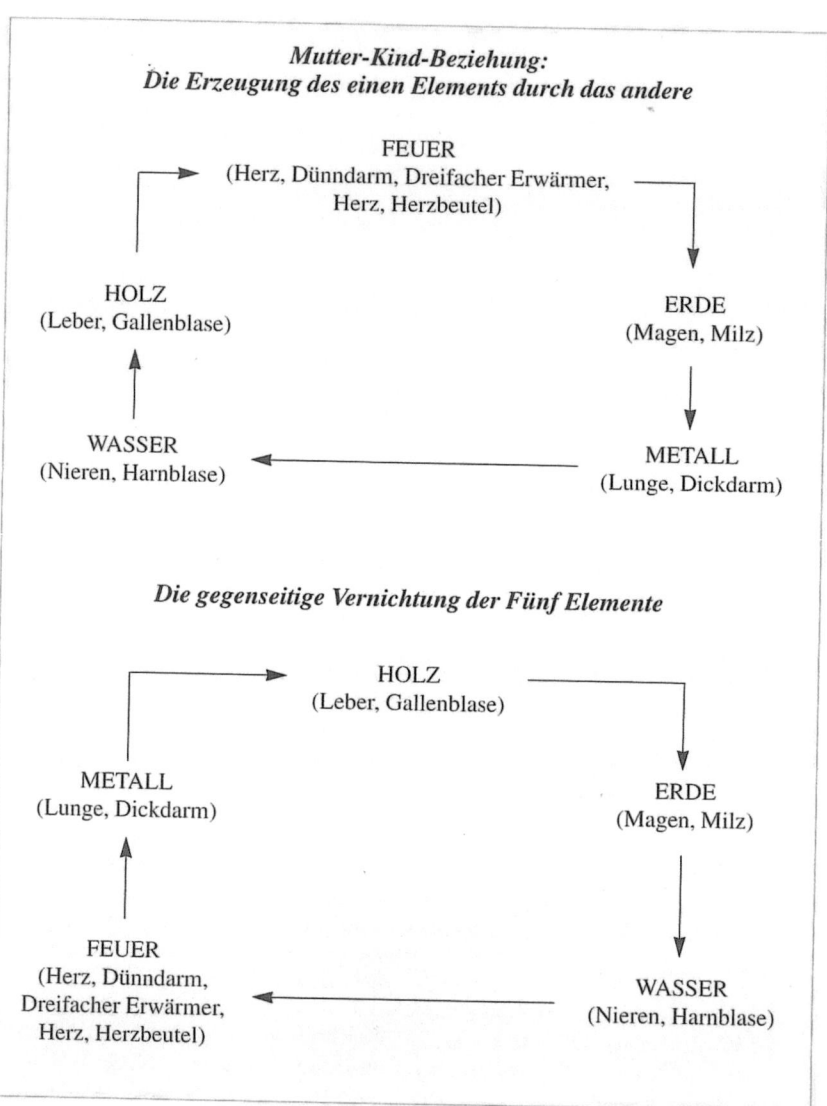

Schema der Beziehungen innerhalb der Fünf Wandlungsphasen

der Lunge selbst; Störungen der Milz (die Milz als das wohl symbolisch gemeinte Element der Erde beeinträchtigt die Lunge mit dem symbolischen Element Metall; da die Erde (Milz) das Metall (Lunge) hervorbringt, ist die Erde (Milz) die Mutter des Metalls (Lunge), insofern läge nach dem Schema der Fünf Wandlungsphasen eine Mutter-Kind-Beziehung derart vor, dass die Mutter das Kind, also die Milz die Lunge, beeinträchtigt). Ursachen für bestimmte Erkrankungen lassen sich auch an den Farben (Gesichtsfarbe) an Hand des obigen Entsprechungsschemas festmachen: Weiße Färbung mit verwesendem Mundgeruch deutet auf eine Erkrankung der Lungen; dunkle Gesichtsfarbe eines herzkranken Patienten deutet auf eine Einwirkung des Feuers (Herz) auf das Wasser (Nieren) hin, usw. Die Fünf Wandlungsphasen stellen einen in sich geschlossenen Kreislauf dar, der mit der Phase des Elementes Holz beginnt: Holz bringt das Feuer hervor, aus dem Feuer entsteht die Erde (Asche), aus der Erde entsteht das Metall, das seinerseits das Wasser hervorbringt, während Wasser wiederum das Holz erzeugt. Auch hier liegt ein relativ geschlossenes Kreislaufprinzip vor, das wieder mit dem Element Holz einsetzt und über Erde, Wasser, Feuer und Metall verläuft. Diese jeweiligen Beziehungen der gegenseitigen Hervorbringung und Vernichtung der Elemente innerhalb dieser fünf Wandlungsphasen werden in ihrem jeweiligen Verlauf als nicht getrennt angesehen, sondern als wechselseitig vorhanden und einander bedingend: Die Erde bringt das Holz hervor, das Holz wird aber vom Feuer *überwunden* (also Hervorbringung und Vernichtung von Holz). Das gegenseitige Hervorbringen der Elemente in Bezug auf die jeweiligen Organe weist in der TCM auf die funktionale gegenseitige Wechselbeziehung zwischen den einzelnen Organpaaren hin, während die gegenseitige Vernichtung der Elemente bezogen auf die jeweiligen Organe in der TCM die krankhaft bedingten Auswirkungen im Rahmen der wechselseitigen Beziehungen zwischen den einzelnen Organpaaren zu beschreiben versucht: Wenn es z.B. heißt, dass Feuer Metall vernichtet, bedeutet das auf die Organe der TCM übertragen, das eine Erkrankung des Herzens auch die Lunge beeinträchtigt.

Fu-Organe *(liufu)* eigentlich die *Sechs Fu-Organe*: ------> Dünndarm, Gallenblase, Magen, Dickdarm, Harnblase und Dreifacher Erwärmer; es sind sogenannte Hohlorgane mit den Aufgaben der Entgegennahme (von Nahrungssubstanzen), der Umwandlung in nahrhafte Bestandteile und der schließlichen Ausscheidung der überflüssigen Substanzen. Zum vorzugsweise physiologischen Verständnis dieser Organe in der TCM -------> Zang-Organe.

Furunkel *(ju)* : im äußeren Gewebebereich der Haut, erkennbar an Rötung, brennendem Gefühl, Hitzegefühl, Schmerzen und Schwellungen. Durch Ansammlung toxischer Stoffe auf Grund von Hitze im Muskel- und Hautbereich. Übermäßiger Alkoholgenuss oder Hitze in den inneren Organen kann zu Störungen im Blut oder von Qi führen, was dann seinerseits zur Stagnation von Qi/Blut in den Meridianen und Luo-Leitbahnen führt. Bei heißem Wetter sammelt sich Sommerfeuchtigkeit in Muskeln und Haut an, die Haut wird dann beim Kratzen infiziert. Anzeichen: kleine, harte, rote Knötchen, einhergehend mit brennendem Schmerz, nach einigen Tagen Erweichung und Eiterung, Abklingen der geröteten Stellen und der Schwellung nach Abführung des Eiters. Keine allgemeinen sonstigen Symptome, in gravierenden Fällen jedoch Empfindlichkeit gegen Kälte, Fieber, Kopfschmerzen, trockene kehle, Verstopfung dunkelgelber Urin, gelbfarbener Zungenbelag, schneller Puls. Behandlung durch Gabe von Medikamenten bzw. der Einsatz von Akupunktur/Moxibustion stellen ab auf Beseitigung von Hitze, Blutkühlung und Beseitigung von Blutstau. ------> Karbunkel.

Fuxi, persönlicher Name *Taihao*, der erste der Drei Legendären Herrscher, der um 2800 v. Chr. gelebt haben und sein Volk in der Fischerei, der Tierzucht, der Jagd und der Zucht von Seidenraupen unterwiesen haben soll; zugeschrieben werden ihm die Einführung des Kalenders, der Musikinstrumente sowie die Einführung der --------> Acht Trigramme. In dem wohl ältesten Klassiker der TCM, dem -----> Neijing, gilt F. als einer der Heiligen des großen daoistischen Pantheons, die durch die Befolgung der

Gesetzmäßigkeiten des Dao Gesundheit und ein langes Leben erlangt haben sollen.

G

Galle (*danzhi*) in der TCM auch *jingzhi* (verfeinernde Flüssigkeit) genannt, die von dem Hohlorgan der ------> Galle produziert wird. Wichtig für die Verdauung von fester und flüssiger Nahrung. Ist die Produktion von Galle beeinträchtigt, können Gelbsucht, bitteres Geschmacksgefühl im Mund, Übelkeit, Erbrechen sowie Blähungen die Folge sein.

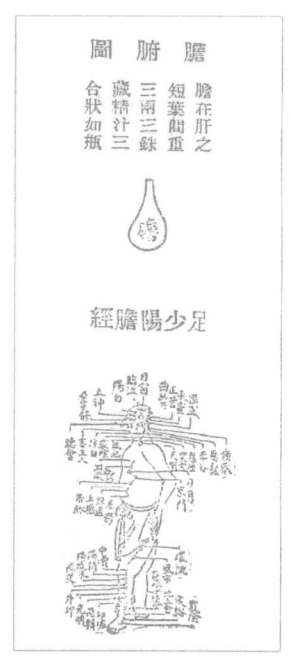

Gallenblase *(dan(nang))* ein ----> Fu-Organ, das die Galle speichert und in das Darmsystem zur Verdauung der aufgenommenen Nahrung weitergibt. Die Funktion der G. ist auf das engste mit der der Leber verbunden; beide können ------> Feuer produzieren, das der Auslösungsfaktor für zahlreiche Störungen sein kann. Ebenso wie die Leber ist die G. das Symbol für Mut. Wenn jemand kahlköpfig und mutig ist, so wird ihm eine große Leber und G.

Abbildung 4
Traditionelle Darstellung der Gallenblase und des Gallenblasenmeridians Fuß Shao-yang. Die Gallenblase ist das korrespondierende Fu-Organ der Leber. Abb. aus: Zhenjiu Dacheng, Schriftenrolle 8, S. 58.

nachgesagt. Der Ausdruck *Leber und Gallenblase* (gandan) bedeutet auch *mutig, furchtlos.*

Garnelenpfeilpuls *(xiayou mai)* schwach, schießt wie ein Pfeil vor dem gänzlichen Verschwinden; eine der sieben Pulse, die auf den bevorstehenden Tod hinweisen.

Gebärmutter (*zigong,* wörtlich.: *Palast des Kindes,* andere Bezeichnung: -----> *Blutkammer* (xueshi)) eines der sechs außerordentlichen Organe in der TCM. Hauptfunktion ist die der Versorgung des Fötus und die

Regulierung der Menstruation. Beziehungen verschiedener inneren Organe und deren Meridiane mit der G.: Regelmäßige Menstruation und das Fötuswachstum hängen von der ---------> Lebenskraft der Nieren ab; die Leber ist darüber hinaus für die normale Menstruation ausschlaggebend; Ren- und Du-Meridian entspringen beide im Uterus: Über den Chong-Meridian wird der Fötus ernährt, der Ren-Meridian beeinflusst durch die Regulierung des die 12 Hauptmeridiane durchfließenden Qi und Blutes die Menstruation.

Gegenläufiges -----> Qi *(ni qi)* ein -------> Qi, das abweichend vom normalen Zirkulationsverlauf in entgegen gesetzter Richtung im Körper fließt und daher als Ursache für bestimmte Beschwerden angesehen wird. So werden Übelkeit und Erbrechen z.B. auf ein im Körper nach oben aufsteigendes Magenqi zurückgeführt, während das Magenqi normalerweise im Körper nach unten steigt.

Gegenseitiges Hervorbringen und Vernichten *(xiang sheng xiang ke)* das gegenseitige Hervorbringen und Vernichten der --------> Fünf Elemente.

Gehirn *(nao)* in der TCM eins der sechs -----> Außerordentlichen Organe. Ihm werden in der TCM hauptsächlich die Aufgaben des Denkens und der Erinnerung zugeschrieben. Auch die Gehirnsubstanz wird von den Nieren hergestellt; bei Erkrankungen des Gehirns muss daher die Funktion der Nieren untersucht werden.

Geist *(shen)* mit Bezug auf die äußere Erscheinung des Patienten und dem sich darin widerspiegelnden psychischen Befinden, besonders in Form des Gesichtsausdrucks, Körperhaltung, Blick der Augen, Sprache, usw. Die materielle Seite von G. ist die von den Eltern ererbte, wird von Qi und Blut versorgt, das Herz gilt als Sitz von G. ---------> Qi, ------> Lebenskraft und G. sind für Tod und Leben ausschlaggebend und werden daher auch die *drei wertvollen Dinge* (sanbao) genannt. Trüber Blick der Augen, fehlende Aufmerksamkeit, beeinträchtigtes Hören, anormales Sprechen, Wahnsinn u.a. gelten als eine Störung des Geistes. - Soziokulturell durch die konfuzianische Tradition der chinesischen Gesellschaft (Vorrang der Gruppe vor dem Individuum, Unterordnung der Belange des Individuums unter die der Gruppe) bedingt hat sich in traditionell im chinesischen Kulturkreis eine Sozialwissenschaft im modernen westlichen Sinne und damit zusammenhängend auch Disziplinen wie Psychologie und eine Psychiatrie/Neurologie im medizinischen Bereich nicht entwickeln können. Klinische Disziplinen wie Psychiatrie und Neurologie bleiben auch heute in China weitestgehend der westlich geprägten Medizin vorbehalten.

Geist des Lebens *(po)* hilfsweise dt. Übers. des chines. Terminus po steht für Kraft, Lebensmut, Draufgängertum. Im Gegensatzpaar zu -----> Seele (hun) , die die geistig-seelische Natur des Menschen bezeichnet. Po und Hun verschwinden bei Todesangst. Po ist eine der fünf geistig-seelischen Kräfte und wird von den Lungen beherrscht. Punkt Ga42 (Pohu) wird bei Erkrankungen der Lunge genadelt.

Gelber Kaiser *(Huangdi)* der dritte der Fünf legendären Herrscher des chinesischen Altertums, soll v. 2698 - 2589 v. Chr. gelebt haben. *Gelber Kaiser* wird er in Anspielung auf seine Herrschaft über die Erde genannt, der als Element die Farbe gelb zugeordnet wird (-------> Fünf Wandlungsphasen). Ihm werden die Einführung der Arithmetik, des Bauernkalenders, von Geld, Kompass, Schiffen, Wagen und der Töpferei zugeschrieben; er soll die Musikinstrumente geschaffen haben und auch ein berühmter Akupunkteur gewesen sein (-----> Neijing). Der Gelbe Kaiser soll ein Rivale seines Bruders ------> Shennong gewesen sein. Wenn der Gestalt des Gelben Kaisers überhaupt authentische Historizität beigemessen werden kann, so muss der G.K. ein Clanführer aus dem heutigen Gebiet der Provinz Shandong gewesen sein. Die Clans des chines. Altertums waren bis in die Zhou-Zeit hinein regional verwurzelte Stammesverbände.

Gelbsucht *(huang dan,* wörtlich: „gelbe Gallenblase"): auf Grund einer Fehlfunktion von Magen und Milz, die zur inneren Ansammlung von

Feuchtigkeit und dadurch den Ausstoß der ------> Galle beeinträchtigt. - Arten: a) Yang: Dampf-Hitze vorherrschend, mit Symptomen wie gelber Lederhaut des Auges, gelblicher Haut und Urin, Unterleibsblähungen, gelblicher Zungenbelag; b) Yin mit Symptomen wie Mattigkeit/Trägheit, dicklich weißem Zungenbelag, gelbfarben und dabei glanzlos. Differenzierung nach (1) Yang-bedingter G. (kochende Feuchtigkeit-Hitze führt den Saft der Galle an die Hautoberfläche. Hitze als Yang-Faktor führt zu glänzend schimmernder Hautfarbe, u.a. auch einhergehend mit übermäßiger Hitze in Leber und Gallenblase. Anzeichen u.a.: glänzend schimmernde gelbliche Hautfarbe, Fieber, Durst, Steifegefühl im Brustkorbbereich, gelblich-klebriger Zungenbelag, saitengespannter schneller Puls) sowie (2) Yin-bedingter G. *(kalte Feuchtigkeit stagniert in Magen und Milz/Pankreas und führt zu einer Störung in der Verbreitung des Yangqi, was seinerseits zu einem Überfluss des Gallensaftes führt. Anzeichen u.a.: fahle Hautfärbung, Schwäche, Appetitlosigkeit, Empfindlichkeit gegen Kälte, kein Durst, dicklich-weißer Zungenbelag, tiefer langsamer Puls.

Geschichte der TCM *(allgemeiner Überblick)* Die Geschichte der TCM im engeren Sinne lässt sich auf Grund der schriftlichen Befunde rd. 4000 Jahre zurückverfolgen; archäologische Funde z.B. im Bezirk Duolun in der heutigen Inneren Mongolei deuten allerdings auf Vorläuferformen der Akupunkturtherapie bis in die Alte Steinzeit (vor rd. 10 000 Jahren) hin. Steinerne Messer und Kratzgeräte waren z.B. zur Beseitigung von Abzessbildungen und Eiterherden bekannt, ebenso muss hier schon die Technik des Aderlasses bekannt gewesen sein. In der Neueren Steinzeit (bis rd. 4000 Jahre nach der Alten Steinzeit) war mit einer Verbesserung der Technik der Steinverarbeitung auch die Benutzung von Stein als Ausgangsmaterial zur Herstellung von Steinnadeln *(bianshi)* verbunden; diesbezügliche Funde wurden im Bezirk Duolun in der heutigen Inneren Mongolei gemacht. - Die Geschichte der TCM im engeren Sinne ist relativ gut dokumentiert an Hand schriftlicher Befunde und setzt frühestens in der legendären Xia-Dynastie (vor 1766 v. Chr.), spätestens aber mit der Shang-Dynastie (1766-1154 v. Chr.) ein und ist zunächst über die gesamte Zhou-Zeit (1154-221 v. Chr.) hinweg von den religiösen Praktiken des Schamanenkultes bestimmt; erste Anfänge einer empirisch begründeten medizinisch-biologischen Naturbeobachtung (Pulse, Blut, usw.) sind schon in dieser Entwicklungsperiode festzustellen; die Lehren von Yin und Yang, die Theorie von den Fünf Elementen, den Fünf Geschmäckern, den Acht Winden, den Sechs Energieformen (-----> Qi), usw., entstehen ebenfalls in dieser Zeit und werden in die später entstehenden konfuzianischen und daoistischen Denksysteme integriert; erste Erkenntnisse über die Funktion von Pulsen, Blut, der -----> Körperflüssigkeit, des --->Qi sind ebenfalls schon bekannt. Gelehrt wird auch schon die Vorstellung von der Anpassung des menschlichen Körpers an die natürliche Umwelt, biologisch-medizinische Naturbeobachtungen werden mit kosmogenen und geomantischen Anschauungen und Vorstellungen verbunden. Die Grundlagen für ein Theoriegebäude der TCM, wie es sich bereits im ------> Neijing widerspiegelt, sind also bereits im Wesentlichen vorhanden. Die weiteren Entwicklungszüge der TCM für die Zeit zwischen 475 v. Chr. und 1644 n. Chr. mit ihren wesentlichen Merkmalen sind aus der Tabelle 9 ersichtlich. - In der sich anschließenden Qing-Zeit (ab 1644) bis zum Opiumkrieg (1840) erlangt die Pharmakologie eine gesellschaftliche Aufwertung, Akupunktur und Moxibustion werden zeitweilig in den Hintergrund gedrängt. Doch setzt sich in dieser Zeit die Auswahl der Akupunkturpunkte nach den Kriterien der Syndromdifferenzierung durch, 1817 erfolgt eine systematische Auflistung der 361 Regulären Akupunkturpunkte der 14 Hauptmeridiane; 1822 wird die Abteilung für Akupunktur und Moxibustion an der Kaiserlich-Medizinischen Hochschule in Peking geschlossen, da nach einer Verlautbarung des kaiserlichen Hofes Akupunktur und Moxibustion als nicht dem Kaiser angemessene Therapieformen betrachtet wurden. In der letzten Phase der Qing-Dynastie von 1840 bis zur Revolution 1911 und in der Zeit der Republik auf dem Festland (1911-1949) treffen westliche Schulmedizin und TCM aufeinander. Zeitweilig gerät die TCM gegenüber der angeblich wissenschaftlich überlegeneren westlichen

Schulmedizin in Misskredit, es zeigen sich aber auch erste Ansätze, insbesondere das Gebiet der Akupunktur durch eine Kombination von Methoden der alten TCM mit den Methoden der westlichen Schulmedizin genauer zu erforschen und beide heilkundliche Systeme miteinander zu verbinden. Im Vordergrund stand dabei die Frage, wie und warum Akupunktur im Einzelfall therapeutisch wirkt. Eine moderne Weiterentwicklung der traditionellen Akupunktur fand mit der Einführung der Elektroakupunktur statt (ab 1934). In den von den Kommunisten kontrollierten Gebieten wurden Akupunktur und Moxibustion neben den Methoden der westlichen Schulmedizin gleichberechtigt in den Krankenhäusern des Gebietes praktiziert (Yan'an, um 1945). - Diese Tendenz zur pragmatischen Verbindung von westlicher Schulmedizin und TCM wurde nach dem Sieg der Kommunisten auf dem Festland noch weiter forciert; einerseits war das Land und die Bevölkerung sowie die gesundheitliche Unterversorgung der Bevölkerung viel zu groß, als dass eine einseitige Bevorzugung der westlichen Schulmedizin gegenüber der TCM möglich gewesen wäre (fehlende Ärzte der westlichen Schulmedizin, Mangel an westlichen Medikamenten, Apparatur, fehlende Infrastruktur eines landesweiten Gesundheitswesens u.a.). Zwischen 1950 und 1960 erhielt das Studium der alten TCM-Klassiker neuen Auftrieb; mit modernen labortechnischen und naturwissenschaftlichen Methoden wurden Akupunktur/Moxibustion/ Pharmakologie weiter grundlagenmäßig in Bezug auf Wirkungsweise und Zusammensetzung erforscht, vorhandenes Wissen/Theorien z.T. verifiziert, als überholt angesehene Theorien wie die Lehre von den Fünf Elementen wurden aufgegeben. Mitte der 60er Jahre während der Kulturrevolution kam die Einrichtung der Barfußärzte (chijiao yisheng) auf, die in einer Kombination von westlicher Schulmedizin und TCM eine Grundausbildung erhielten und als eine Art Sanitäter vor allem unter der Landbevölkerung und in den weniger entwickelten Landesteilen (z.B. dem Nordwesten Chinas) eingesetzt wurden. Nach der Kulturrevolution seit Anfang der 70er Jahre wurde das Primat der Politik über die Wissenschaft zunehmend gelockert und die Grundlagenforschung in den Bereichen Akupunkturanästhesie,

Chirurgie, Neuroanatomie, Histologische und Biochemie intensiviert. Die Beziehung zwischen Meridianen und Akupunkturpunktstellen und die Stimulation durch Nadelung im Bereich der Sinnesorgane sowie die Beziehung zwischen Akupunkturpunktstellen und inneren Organen war Gegenstand von Projekten der Grundlagenforschung. Z.T. wurden auch neue Akupunkturpunktstellen entdeckt. ------> TCM als Erfahrungsmedizin und westliche Schulmedizin.

Dynastische Periode	Entwicklungen der TCM
Streitende Reiche (475–221 v. Chr.) Qin-Dynastie (221–207 v. Chr.) Han-Zeit (206 v. Chr.–220 n. Chr.)	Entstehung der Urfassung des → *Neijing*, Akupunktur, Moxibustion, Pharmakologie, Massage und Wärmeumschläge noch von allen Ärzten praktiziert, zwischen 475 v. Chr. und 221 v. Chr. erste Schriften zur TCM (*Neijing/Shennong Bencao Jing/Nanjing*).
Periode der Drei Königreiche (220–265 n. Chr.)	Systematisierung des bereits vorhandenen Wissens in Akupunktur, Moxibustion, Pharmakologie; → Hua Tuo verwendet zu Anästhesiezwecken Mittel der Akupunktur und Pharmakologie; → Zhang Zhongjing: für die Verbindung von Akupunktur und Pharmakologie, für eine an unterschiedlichen Syndromkomplexen orientierte Therapie.
Jin-Dynastie (265–419) Nördliche und Südliche Dynastien (420–581)	Erste Übersichtstafeln zur Lage und Benennung von Akupunkturpunkten, deren Systematisierung, Akupunktur und Moxibustion als Therapieformen vorherrschend → Wang Shuhes erster *Klassiker zur Pulskunde*.
Sui-Dynastie (581–618) Tang-Dynastie (618-907)	Seit der Han-Zeit vorherrschender Konfuzianismus; zeitweilig zugunsten des Buddhismus zurückgedrängt, unter der Tang-Dynastie Kaiserliches Büro für Medizin eingerichtet, TCM erstmals mit „offiziellem Wissenschaftsstatus" und Staatsprüfungen in TCM, Akupunktur und Moxibustion einerseits und Pharmakologie als eigenständige Disziplinen (7. Jh.), farbige Übersichtstafeln zu Lage und Benennung einzelner Akupunkturpunkte, Überarbeitung von Texten des → *Neijing* u. a. durch → Wang Bing.
Fünf Dynastien (907–960) Liao-Dynastie (916–1125) Song-Dynastie (960–1279) Yuan-Dynastie (1206–1368)	→ Wang Weiyi: Überarbeitung der Literatur zur Lage der Akupunkturpunkte und der Meridiane (1026), erstmals Bronzefigur zur Lage der inneren Organe und den ihnen entsprechenden Meridianen mit Akupunkturpunkten durch Wang (1027), zunehmende Spezialisierung in den verschiedensten klinischen Anwendungsbereichen von Akupunktur und Moxibustion (Kinder-/Frauenheilkunde). Einsatz der Moxibustion bei Notfällen), Einführung der Theorie der Drei Pathogenen Ursachen (äußere, innere, diätetische und sonstige), Autopsiestudien einzelner Ärzte, Auswahl einzelner Akupunkturpunkte unter rein anatomischen Gesichtspunkten.
Ming-Dynastie (1368–1644)	Entwicklung der warmen Moxibustionstechnik, Unterscheidung von Akupunkturpunkten außerhalb der 14 Hauptmeridiane und als Extrareguläre Punkte in einer eigenen Kategorie zusammengefaßt.

Tabelle 9

Geschwulstkrankheiten *(yong, ju)* gut- und bösartige Tumorkrankheiten in der TCM; eine ausgefeilte Klassifikation der Geschwulstkrankheiten wie in der westl. Medizin ist unbekannt. - 1. Begriff: a) *Yong* sind eigentlich Karbunkel im weitesten Sinne und als solche eine Yang-Erkrankung mit äußerlichen Ursachen, oberhalb der Muskeln und gelten als relativ leicht zu behandeln. b) *Ju* bezeichnet im Körper tief sitzende Geschwüre, ist eine Yin- und damit innere Erkrankung und zwischen Knochen und Muskeln, also tiefer gelegen, gilt als relativ schwer zu behandeln (im Sinne der westl. Medizin dürften unter diesen Begriff alle malignen und benignen Tumoren des Körperinnengewebes fallen). Ju gehen mit Entzündungserscheinungen einher oder auch nicht und befallen im Gegensatz zu Yong auch einzelne innere Organe. Als Ursachen nennt die TCM Faktoren wie Erkrankungen des Blutes, indem exzessive Hitze im Körperinneren das Blut *erregt* und sich in *brennender* Körperhitze bemerkbar macht. Genannt werden aber auch Erscheinungen wie Gewichtsabnahme, Fieber, Verletzungen der Inneren Organe, Gefäßschädigung und Stoffwechselstörungen, Stagnation und Ansammlung von Qi - alles Phänomene, die aus der Sicht der westl. Medizin als Folgeerscheinungen des Krebsbefalls gelten würden. Tumorerkrankungen sind in der Literatur der TCM etwa seit dem 12. Jh. v. Chr. belegt, aber erst gegen Anfang des 12. Jh. wird im Wei Ji Bao Shu der eigentliche Terminus für *Krebs*, nämlich *ai*, erwähnt. Das Schriftzeichen dafür besteht aus den graphischen Elementen *Krankheit* und *Felsen* mit der Vorstellung von etwas Herauswucherndem (sowie ein Felsen einsam in die Höhe ragt) und Festem. Ab 610 n. Chr. ist eine allgemeine Vorstellung auch von bösartigen Geschwulsten in der TCM belegt. ---> Krebstherapie.

Geschwürmedizin *(yangyi)*: eines der medizinischen Spezialgebiete zu Zeiten der Zhou-Dynastie (11.-8. h. v. Chr.), den Gebieten Chirurgie, Orthopädie, Traumatologie und Dermatologie inner- und außerhalb der TCM heute vergleichbar.

Gesichtsausdruck ---------> Geist.

Gesichtsfarbe *(se)* einer der insgesamt 10 Bereiche der medizinischen Untersuchung in der Diagnostik der TCM. Farbe und Feuchtigkeit der Gesichtshaut stehen in Abhängigkeit vom Zustand des Qi und des Blutes, da nach Auffassung der TCM Qi und Blut aus dem Körperinneren nach oben ins Gesicht steigen und durchfließen. Beim gesunden Menschen ist die Gesichtsfarbe hell und feucht. Davon abweichende Erscheinungen zeigen bestimmte Erkrankungen der Inneren Organe an:

Anzeichen	gestörtes Organ
Dunkel	Störung der Nieren
Blaugrün	gehinderter Fluß von Qi und Blut, Störung der Leber
Weiß	Erkrankungen der Lungen
Purpurrot/ Blutrot	innere Feuchtigkeit auf Grund einer Funktionsschwäche der Milz

Gesichtslähmung *(mianshen jing mabi)* auf Grund von unausgeglichener Rhythmik des Qi- und Blutflusses und Unterversorgung des Meridiansystems mit Qi und Blut, durch krankmachenden -----> Wind in den Meridianen und Luo-Leitbahnen der Gesichtsregion.

Gleichgewichtsstörungen *(xuanyun)* durch: a) Fehlfunktion der Nieren mit Auswirkung auf die Funktion der Leber, b) innerer Stau von -------> Schleimfeuchtigkeit, c) Schwäche des -----> Sees des Marks im Kopf auf Grund von mangelndem Qi- und Blutfluss (=Durchblutung des Gehirns). Symptome: u.a. bei Übelkeit, schnellem Puls eine Fehlfunktion der Nieren, bei Erbrechen und Völlegefühl in Brustkorb und Oberbauch durch Stau von Schleimfeuchtigkeit; bei Trägheit, Herzklopfen, schwachem Puls durch Schwäche von Qi und Blut.

Großer Puls *(damai)* Puls, der an den Fingerspitzen fühlbar ist. Die Pulsamplitude macht dabei das Doppelte des normalen Pulsschlags aus; starke Pulsqualität weist in diesem Fall auf ein Übermaß an ----> bösartiger Hitze hin, schwache Pulsqualität auf ein -----> Mangelsyndrom.

Großvater-Leitbahn *(sunluojing)* ist der Zweig der ------> Luo-Leitbahn und hat seine Lage in der Haut. Bei einem Überschuss an Qi wird der Überfluss an Qi in die G. abgeführt und hat eine Veränderung der Hautfärbung und Hautbeschaffenheit zur Folge.

Größeres Yang-Syndrom *(taiyang bing)* Krankheitszustand auf Grund eines Angriffs von ---> Wind und -----> Kälte auf die Körperoberfläche. Symptome: Kopfschmerzen, Frösteln, Nackenstarre (-------> Diagnose an Hand der Sechs Meridiane).

Größeres Yin-Syndrom *(taiyin bing)* Symptom der Taiyin-Meridian der Milz, auf Grund einer Beeinträchtigung durch -------> Kälte und ------> Feuchtigkeit. Anzeichen: Fieberlosigkeit, Unterleibsblähungen, Verdauungsstörungen, Appetitlosigkeit, Durchfall, Erbrechen (-----> Diagnose an Hand der Sechs Meridiane).

H

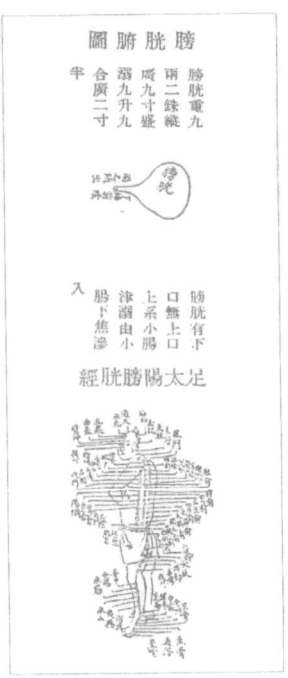

Abbildung 5
Traditionelle Darstellung der Harnblase
und des Harnblasenmeridians Fuß Taiyang.
Die Harnblase ist das korrespondierende
Fu-Organ der Nieren. Abb. aus: Zhenjiu
Dacheng, Schriftenrolle 8, S. 33.

Haar *(maofa)* in Chinesischen gibt es zwei Begriffe für *Haar*: a) *mao* ist die Körperbehaarung (vom Schriftzeichen her ist dieses mit dem Familiennamen des verstorbenen Vorsitzenden der KPCh, Mao Zedong, identisch), b) *fa* hingegen meint die Kopfbehaarung. Zustand und Beschaffenheit des Haars werden in der TCM in Abhängigkeit von Zustand und Beschaffenheit der Lungen gesehen, weil Letztere es sind, die die essentiellen Nahrungsbestandteile an der gesamten Körperoberfläche verteilen und der Haut ihren Glanz geben und auch für die vorhandene Behaarung zuständig sind. Weiterhin wird die Kopfbehaarung als ein Hinweis (*Spiegel*) auf den Zustand des Nierenqi betrachtet, das primär für die Körperentwicklung verantwortlich gemacht wird. Dünnes, graues und ausfallendes Haar sind Hinweise auf eine Schwäche von Qi oder Blut.

Hämorrhoiden *(zhi)* abweichend von der in der westlichen Medizin üblichen Einteilung in innere und äußere H. in Abhängigkeit von ihrem Verhältnis zur Afteröffnung geht die TCM von einer Einteilung der H. in 24 Gruppen aus, wobei diese Einteilung auf der jeweiligen

Form/Beschaffenheit der H. beruht: So gibt es z.B. den Typ des Rattenschwanzes, der Kirschen, der hängenden Perle, Hühnerherz, Lotusblume, usw. Ursache von H. ist eine äußerste Schwäche des Qi. In den alten Gesellschaften Chinas und Japans durfte der Arzt zwecks Diagnosestellung und Behandlung nicht den After von Adligen untersuchen, vielmehr musste für die Diagnosestellung die Umgebung des Punktes Du28 (Lage: Mund, obere Lippe, etwa in der Mitte) in Augenschein genommen werden. Bei H. sollen sich kleine weiße Flecken in diesem Bereich zeigen.

Handakupunktur *(shouzhen)* eine Behandlung, die insbesondere in akuten Fällen angezeigt ist. Zu behandelnde Punktstellen werden an Hand der akuten Symptome ausgewählt. So gibt es z.B. Punktstellen für den Vorderkopf, Hals, Schulter, Magen-Darm-Bereich, Brust, Husten u.a.

HANDBUCH DER AKUPUNKTUR UND MOXIBUSTION *(Zhenjiu Dacheng)* Ein ausführliches und praktisch orientiertes Werk von Yang Jishi (1522-1620) aus dem Jahre 1601, in dem der Autor sich um eine Klärung der ziemlich verwirrenden Systematik der Akupunkturpunkt- und Meridianbezeichnungen sowie der ihnen zugeschriebenen Eigenschaften bemüht hat. Außerdem wird in diesem Werk auch der Einsatz von Moxibustion an der Ohrspitze zur Behandlung von grauem Star erwähnt.

HANDBUCH ZUR CHINESISCHEN MATERIA MEDICA *(Bencao Gangmu)*, ein umfassendes und reich bebildertes Werk von Li Shizhen (1518-1593), das 1590 in 22 Bänden erschien und über 1892 Pharmazeutika mit über 10 000 Rezepturen enthält. Enthält außerdem ausführliche Angaben zu naturgeschichtlichen Fragen aus den Bereichen Botanik, Zoologie, Mineralogie und Metallurgie.

Handdiagnose *(yixue shouxiang shu)* , auch ------->
Chirologie. Methode der Krankheitsdiagnose durch
Untersuchung der Finger und des Handtellers. Nach
Auffassung der TCM verlaufen beginnen oder enden 6 der
12 Regulären Meridiane am Ende des Fingernagelbettes, so
dass Veränderungen an den Fingern oder auf der
Handtellerfläche auch zur Diagnosestellung herangezogen
werden können.

Harnblase *(pangguang)* eines der sechs -----> Fu-Organe. Die
traditionelle Auffassung der TCM besagt, dass das Urin vom
Dünndarm an die Harnblase durch ein an ihrer Spitze
existierendes Loch weitergegeben wird; Hauptaufgabe der H.
ist die vorübergehende Aufnahme des Urins und dessen
Lagerung und schließlich dessen Ausscheidung. Die
Funktion der H. ist durch das ------> Nierenqi bedingt.

Haupt-Luo-Leitbahn der Milz *(pidaluo)* eine der 15 ----->
Luo-Leitbahnen, entspringt bei Mi21, dem Haupt-Luo-
Punkt des Milzmeridians und stellt die Verbindung mit allen
anderen Luo-Leitbahnen der Hauptmeridiane her. Auf
Grund dieser Vernetzungen zeigen sich bei
Überschusssyndromen (shi) überall Schmerzgefühle im
Körper und bei Mangelsyndromen (xu) werden die
Nahtstellen der Gelenke nicht völlig steif.

Haut *(pifu*, eigentlich: *Deckel, Umschlag, Einband* (pi) und
Haut und darunter liegendes Fettgewebe, pifu eigentlich.:
Körperoberfläche einschl. Oberhaut (ohne Gefäße),
darunter liegender Schichten wie subkutanes Fettgewebe)
Aussehen der Haut in Abhängigkeit von der Funktion der
-----> Lunge.

Hautausschlag *(shizhen)* entsteht durch ----> üblen
Feuchtwind, der durch die Poren der Haut austritt.

Hautakupunktur *(pifuzhen)* ---------> Pflaumenblütenakupunktur. Oberflächliche Nadelung, als Methode der
Akupunktur seit rd. 1000 Jahren in China bekannt. Der
Ausdruck Pflaumenblüte (meihuazhen) bezieht sich auf die
fünf zusammengebundenen Akupunkturnadeln, die nur ganz
leicht die Hautoberfläche an den in Mitleidenschaft
gezogenen Stellen berühren.

He-Punkte *(hexue)*, eine Gruppe der ----> Fünf Shu-Punkte,
therapeutisch einsetzbar bei Störungen des Darmbereichs,
des Magens und anderer -----> Fu-Organe. In den Bereichen
der Yang-Fuß-Meridiane finden sich sechs solcher Punkte
(auch die Sechs Unteren He-Punkte genannt), die
insbesondere bei Erkrankungen der Fu-Organe für die
Behandlung in Betracht kommen. Diese Unteren He-Punkte
sind:

Meridian	Organ	Unterer He-Punkt
Fuß Yangming	Magen	Ma36
	Dickdarm	Ma37
	Dünndarm	Ma39
Fuß Shaoyang	Gallenblase	Ga34
	Harnblase	Ha40
	Dreifacher Erwärmer	Ha39

Herausziehen der Nadel *(chuzhen)* zur Blutungs-vermeidung an der betreffenden Akupunktur-punktstelle und „Nachnadelungsgefühl" muss die Nadel hin und her gedreht werden, bevor man sie herauszieht, dann wird auf die genadelte Stelle ein Wattebällchen gedrückt.

Hervortreten des Mastdarms *(tuogang*, in der westlichen Medizin wird für *Hervortreten* der Terminus *Prolaps* verwendet in der Bedeutung von „Vorfall von Geweben und inneren Organen) bedingt durch nicht mehr funktionierendes *(zusammengefallenes)* Qi.

Herz *(xin)* eines der fünf -----> Zang-Organe. Wie die -----> Leber ist das H. das wichtigste und unverzichtbarste Organ des Körpers. Dem Herzen wird die charakterliche Eigenschaft der Aufrichtigkeit zugeschrieben. Funktionen des H. sind: Verantwortlichkeit für Blut und die Blutbahnen (Blutgefäße), es beherbergt den -----> Geist (shen) und beeinflusst somit auch den Gesichtsausdruck; es manifestiert sich in den Lippen, an denen Zustand und Beschaffenheit des H. ablesbar sind *(ist der Spiegel des H.)* und beeinflusst auch die Funktion der -----> Nieren *(beherrscht/kontrolliert die Nieren)*.

„Das HERZ beherrscht das Blut" *(xin zhu xue)*: Das Herz als Kontrolleur der Blutzirkulation in den Blutbahnen/gefäßen des Körpers. Im Suwen-Teil des Neijing in der Abhandlung über Lähmungserscheinungen heißt es u. a.: „Das Herz beherrscht (kontrolliert) die Blutbahnen des Körpers",und im Suwen-Teil des Neijing in der Abhandlung über die Erscheinungsweise der Organe der Sechs Zang-Organe wird gesagt: „Was das Herz angeht,...., so füllt es die Blutbahnen". Dies verdeutlicht die untrennbare gegenseitige Wechselbeziehung zwischen dem Herzen selbst und den Blutbahnen/gefäßen. Danach hält das Herz den Blutkreislauf aufrecht, während die Blutbahnen/gefäße für die „Transportwege des Blutes verwalten". Der wichtigste Aspekt dieser gegenseitigen Wechselbeziehung ist also der des Transports (Weiterleitung) von Blut sowie der der Durchführung des Blutkreislaufs selbst.

„Das HERZ beherrscht Geist und Verstand" *(xin zhu shenming)*: Dazu wird im Suwen-Teil des Neijing an verschiedenen Stellen u.a. ausgeführt: „Das Herz ist der oberste Vorsteher der Beamten, Geist und Verstand gehen aus ihm hervor". An anderer Stelle heißt es weiter: „Das Herz ist die Wohnstatt des Geistes". Mit „Beamter" spielt die symbolträchtige Sprache des ----> Neijing auf das feudale Lehenssystem zur Zeit seiner Entstehung an und hat hier die Bedeutung eines obersten Herrschers und soll ausdrücken, dass das Herz unter den Zang- und Fu-Organen funktionell von allererster Wichtigkeit ist. „Geist und Verstand" bezeichnen den höchsten Grad geistig-mentaler Aktivität. Auch einige Funktionen des Gehirns werden in der TCM dem Herzen zugeschrieben. So ist das Herz sozusagen Das Zentrum für die Funktion der verschiedenen ----> Zang- und -------> Fu-Organe sowie für den Fluss von und Blut und damit aller Lebensaktivität. Bei einer Erkrankung des Herzens werden daher auch Geist und Verstand sowie die Funktionstüchtigkeit der übrigen Zang-Fu-Organe in Mitleidenschaft gezogen.

Herzbeutel *(xinbao*, auch *Kleinherz*, also *xiaoxin)* in der TCM das sechste der ------> Zang-Organe (Yin). Es ist aber Teil des Herzens und zählt daher nicht als explizit eigenständiges Organ. Zu klinischen Zwecken gibt es jedoch einen eigenen Herzbeutelmeridian, so dass den Fünf -----> Zang-Organen tatsächlich sechs entsprechende Meridiane gegenüberstehen.

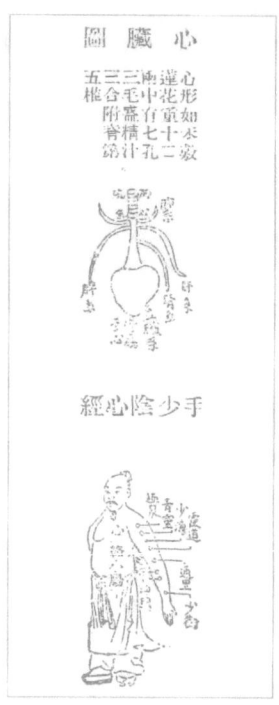

Abbildung 6
Traditionelle Darstellung von Herz und
Herzmeridian Hand Shaoyin. Abb. aus:
Zhenjiu Dacheng, Schriftenrolle 8, S. 25.

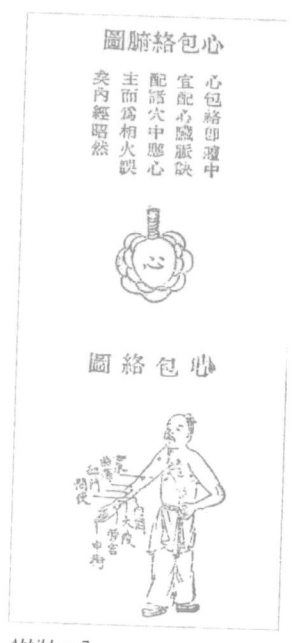

Abbildung 7
Traditionelle Darstellung des Herzbeutels
(Pericardium) und des Herzbeutelmeridians
Hand Jueyin. Der Herzbeutel ist in der TCM
zwar kein separates Organ, weil er zum
Herzen gehört. Dennoch gibt es hierfür ei-
nen eigenen Meridian. Abb. aus: Zhenjiu
Dacheng, Schriftenrolle 8, S. 52.

Herzblut (*xinxue*, auch: „Blut des Herzens"): Das Blut, das im Herzen und in den Blutbahnen/gefäßen zirkuliert.

Herzqi *(xinqi)*: 1. die wichtigste Funktion des Herzens ist die Regulierung des Blutkreislaufs, insofern untrennbar mit dem ----> Herzyang verbunden. 2. Des Weiteren wird damit bezeichnet die Blutdruck, Frequenz und Rhythmus des Herzschlags sowie die Zirkulation von ----> Blut und ----> Qi. 3. Funktion des Bewusstseins (im Gegensatz zur ----> Ohnmacht).

Herzyang *(xinyang)*: 1. in erster Linie die Regulierung des Kreislaufs von Qi und Blut, untrennbar mit dem Begriff des ----> Herzqi verbunden. 2. Mit der Herzaktivität ist auch der Fluss und die Weiterleitung von ----> Hitze und -----> Kälte im Körper (Durchblutung) verbunden: Denn bei verminderter Herztätigkeit treten Kältesymptome (vermindertes Herzyang) auf, bei Überaktivität des Herzens Hitzesymptome (Überschuss des Herzyang).

Herzyin *(xinyin)*: die Yin-Flüssigkeit des Herzens und als solche Bestandteil des Blutes. Funktion (Physiologie) und Krankheitsbilder (Pathologie) des Herzyins sind aufs engste mit dem ---> Herzblut verbunden, darüber hinaus aber auch mit Zu- und Abnahme des ----> Lungenyin und des ----> Nierenyin, usw. Oft ist mangelnde innere ----> Hitze mit Erkrankungen des Herzens, der Lunge, der Nieren, usw., verbunden.

Hitze (Feuer, milde Hitze, *re*) ein krankmachender Faktor der Yang-Kategorie, von unterschiedlicher Stärke: *Feuer*" ist die höchste Stufe und *milde Hitze* die niedrigste. *Feuer* ist zudem ein normales ------> Yang des Körpers und hier nicht mit krankmachender Hitze zu verwechseln. Unterschieden werden a) äußere Hitze (biao re) mit Anzeichen wie hohes Fieber, Unverträglichkeit von Wind, Kopfschmerzen, rasender Puls u.a.; b) innere Hitze (li re) auf Grund von Störungen von Yin und Yang der inneren Organe (-----> Organyang/yin) und ist mit Anzeichen wie Durst, spärlichem Urinfluss, geröteter Zunge mit gelblichem Belag, rasendem und starken Puls u.a. verbunden.

HISTORISCHE AUFZEICHNUNGEN *(Shiji)* ein in 130 Abschnitte gegliedertes Buch zur Geschichte Chinas bis ca. 90 n. Chr. von Sima Qian (145 v. Chr. - 90 n. Chr.), in dem die Reden und Taten der Kaiser, die Namen von

Angehörigen des Adels, Beamten der Han-Dynastie, aber auch Familienchroniken wie die von -------> Bian Que, dem -------> Gelben Kaiser, Wirtschaft und Astronomie erwähnt werden.

Hitzschlag *(zhongshu)* i.d. Regel verursacht durch Eindringen der ----> Sommerhitze, die das Qi beeinträchtigt und das Yin durch Erschöpfung nach längerem und übermäßigem Aufenthalt in der Sonne. In weniger schlimmen Fällen zeigen sich Symptome wie Kopfschmerzen, Schweißausbruch, erhitzte Hautoberfläche, ausgetrockneter Mund und Zunge, ein oberflächlich wahrnehmbarer rasender Puls. In schlimmeren Fällen Bewusstlosigkeit.

Hohler Puls *(kong mai)* fühlt sich wie die Wurzel einer grünen Zwiebel an: außen hart, innen hohl und leer. Dieser Puls ist bei starkem Blutverlust fühlbar.

Holz *(mu)* eine der ---> Fünf Wandlungsphasen, steht für die Leber, Sehnen und Augen (die ihrerseits mit der Leber funktional in Verbindung stehen). Holz (Leber) fördert (bringt hervor) das Feuer (Herz), wirkt auf die Erde (Milz) und überwindet (vernichtet) Metall (Lunge).

Hölzerne Zunge *(mushe)* Bezeichnung für den Zustand einer angeschwollenen und dadurch verhärteten Zunge auf Grund von -----> Feuer im Herzen oder angesammelter Hitze in Herz und Milz.

Horizontale Einführung der Nadel *(hengci)*
Einführungstechnik der Akupunkturnadel, die an Stellen, wo das Muskelgewebe dünn ist, angezeigt ist, z.B. im Gesichts- und Kopfbereich im Falle der Punktstellen Du20, Ma4. Die

eingeführte Nadel hat dabei einen Winkel von 15° - 20 ° im Verhältnis zur Hautoberfläche.

Hornmethode *(jiaofa)* andere Bezeichnung für --------> Schröpfen, da dies ursprünglich mit einem hornförmigen Schröpfgerät durchgeführt wurde.

Huangfu Mi (214 - 282) Autor von ---------> Klassiker der Akupunktur und Moxibustion. Das Werk ist als das erste seiner Art bekannt, das sich ausschließlich mit Akupunktur und Moxibustion beschäftigt. Es besteht aus 12 Schriftrollen (Bänden) und gibt eine detaillierte Beschreibung von Akupunktur und Moxibustion.

Hua Shou (1304 - 1386) Autor einer sehr aufschlussreichen Abhandlung über Akupunktur Shisijing Fahui (*Darstellung der Vierzehn Hauptmeridiane*), die 1341 erschien, und der -----> Wahren Bedeutung des Klassikers der Schwierigkeiten.

Hua Tuo (141 - 212) ein berühmter Arzt der Han-Zeit, dem auch die Durchführung von chirurgischen Eingriffen zugeschrieben wird, darunter auch solche im Bereich des Unterleibs durch Mundbetäubung (----> Mafu Tang). Er soll in Akupunktur, Pharmakologie, Akupunktur und Moxibustion neben der Chirurgie ausgewiesen gewesen sein. In der Akupunktur wählte er stets zwei Punktstellen aus, um den gewünschten therapeutischen Effekt zu erzielen. Angeregt durch Beobachtungen der Fortbewegungsweise von Tiger, Bär, Affe, usw., führte er auch eine Heilgymnastik ein zur Heilung von Krankheiten und der allgemeinen Förderung von Gesundheit (------> Fünf Tierbe-wegungsarten).

Hua Tuos Punktstellen im Bereich der Spinalnerven (*Hua Tuo jiajixue*) Punktstellen im Bereich des a) 1.

Brustwirbels bis zum 5. Lendenwirbel, beiderseitig, mit 34 Punktstellen insgesamt, b) an beiden Seiten der Wirbelsäule im Abstand von ca. 0,5 Cun seitlich der Mittellinie vom 1. Halswirbel bis zum 4. Kreuzbeinwirbel mit insgesamt 28 Punktstellen. - Hauptsächlich zur Funktionsregulierung der inneren Organe sowie zur Behandlung von lokalen Beschwerden im Bereich der Wirbelsäule am Rücken eingesetzt. Diese Punktstellen sind nicht einzelnen Meridianen zugeordnet, noch gibt es für sie standardisierte Bezeichnungen. Hua Tuo soll sie ursprünglich als --------> Rücken-Shu-Punkte eingesetzt haben. Bei Störungen der inneren Organe sind die entsprechenden Punkte im Bereich der Spinalnerven ständig unter empfindlichen Druck. Indikationen ähnlich wie bei den ------> Rücken-Shu-Punkten.

Punktstelle (Lage)	Indikation
Halswirbel 1–4	Erkrankungen im Kopfbereich
Halswirbel 1–7	Erkrankungen im Halsbereich
Halswirbel 4 Brustwirbel 1	Erkrankungen im Bereich der oberen Extremitäten
Brustwirbel 1–7	Erkrankungen im Brustbereich
Brustwirbel 8–12	Erkrankungen im Unterleibsbereich
Brustwirbel 11 Lendenwirbel 5	Erkrankungen im Bereich der Lenden
Lendenwirbel 2 Kreuzbeinwirbel 2	Erkrankungen im Bereich der unteren Extremitäten
Lendenwirbel 2 Kreuzbeinwirbel 4	Erkrankungen im Bereich der Harn- und Geschlechtsorgane

Tabelle 10: Einzelne Punktstellen und Indikationen

Husten *(sou)*: kann bedingt sein durch: äußere Einflussfaktoren wie ------> Windkälte oder ------> Windhitze, was die Lungen an ihrer Qi-Verbreitungsfunktion hindert; inneren Einflussfaktoren, wo a) die Lunge austrocknet wegen eines Mangels an Yin und so zu einer Verminderung der Lungenfunktion selbst fuhrt, b) Ansammlung von Feuchtigkeit und dem Entstehen von Speichel auf Grund eines verminderten Milzyang. Bei äußeren Einflussfaktoren (s.o.) wird unterschieden nach (1) Wind-Kälte (fenghan) mit Anzeichen wie Husten, dünn-weißer Sputum, Empfindlichkeit gegen Kälte, dünnweißer Zungenbelag, oberflächlicher Puls u.a., (2) Wind-Hitze (fengre) mit Anzeichen wie Husten mit gelb-dicklichem Sputum, trockene Kehle, Fieber oder Kopfschmerzen, oberflächlicher und schneller Puls u.a.

I

Impotenz *(yangwei)* verursacht durch eine Schwäche des Nierenyang (------> Organyang/Niere) auf Grund eines zu starken Sexuallebens oder wiederholtem Samenabfluss ohne geschlechtlichen. Erregung. Auch auf Grund einer Schädigung des Qi von Herz, Milz und Nieren bei emotionaler Belastung durch Angstzustände, Sorgen möglich. Symptome u.a. Schwindelgefühle, Schwäche im Lenden- und Kniebereich.

Indirekte Moxibustion *(jianjie jiu)* durch Auflegen einer Scheibe Ingwer oder Knoblauch zwischen Hautoberfläche und Moxakugel. Verschiedene therapeutischen Effekte in Abhängigkeit vom jeweils verwendeten Material: Ingwer bei Beschwerden wie Erbrechen, Durchfall auf Grund von Kälte, Symptomen einer Yang-Schwäche (---> Organyang), Knoblauch im frühen Stadium einer Hautinfektion, giftigen Insektenbissen, Salz in der Regel bei akuten Notfällen wie Koma, Unterleibsschmerzen. Insbesondere in Verbindung mit Nadelung der Akupunkturpunktstelle Ren8.

Innere Faktoren/Ursachen *(nei yin)* die sieben übermäßig vorhandenen gefühlsmäßigen Faktoren. ---------> Sieben Emotionen.

Innere Organe *(zangfu)* -----> Zang-Organe/Fu-Organe. In der TCM ist vor allem deren Funktion relevant, durch Krankheit bedingte Veränderungen und das Verhältnis des Organs zu den lebenswichtigen Substanzen wie Qi, Blut, Körperflüssigkeit u.a.). Aussagen zu anatomischer Struktur und Lage der Inneren Organe sind hier weniger relevant. Der Terminus *zangfu* bezieht sich auch auf die allgemeine Körperfunktion. Andere Organe, die nicht den Zang- bzw.

Fu-Organen zugerechnet werden, sind ------> Außerordentliche Organe.

Isatidisblätter *(daqingye)*, Folium Isatidis: Antipyretikum zur Beseitigung von toxischer Hitze, getrocknete Blätter der Isatis tinctoria L. (Familie Cruciferae). Wirkt effektiv bei Fiebersenkung und dessen Abklingen und bei eitrigen Entzündungen, häufiger Einsatz bei Grippe und sonstigen virusbedingten Infektionen. Vor allem auch zur Behandlung von Flecken bei akuten Erkrankungen, die mit Fieber einhergehen. Für die chemische Zusammensetzung vgl. auch ZHONGYAO DA CIDIAN, Bd. 1, 1992:127.

J

Jinbuhuan-Pflaster *(jinbuhuan gao),* wörtlich: „Pflaster, das in seinem Wert nicht dort Gold zu ersetzen ist", Patentrezept aus Radix et Rhizoma Rhei, Myrrha, Sanguis Draconis, Squama Manitis, Herba Ephedrae, Radix Aconiti Kusnezoffi u.a., zur Schmerzlinderung durch Beseitigung von Wind und Kälte und Anregung der Blutzirkulation, außerdem zur Schmerzbehandlung in Muskeln und Gelenken auf Grund von Kälte, Verstauchungen und ähnlichen Verletzungen.

Jing-Punkte (1)[1] *(jingxue),* auch *Flusspunkte,* eine der -------> Fünf Shu-Punkt-Kategorien, indiziert bei Asthma, Husten, Halserkrankungen.

Jing-Punkte (2) *(jingxue),* auch *Brunnen-* oder *Quellpunkte,* eine der ------> Fünf-Shu-Punkt-Kategorien, indiziert bei geistig-seelischen Erkrankungen u.a.

---

[1]Die Termini „Jing-Punkte (1)" bzw. „Jing-Punkte (2)" stellen zwei verschiedene Punktkategorien innerhalb der ----> Fünf Shu-Punkte dar. Im Chinesischen haben sie zwar die gleiche Aussprache, werden aber durch unterschiedliche Schriftzeichen dargestellt und bedeuten auch Unterschiedliches. Es handelt sich hier um Homophone, die durch die Ziffernzusätze (1), (2) als separate Stichworteinträge zu unterscheiden sind.

K

Kalter Magen *(weihan)* weist auf einen Mangel an Qi hin. Erbrechen von Verwässertem durch den Patienten, Gefühl der Geschmacklosigkeit im Mund, Kältegefühl über der Magengegend, Zuspruch zu heißen Getränken.

Kälte *(han)* eine der sechs atmosphärischen Einflüsse oder -----> äußeren Faktoren, die, wenn im Überfluss vorhanden, zu Krankheit führen können. Eine Yin-Erscheinung, die zu einem Durchlässigkeitsstau von Qi und Blut in den Meridian u. Luo-Leitbahnen führen kann und mit Symptomen wie Gefühllosigkeit an den Extremitäten, Frösteln und fehlender Schweißabsonderung auf Grund verschlossener Hautporen einhergeht. - Arten: a) äußere Kälte (wai han): die Krankheitsursache ist durch äußere Ursachen (Klima u.a.) bedingt und greift das Yang-Qi an, führt zu Frösteln, Fieber, Kopfschmerzen. b) innere Kälte (neihan), bei der das erschöpfte Yang-Qi im Ergebnis zum Eindringen äußerer Kälte führt und vor allem die Milz, Nieren und die Lunge in Mitleidenschaft zieht mit Anzeichen wie Durchfall, Erbrechen, Unterleibsschmerzen, kalten Gliedern, empfindliche. Reaktion auf Kälte, Gesichtsblässe, blassfarbene Zunge.

Kälte-Hitze-Symptome *(hanre bianzheng)* zwei der insgesamt 8 Orientierungspunkte von Hauptkrankheitssymptomen in der Diagnostik der TCM. Hitzesyndrome manifestieren sich vor allem in Form krankmachender Hitze, Sommerhitze und Trockenheit wie hohes Fieber, gerötetes Gesicht, Durst, Delirium, Verstopfung, rasender Puls, rote Zunge mit gelblichem. Zungenbelag. Krankmachende Kältesymptome sind: Frösteln, kalte Glieder, wässriger Stuhl, tiefsitzender langsamer Puls, blassfarbene Zunge mit weißlichem oder dickem und klebrigen Zungenbelag.

Kälteschaden (*shanghan*, wörtlich.: *verwundet durch Kälte*) bestimmte Fieberkrankheiten, die als durch -----> Kälte verursacht angesehen wurden.

Karbunkel *(ju)*, vgl. auch ------> *Furunkel*: auf Grund einer Infektion der Haut und des tieferliegenden Gewebes. Betroffener Bereich ist größer als der bei einem Furunkel (10-13 cm). Gekennzeichnet durch Rötung und Schwellung an der betroffenen Stelle, jedoch oft ohne eitrigen Kern. Plötzliches Auftreten, einhergehend mit Hitze und Schmerzen. Karbunkel ohne Eiterung sacken in sich leicht zusammen, solche mit Eiterung neigen dazu, aufzubrechen. Karbunkel sind eine Yang-Erscheinung (ebenso wie ------> Furunkel im Gegensatz zu bösartigen Geschwüren (Krebs, der als Yin-Erscheinung gilt)), Blut und Qi sind in solchen Fällen krankmachenden Einflüssen verschiedenster Art ausgesetzt, was, zu deren Stagnation und zu einer Ansammlung toxischer Stoffe in der Haut und deren tiefer liegendem Gewebe und somit zum Auftreten von Karbunkeln führt. Auftreten bei übermäßiger Fettzufuhr oder Fleischkonsum, die zu einer Ansammlung von Hitze-Feuchtigkeit oder Feuer-Toxinen führen. Qi-Stagnation und Blutstau bedingen eitriges Gewebe und führen zum Auftreten von Karbunkeln. Behandlung durch Gabe von Medikamenten bzw. durch Einsatz von Akupunktur/Moxibustion stellt ab auf Beseitigung von Hitze und toxischen Stoffen bei gleichzeitiger Verbesserung der Blutzirkulation zur Beseitigung des Blutstaus.

Kardia --------> Mageneingang/Cardia.

Karzinome *(ai)*: In der einschlägigen TCM-Literatur ist der Begriff *ai* speziell für die bösartigen (malignen) Tumore erst relativ spät seit der Zeit der Ming-Dynastie (2. Hälfte 14. Jh.-1. Hälfte 17. Jh.) bekannt. Traditionell bringt die TCM auch einen ganzheitlichen (holistischen) Ansatz in die Ätiologie und Pathogenese von Karzinomen mit ein, die - ganz allgemein - eine Schwächung der körpereigenen Immunabwehr, gestörte Funktion der inneren Organe in ihrem Verhältnis (Funktionskreise) zueinander, Veränderungen in Qi und Blut, aber auch klimatische Faktoren sowie psychisch-mentale Faktoren beinhalten. a) *Emotionale Störungen* umfassen die --> sieben Gemütszustände, die - soweit pathogen wirksam - Qi und Blut, die Funktion der jeweils ihnen zugeordneten inneren Organe sowie die entsprechenden ---> Meridiane beeinträchtigen. Insbesondere Stress und andere Störungen des emotionalen Gleichgewichts sind ätiologisch beteiligte Faktoren in der Pathogenese von Krebs. b) Die *Beeinträchtigung der inneren Organe* wird als ein weiterer ätiologischer Teilfaktor angesehen. Die Funktionsschwächung der inneren Organe, vor allem auch in ihrem funktionalen Verhältnis zueinander, insbesondere solche der ---> Milz und der ---> Nieren, tragen zur Entstehung von Tumoren bei. Die Milz repräsentiert nach Auffassung der TCM das gesamte Verdauungs- und die Nieren das gesamte urinäre System unter Einschluss des (vegetativen) Nerven-, des psychischen, endokrinen (hormonalen) und des Kreislaufsystems. Wenn also in erster Linie die Funktionen von Milz und Nieren geschwächt sind, führt dies zu einer Schwächung des körpereigenen Abwehrsystems und zur Entstehung von Tumoren. c) Das *gestörte wechselseitige Verhältnis von Qi und Blut* gilt als weiterer ätiologischer Teilfaktor in der Pathogenese von bösartigen Tumoren: Das Qi gilt als Ausgangsbasis für alle lebenserhaltenden Körperfunktionen und das Blut, das von den Essenzen fester und flüssiger Nahrung gespeist wird durch Verdauung (Absorption), ist seinerseits die materielle Basis für die Wirksamkeit des Qi: Ist eines der beiden beeinträchtigt, kommt es zu einer Störung dieses wechselseitigen Verhältnisses und in der Folge zu einem Stillstand des Qi und damit zum Blutstau. Über einen längeren Zeitraum hinweg würde dies zwangsläufig zur Bildung von Tumoren führen. Ein wichtiger therapeutischer Teilansatz ist daher in der TCM die Aktivierung des Blutkreislaufs und die Beseitigung von angestautem Blut in der Tumortherapie. d) *Äußere Faktoren* wie saisonal bedingter Wind, Kälte, Sommerhitze, Feuchtigkeit, Trockenheit und ---> Feuer sind direkte Ätiologiefaktoren, wenn im Übermaß vorhanden. Die chinesischen Ärzte, die auf dem Festland einen integrierten Ansatz von westlicher Medizin und TCM vertreten, sehen dies auf Grund von modernen chemischen, physikalischen und biologischen (z.B. Bakterien, Viren, Parasiten) Forschungsergebnissen als bestätigt an (vgl. u.a. Pan, 1992:3). e) *Unausgewogene Ernährungsweise* - worunter übermäßiges Trinken mit übermäßigem Verzehr von fester kalter, gewürzter und geröstet zubereiteter Nahrung, übermäßiger Fischgenuss sowie der Verzehr von Milch- und fettigen Produkten, Schwächung von Magen und Milz durch unregelmäßige Nahrungsaufnahme zu verstehen sind. Sie sind als ätiologische Teilfaktoren für die Pathogenese von Krebs insofern relevant, als z.B. geröstete Nahrung im Übermaß schwierig zu verdauen ist, was die Schleimhäute von Magen und Speiseröhre anregt, aber auch schädigt und so zur Vergrößerung des betroffenen Epithelgewebes und damit evtl. auch zur Kanzerizierung führen kann (weitere Einzelheiten vgl. Pan, 1992:1-4). Die ---> *Pharmakologie der TCM* ist das klassische Einsatzgebiet in der Krebstherapie; in China wird heute, soweit man klinisch dem integrierten Ansatz von westlicher Medizin und TCM folgt, TCM komplementär zu den klassischen Verfahren der westlichen

Medizin (Chirurgie, Chemo- und Radiotherapie) eingesetzt, wobei die Mittel der TCM oft die Funktion haben, die im Zuge der westlichen Therapien als Nebenwirkungen aufgetretenen Beschwerden zu beseitigen oder zu lindern; bei geschwächten Patienten in fortgeschrittenem Erkrankungsstadium wird auf den Einsatz westlicher Therapieformen weitgehend verzichtet und auf die therapeutischen Möglichkeiten der TCM zurückgegriffen. Für die allgemeine Konstitution des Patienten sowie das jeweilige Erkrankungsstadium hat sich damit in Zusammenhang ein sehr differenziertes und detailliertes Regelwerk an Indikationen und Kontraindikationen herausgebildet, das auf langjähriger klinischer Erfahrung im Umgang mit diesem integrierten Ansatz beruht (vgl. dazu Pan 1992). Die Syndromdifferenzierung einzelner Krebskrankheitsbilder wie Krebs der Speiseröhre aus der Sicht der TCM ist erst im Verlaufe der 70er Jahre auf dem chinesischen Festland unter Berücksichtigung von Erkenntnissen der Onkologie (Lehre von den Tumorkrankheiten der westlichen Medizin) vorgenommen worden. Vgl. auch -----> Magen-/Leber-/Lungen-/Speiseröhrenkrebs.

Katgut-Einsetztherapie *(maixian liaofa)* Einführung eines Darmstücks an einer bestimmten Punktstelle, um eine bestimmte Wirkung hinauszuzögern.

Kauterisation *(shaozhuo)*, auch --------> *Abbrennen*. In der Moxibustion Methode der Brandblasenerzeugung an einer bestimmten Punktstelle. Indiziert in Fällen chronischer Erkrankungen wie Asthma, heute aber wegen der schmerzhaften Auswirkungen und zurückbleibenden Narben immer weniger angewandt.

Kehle *(hou)* Zustand der K. gibt Hinweise auf den Zustand der Lungen und anderer Organe: gerötete, angeschwollene und schmerzende K.: ------> Hitze in Lunge und Magen, Geschwürbildung i.d. K.: extrem starke Hitze, Klumpengefühl in der K.: Stau des Leberqi.

Kind ---------> Mutter-Kind-Beziehung.

Kindliche Krämpfe *(jingfeng)* nach der TCM von ------> üblem Wind oder durch Furcht verursacht. - Arten: a) akute, durch im Körper entstandene Winde, wobei akute Fiebererkrankungen zu Krämpfen führen können; b) chronische, bedingt durch Funktionsschwäche von Milz und Magen nach chronischer Auszehrung.

KLASSIKER DER INNEREN MEDIZIN ---------> Neijing.

KLASSIKER DER AKUPUNKTUR UND MOXIBUSTION *(Zhenjiu Jiayijing)* das älteste und erste Buch, das ausschließlich Akupunktur und Moxibustion gewidmet ist und von Huangfu Mi (214 - 282) im Jahre 259 verfasst wurde mit Namen und Anzahl der Akupunkturpunkte zu jedem Meridian und ihrer genauen Lokalisierung. Außerdem finden sich hier Hinweise zu den Eigenschaften und Anzeichen aller Akupunkturpunkte und die Art ihrer Behandlung.

KLASSIKER DER SCHWIERIGEN FRAGEN *(Nanjing)* etwa aus dem 2. nachchristlichen. Jh., mit 81 Fragen und Antworten zu schwer verständlichen Passagen aus dem -----> Neijing. Autor unbekannt, wird aber -----> Bian Que zugeschrieben. Fragen der Akupunkturpunkte, Moxibustion, Nadelungstechniken, psychische und pathologische Faktoren der Krankheitsanzeichen in den Meridianen und Luo-Leitbahnen und Pulsfühlungstechnik werden hier ausführlich behandelt. Die hier gemachten Ausführungen kann man als Ergänzungen und Kommentare zu entsprechenden Passagen des ------> Neijing verstehen.

Klassische Rezepturen *(jingfang)* im ------> Neijing aufgezeichnet und jene des berühmten Arztes Zhang Ji (wahrscheinlich. 150 - 219).

Knochen *(gu)* eines der sechs --------> Außerordentlichen Organe in der TCM. Die Knochen enthalten das Knochenmark (sui), das von den Nieren hergestellt wird. Daher soll bei Erkrankungen der Knochen der Nierenmeridian untersucht und behandelt werden.

Kochender Puls *(fufeimai)* ein extrem treibender und schneller Puls und einer der sieben Pulse, die auf den bevorstehenden Tod hindeuten.

Kombinierte Krankheit *(bingbing)* Krankheitssynsdrome eines oder mehrerer Meridiane zur gleichen Zeit.

Kombinierte Nadelung *(touci)* Methode der Nadelung von benachbarten Punkten durch eine Nadeleinführung.

Körperflüssigkeit *(jinye)* in der TCM ein von der westlichen. Schulmedizin abweichendes Verständnis: Nach Auffassung der TCM rührt jede andere Flüssigkeit des Körpers mit der Ausnahme von Blut von der Aufnahme flüssiger und fester Nahrung her. Im Blut und Gewebespalten vorhanden. - Arten: 1) durchsichtig-dünne K. *(jin)*, deren Aufgabe in der Wärmung und Versorgung der Muskeln besteht und die Haut feucht hält; 2) trübe und zähflüssige K. *(ye)*, die die Gelenke geschmeidig hält und die Körperöffnungen feucht hält. Außerdem Stärkung des Gehirns; darüber hinaus werden Tränen, Speichel, Muttermilch und flüssige Austritte im Genitalbereich als K. verstanden. Urin gilt hingegen nicht als K., da es sich um Flüssigkeit von Überresten, die aus dem Körper ausgeschieden werden, handelt. Wenn die ansonsten klare K, plötzlich eine trübe Färbung erhält, ist dies ein Anzeichen für auftretende Krämpfe. Wenn in den Körper üble Kälte eintritt, wird die K. verdünnt und verliert an Wirkungskraft.

Kollabiertes Qi *(qixian)* Zustand eines derart gestörten Qi, so dass es den normalen Funktionszustand der inneren Organe nicht mehr aufrecht erhalten kann und daher Vorfall des Uterus und/oder zu Hämorrhoiden führt.

Kollaps *(tuozheng)* auf Grund der Erschöpfung von Qi und Blut, Anzeichen: kalte Glieder, hemmungslose Harn- und Stuhlgangausscheidungen, übermäßiges Schweißabsonderung, geöffneter Mund, unbeweglicher Handteller, sacht-feiner und kaum fühlbarer Puls.

Kontraindikationen ---------> Nichtanwendung von Akupunktur (jinjisheng) Fälle, bei denen Akupunktur nicht zum Einsatz kommt: Schwangerschaft, jede Art von Geschwulst und Tumoren, Hautinfektion, Herzschrittmacher, Bluterkrankheit, bei Punktstellen ganz in der Nähe lebenswichtiger Organe oder Blutgefäße wie z.B. Ma1, Ren15, Mi11. Auch bei hungrigen/übersättigten Patienten, bei Vergiftungserscheinungen oder völlig erschöpften Patienten sollte vorläufig von der Behandlung durch Akupunktur abgesehen werden.

Kopf, Entwicklung des - *(tou)* beim Kind ist ein deutlicher Hinweis auf den Zustand der ------> Lebenskraft, da diese die Heranreifung des Menschen unter Kontrolle hat. Eine Schwäche der Nierenlebenskraft zeigt sich bei einem ungewöhnlichen Kopfumfang des Kindes, entweder größer oder angeschwollen als sonst üblich und geistig-seelischer Schwäche an.

Kopfschmerzen *(tou teng)* kann durch innere Einflüsse wie -----> Wind oder äußere wie -----> Wind/Kälte beeinflusst sein, was zu einer Störung des Verhältnisses zwischen Qi und Blut im Kopf und zu einem verzögerten Fluss des Qi in den Meridianen, die den Kopf durchlaufen, führt. Denn alle Yang- und Yin-Meridiane durchqueren den Kopf. Schmerzen im Vorderkopfbereich wirken auf den Magenmeridian, Schmerzen an beiden Kopfseiten oder an allen Schläfenseiten des Kopfes stehen mit dem Gallenblasenmeridian in Verbindung, solche im Bereich des Scheitelbeins sind mit dem Lebermeridian verbunden und solche im Bereich des Hinterhaupts stehen mit dem Harnblasenmeridian in Verbindung. - Arten: a) Überschuss des Qi mit Symptomen heftiger K., Störungen des Gleichgewichts, Übelkeit, b) Mangel/Schwäche des Qi mit Symptomen an nicht näher definierbaren Schmerzen.

Körperzonen ----------> Drei Körperzonen und Neun Unterbezirke.

Kornkammer *(canglin)* ein anderer Ausdruck für -------> Magen; manchmal wird auch die -----> Milz so genannt. Der Akupunkturpunkt Ha50 (weicang, *Magenkornkammer*) wird behandelt bei Unterleibsblähungen, Oberbauchschmerzen, Rückenschmerzen.

Kornqi *(guqi)* entsteht durch die Verdauung von Nahrung. Guqi, yuanqi (ursprüngliches Qi) und das Luftqi (kongqi) ergeben das normale oder aufwärts strebende Qi (zhengqi) zur Versorgung des Körpers.

Körperöffnungen *(miaoqiao)* 1. in der TCM Nase, Mund, Augen, Ohren, Zunge, die mit den inneren Organen Lunge, Milz, Leber, Nieren und Herz jeweils entsprechend verbunden sind. In den K. spiegelt sich äußerlich der jeweilige Zustand der betreffenden inneren Organe wieder; 2. Körperhöhlen wie Brust- oder Unterleibshöhle (in Bezug auf den chinesischen. Terminus *qiao*).

Körperöffnungen, neun *(jiu qiao)* die 7 hauptsächlichsten -----> Körperöffnungen der TCM: Augen, Ohren, Nasenlöcher, Mund, Harnröhre und Afterloch (------> Körperöffnungen, untere).

Körperöffnungen, untere *(xiaoqiao)* Harnröhre und Afterloch.

Krankmachende Faktoren, Diagnose auf der Grundlage der - *(bingyin bianzheng)* 1. die sechs äußeren Faktoren: ----> Wind, Kälte, Sommerhitze, Feuchtigkeit, Trockenheit und Hitze. Durch diese Faktoren bedingte Krankheiten werden "äußerlich bedingte Krankheiten" genannt und gehören danach zur Krankheitskategorie Yang (bedeutet u.a. "äußerlich"), 2. die sieben emotionalen Faktoren Freude, Ärger/Wut, Sorgen, Angst, Leid und Furcht weisen in der Regel auf eine Fehlfunktion der inneren Organe hin und eine Störung des Qi- und Blutflusses, 3. (sonstige) verschiedene Faktoren: a) Ernährung (unregelmäßige Nahrungsaufnahme beeinträchtigen Magen und Milz), b) übermäßiges Sexualleben (beeinträchtigt die ------> Lebenskraft der Nieren und Blut), c) andere wie Verbrennungen, Trauma, tierische Stiche/Bisse, Parasiten, usw.

Krebs --------> Karzinome.

Krebstherapie in der TCM vor allem im Rahmen der chinesischen. Pharmakologie. Bestimmten Pharmaka wurde dabei eine krebsrückbildende Wirkung nachgesagt; Hinweise darauf finden sich in der Volksüberlieferung wie auch in der umfangreichen Literatur zur chinesischen Pharmakologie traditioneller Provenienz (Materia Medica). Moderne naturwissenschaftliche Untersuchungen unter labortechnischen Bedingungen dieser in der traditionellen Literatur erwähnten Substanzen wie Pinella, Ginseng, Ingwer, Stummelschwanz, Ohrenkraut (oldenlandia diffusa) u.a. haben für den medikamentösen Krebstherapiebereich (vgl. ------> krebstherapeutisch) hinsichtlich der bisher nachgewiesenen Wirksamkeit folgende vorläufige Klassifikation ergeben:

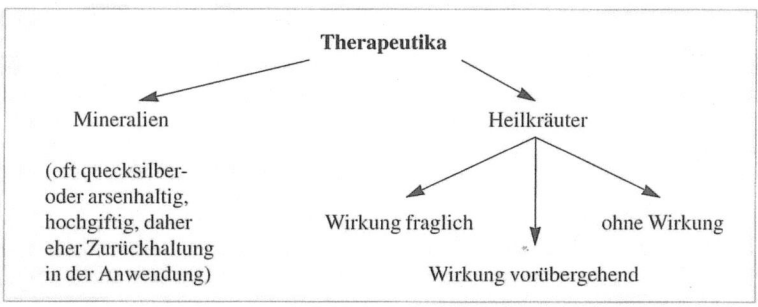

Abbildung 8

In der TCM-Literatur Taiwans und Japans finden sich Beispiele aus Krankengeschichten, wonach durch Medikamentengabe Fälle von Gebärmutter-, Leber-, Lungen- und Brustkrebs durch Rückbildung bzw. Stillstand der bösartigen Geschwulste erreicht wurde (Literaturnachweise dazu vgl. Schmidt 1992:171-172). So wurde etwa der krebsbefallene Magenausgang (Pyrolus) eines älteren japanischen Patienten geheilt, nachdem westliche Medizin praktizierende Ärzte dem Patienten wegen des fast völlig durch Krebsbefall zerstörten Magenausgang im fortgeschrittenen Stadium den nahen Tod vorausgesagt hatten. Der Patient war nach 2-jähriger Behandlung fast völlig geheilt (durch Röntgenuntersuchungen war die Rückbildung des harten Knotens nachgewiesen) und wieder arbeitsfähig. Dieser Ansatz kann in der Krebstherapie vielversprechend sein, bedarf aber noch weiterer intensiver Forschung, um hier zuverlässige Aussagen machen und repräsentative Ergebnisse vorweisen zu können. Zur Krebstherapie ist ein differenziertes Begriffsverständnis wie das folgende hilfreich und sinnvoll: a) im Sinne einer antikarzogenen Wirkung, indem eine Wirkung durch Zurückbildung oder ein Wachstumsstillstand des betreffenden Karzinoms erreicht wird, b) sekundär, wo es um die Milderung oder Beseitigung karzogener Begleit/Folgeerscheinungen auf den übrigen Organismus wie z.B. Blutzufuhr, Gewichtsabnahme, Fieber, Stoffwechselstörungen, usw., geht.

Kurzer Puls *(duan mai)* nur an einer Stelle fühlbar, Hinweis auf Schwäche des Qi.

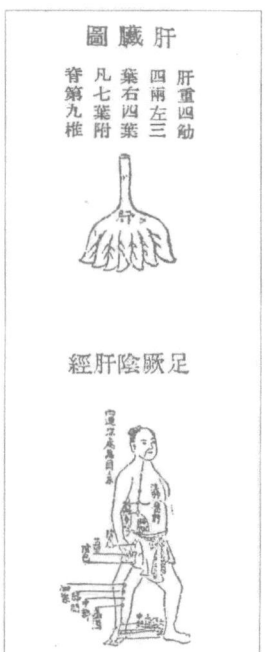

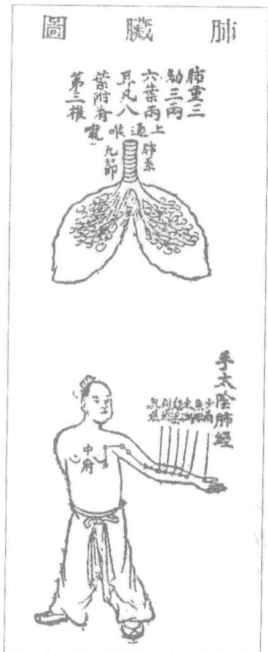

Abbildung 9
Traditionelle Darstellung der Leber und des Lebermeridians Fuß Jueyin. Abb. aus: Zhenjiu Dacheng, Schriftenrolle 9, S. 67.

Abbildung 10
Traditionelle Darstellung der Lungen und des Lungenmeridians Hand Taiyin. Abb. aus: Zhenjiu Dacheng, Schriftenrolle 8, S. 3.

L

Langsamer Puls *(chi mai)* mit weniger als 4 Pulsschlägen pro Einatmungszug des Arztes, bei ------> Kälte oder Behinderung des Yang (------> Organyang). Auch manchmal bei Sportlern fühlbar.

Lebenskraft *(jing, jingqi)* ------> Essenz des Lebens. In der TCM eine grundlegende, für alles organische Leben ausschlaggebende und ihm zugrunde liegende Substanz. In der TCM eins der zentralen theoretischen Konzepte. Unterschieden werden zwei Arten: a) die weiterleitende, sich erneuernde (reproduzierende) Substanz in Form der Zeugungsfähigkeit des Mannes/Empfängnisfähigkeit der Frau, b) die nahrhafte, ernährende Substanz, aus der der Körper besteht und die inneren Körperfunktionen aufrecht erhält. Die Lebenskraft hat einmal ihren Ursprung in der von den Eltern ererbten und eine durch die von unverdaulichen Nahrungsüberresten befreite erworbene in Form der Nahrungsaufnahme. Jing könnte man als die materielle Seite des Qi und insofern mit der Yin-Eigenschaft verbunden verstehen, während das Qi selbst als die funktionale Seite des Jing und insofern in seiner Yang-Eigenschaft verstanden werden könnte (-----> Organqi/Organyang/Organyin).

Lebenswichtiges Gebiet (gaohuang, *gao*: Bereich unterhalb des Herzens, *huang*: Bereich zwischen Herz und ------> Zwerchfell) Störungen in diesem Bereich mit ernsten Auswirkungen, vorliegende Störungen im lebenswichtigen Gebiet gleichbedeutend mit Endstadium einer Krankheit, Aussichtslosigkeit auf Heilung/Besserung. Akupunkturpunktstelle Ha43 (Gaohuangshu) indiziert bei chronischen Erkrankungen mit allgemeinem Schwächezustand.

„Die LEBER beherbergt das Blut" *(gan zang xue)*: Die Leber ist das Blutreservoir des Körpers und reguliert den Bluthaushalt.

Leberblut *(ganxue)*: die in der Leber abgelagerte Blutflüssigkeit, normalerweise vom ---> Leberyin nicht zu trennen. Wird klinisch von einer Erkrankung des Leberblutes gesprochen, so ist dies in der Regel mit einem Mangel an Blut verbunden; außerdem mit Mangelerscheinungen des ---> Leberyin oder eines außer Kontrolle geratenen ----> Leberyang.

Leberqi *(ganqi)*: 1. die verschiedenen funktionellen Aufgaben der Leber; ein gestörtes Leberqi manifestiert sich u.a. in Anzeichen wie Druck und Schmerzen im Brustbereich und in den Rippen; 2. Bezeichnung für eine Krankheit.

„Die LEBER reguliert Verteilung und Ausströmung" *(gan zhu shuxie)* (in Bezug auf die Verteilung und den Fluss von ---> Qi und ---> Blut): 1. Zwischen der Leber und der geistig-seelischen Verfassung des Menschen besteht eine enge Wechselbeziehung. So kann infolge einer gestörten geistig-mentalen Verfassung auch das ----> Leberqi beeinträchtigt werden, so dass die Verbreitung und der Fluss von Qi und Blut nicht mehr richtig funktionieren. 2. Zwischen der Leber und dem Verdauungsvorgang besteht ebenfalls eine enge Wechselbeziehung: Das ---> Milzqi löst und verfeinert die aufgenommenen Nahrungssubstanzen und macht damit die Transport- und Umwandlungsfunktion der Milz an sich aus, wozu sie sich des Gallensaftes bedient; dabei greift die Milz auf die Verteilungs- und Flussfunktion der Leber in Bezug auf Qi und Blut zurück. 3. Allgemein besteht zwischen der Leber und bestimmten Schmerzen eine enge Wechselbeziehung: Bei einer Beeinträchtigung des --->

Leberqi ist der Fluss von Qi und Blut allgemein im Körper behindert und führt so zu bestimmten Schmerzerscheinungen, z.B. im seitlichen Körperbereich, in Leber und Magen, u. a. 4. Zwischen der Leber und der monatlichen Regelblutung der Frau besteht ebenfalls eine enge Wechselbeziehung: Weil die Leber das *Reservoir des Blutes (gan zang xue)* ist, ist auch die Gebärmutter mit den Blutleitbahnen verbunden.

Leberyang *(ganyang)*: die verschiedenen Umwandlungsvorgänge durch die Aktivität der Leber. Normalerweise ist das Gleichgewicht zwischen Leberyang und ---> Leberyin vorhanden; ist jedoch das ----> Leberyin in nicht ausreichendem Maße vorhanden, kann es nicht das Leberyang kontrollieren; in der Folge zeigen sich krankhafte Erscheinungen eines Überschusses an Leberyang mit Anzeichen wie Kopfschmerzen, Schwindelgefühlen, Ohrensausen, Blutstau im Augenbereich, Schlaflosigkeit u.a.

Leberyin *(ganyin)*: Flüssigkeit der Leber und als solche Bestandteil des Yin-Blutes. Die wichtigste Funktion der Leber ist ja die der Lagerung des Yin-Blutes und der Yin-Flüssigkeit. Normalerweise ist das Verhältnis zwischen Leberyin und ----> Leberyang ausgeglichen; wenn aber das ----> Leberqi im Überschuss vorhanden ist, gerät das. ----> Leberyang außer Kontrolle und beeinträchtigt damit das Leberyin. Daher heißt es auch: „Ist das Leberyin nicht in ausreichendem Maß vorhanden, dann kann dies dazu fuhren, dass das Leberyang übermütig wird und außer Kontrolle gerät."

Leberkrebs *(gan'ai)*: In der TCM werden dafür eine primäre und sekundäre Kategorie unterschieden, wobei Leberkrebs der ersten Kategorie als akut gilt bei seinem Auftreten und lebensbedrohend, der der zweiten Kategorie gilt langsam in seinem Wachstum (Shi/Shi, 1992:169).- Arten: a) „Leberblähung" (ganzhang) mit Schwellungen und Schmerzen unter den Rippen im Bauchbereich, b) Typ *giftiges Insekt* (zhonggudu) mit stechendem Schmerz im Herz- und Abdomenbereich, Erbrechen, Blutaustritt, c) *chronische Krankheit* (zhengji), d) Qi-Blähung, Qi-Ansammlung (Stau von Qi, chines.: qizhang) (nach Hsu, H. Y.: Treatment of Cancer with Chinese Herbs, Taibei/Taiwan, 1982). Nach Shi/Shi gelten die ätiologischen Faktoren als weitgehend unbekannt, doch beruft sich der Autor auf seine jahrelange klinische Erfahrung, wenn er ausführt, dass dafür in erster Linie Verhaltensweisen im Essen und Trinken in Frage kommen sowie emotionale Störungen, Ansammlung toxischer Stoffe im Körper und Blutstau (a.a.o., S. 169). Im engeren Sinne sind es Dampf-Hitze, Alkohol, Störungen des seelischen Gleichgewichts, flüssige Noxine (Abbauprodukte aus zugrunde gegangenem Körpereiweiß mit stark toxisch schädigender Wirkung im Körper) oder auch Malaria - alle diese Faktoren können zu einer Schädigung der Leber und der Milz führen, wobei die Milz in ihrer Funktion der Weiterleitung und des Transports nachlässt, was zur Verhaltung von Feuchtigkeit führt, die Leber in ihrer Funktion unterdrückt und Ursache ist für Stagnation des Qi, Blutstau und die Bildung einer Geschwulst. Bei länger andauerndem Zustand und einer Erschöpfung des ---> Leberyin starke Schmerzen, die Flüssigkeitsverteilung über die Milz funktioniert nicht mehr mit der Folge von dürftigem Urinabfluss mit dunkler Färbung, lang vorhaltender Blutstau kann zu Fieber und Gelbsucht führen. Auch die Funktion der Nieren kann durch die Erschöpfung der --> Körperflüssigkeit beeinträchtigt werden. Im ersten Stadium einer Leberkrebserkrankung daher hauptsächlich Symptome eines stagnierenden Qi, während in späteren Krankheitsstadien die Symptome eines verletzten ---> Leberyin vorherrschen. Nach den Erfahrungen von Shi/Shi

(1992) soll im ersten Stadium der Therapieansatz zur Ausheilung von Leberkrebs Pharmaka eingesetzt werden, der die Störungen der Leber beseitigen und die Funktion der Milz stärken soll, im späteren Stadium besteht der Therapieansatz hauptsächlich in der Gabe von Medikamenten zur Wiederherstellung des ---> Leberyin und Beseitigung des Hitzefaktors (a.a.O., S. 170). - Klinische Differenzierung (nach Shi/Shi, 1992:171 ff.): 1. Qi-Stagnation und Blockierung der Feuchtigkeit, Therapieansatz: Aufhebung der Qi-Stagnation und Beseitigung von Feuchtigkeit, 2. Ansammlung von Feuchtigkeit-Hitze, Therapieansatz folglich: Beseitigung von Hitze und Feuchtigkeit und des angesammelten Wassers, 3. Feuchtigkeit-Kälte, die die Milz beeinträchtigt, Therapieansatz: Erwärmung der Nieren und Stärkung der Milzfunktion, Einsatz von harntreibenden Mitteln zur Beseitigung von Feuchtigkeit, 4. Stagnation von Qi und Blut (Letzteres in Leber und Milz) mit Anregung der Blutzirkulation und einer Regulierung des Qi- Flusses, um den Harnabfluss anzuregen, 5. Yin-Mangel und Blockierung der Feuchtigkeit, Therapieansatz: Stärkung des Leberyin und Beseitigung von Feuchtigkeit, 6. Gelbsucht-Symptome sichtbar im fortgeschrittenem Erkrankungsstadium auf Grund unterbrochenen Qi-Flusses, Ansammlung von Feuchtigkeit-Hitze und die damit verbundene Durchsetzung von Gewebe mit dem Saft der Galle (Extravasation). Unterscheidung einer Yang- und einer Yin-Kategorie von Gelbsucht (Yang: Ansammlung von Feuchtigkeit-Hitze, Yin: Kälte-Feuchtigkeit auf Grund länger andauernder Unterfunktion von Magen und Milz im Transport und der Umwandlung aufgenommener Nahrungsstoffe). - Für zahlreiche Rezepturen zu diesen Therapieansätzen und darüber hinausgehend sowie klinische Fallbeschreibungen der Krebsbehandlung und -heilung vgl. Shi/Shi (1992:181-193), für den integrierten Ansatz in Diagnose, Klinik und

Therapie mit zahlreichen Rezepturen vgl. Pan (1992:187-204).

Leerer Puls *(xu mai)* schwebend, schwacher Puls bei Mangelerscheinungen von Qi und Blut.

Leicht schlagender Puls *(tanshi mai)* ein tiefer und beständiger Puls, der dem Flippen mit den Fingerspitzen an einem Stein ähnelt; einer der sieben Pulse, die auf den bevorstehenden Tod hinweisen.

Li Gao (1180-1251): aus dem Gebiet der heutigen Provinz Henan stammend, Urheber der --------> Milz-Magen-Verwundungstheorie.

„Die LUNGEN beherrschen das Qi" *(fei zhu qi)*: Das ---> Qi ermöglicht ja erst die vitalen Körperfunktionen. Wenn es heißt, dass die *Lungen das Qi beherrschen*, so bedeutet dies, dass die Luft (d.h., Sauerstoff) über die Lungen in den Körper gelangt und von den Lungen im weiteren Ablauf kontrolliert wird. Denn im gesamten Körper sorgen die Lungen für das Ab- und Aufsteigen, das Ein- und Ausströmen der Luft (Sauerstoff). Daher heißt es dazu u.a. auch im Suwen-Teil des Neijing in der Abhandlung über den Beitrag der Fünf Zang-Organe zur Vervollkommnung des Lebens: *„All die verschiedenen Manifestationen des Qi gehen von der Lunge aus* (wörtlich: „...gehören der Lunge"; *zhu qi zhe, jie shu yu fei*)".

Lungenkrebs *(fei'ai)*: Lungenkrebs scheint, soweit ersichtlich, in der traditionellen TCM-Literatur nicht explizit erwähnt, wenngleich die Beschreibung von Krankheitsbildern vorhanden ist, die auf Lungenkrebs hindeuten könnten. Eine eigens entwickelte Ätiologie der Pathogenese von Lungenkrebs ist in der TCM-Literatur ebenso wie eine Syndromdifferenzierung nicht vorhanden, so dass hier auf entsprechende onkologische Erkenntnisse der westlichen Medizin zurückgegriffen werden muss. - Nach Auffassung der TCM sind die Lungen besonders empfindliche Organe mit einem Hang zu Feuchtigkeit. Bei einer Erkrankung der Lungen durch Lungenkrebs muss daher der therapeutische Ansatz darin bestehen, die Lungen feucht zu halten bzw. ihnen Feuchtigkeit wieder zuzuführen, den Fluss des Lungenqi wieder anzukurbeln, Hitze zu beseitigen und die Blutzirkulation in den ---> Luo-Leitbahnen zu verbessern, den Flüssigkeitsstoffwechsel zu regulieren und Blähungen im Brustkorbbereich zu beseitigen und das Zwerchfell in seiner Funktion zu unterstützen. Entsprechende Rezepturen aus der Pharmakologie der TCM vgl. vor allem in Shi/Shi (1992:195-198).- Einige Symptomdifferenzierungen in der Krebsbehandlung mit Mitteln der TCM in Shi/Shi (1992) an Hand aktueller Krankengeschichten (Patienten waren bei dem betreffenden Autor in Behandlung): a) *Trockenheit und Hitze in den Lungen mit Yin-Mangel in Milz und Magen*, folglich Beseitigung von Hitze aus den Lungen, Unterstützung des Yin von Milz/Magen; b)*Mangel des Lungenyin* mit Therapieansatz der Beseitigung von Hitze und Trockenheit aus den Lungen durch Zuführung von Feuchtigkeit; c)*Lungentrockenheit und Ansammlung von toxischen Stoffen in den Lungen*: Therapieansatz der Beseitigung von Hitze und toxischen Stoffen in den Lungen, Freilegung der Luo-Leitbahnen und Herauslösung des Schleims; c)*angesammelte Abbauprodukte aus Hitze-Noxinen*: (=zugrunde gegangenen Körpereiweißstoffen mit toxischer Wirkung u.a. auf Kapillargefäße, Leber, vgl. HUNNIUS, 1992:1001), Freilegung der Luo-Leitbahnen und Regulierung des Lungenqi-Flusses zur Behebung von Blähungen im Brustkorbbereich (a.a.O., S. 199-206). - Weitere Syn-dromdifferenzierungen an Hand aktueller Kranken-geschichten vgl. ebd., S. 206-244). Nach den in Shi/Shi (1992:199-244) dazu präsentierten 27 Fallbeschreibungen ist in allen Fällen mit Mitteln der westlichen Diagnostik (Röntgen, Sputumbefunde usw.) eindeutig eine Erkrankung des Patienten an zentralem oder peripherem Lungenkrebs festgestellt mit z. T. unterschiedlichen Syndromdifferenzierungen aus der Sicht der TCM (s.o.), die erst durch die neuere klinische Praxis als solche in die einschlägige TCM-Literatur Eingang gefunden haben (in der klassischen TCM-Literatur sind diese nicht explizit erwähnt bzw. nicht strikt von anderen Nicht-Tumor-Erkrankungen der Lungen unterschieden). In allen berichteten Fällen wurde allein mit sehr unterschiedlichen Rezepturen aus der Pharmakologie der TCM eine wesentliche Besserung des Zustandes beim Patienten mit überdurchschnittlicher Lebensdauer bzw. eine Heilung, soweit klinisch fassbar, erreicht.

Lungenqi *(feiqi)*: 1. die funktionellen Aufgaben der Lunge, 2. die ein- und ausgeatmete Luft (*Qi* hat u.a. auch die Bedeutung von *Luft*).

Lungenyin *(feiyin)*: die die Lungen nährende (versorgende, d.h.in ihrer Funktion aufrecht erhaltende) Flüssigkeit, auch *Lungenflüssigkeit* (feijin) genannt. Das Lungenyin entsteht aus der Umwandlung der in den Körper aufgenommenen festen und flüssigen Nahrung in das reine oder Nahrungsqi (jingqi), das einerseits materielle Grundlage des ---> Lungenqi und damit für die Funktionsfähigkeit der Lunge überhaupt ist, andererseits aber von der Funktion des Herzens (----> Herzqi) abhängig ist. Oft manifestiert sich nicht ausreichendes Lungenyin klinisch in Form von „trockenen Lungen" (Husten ohne Auswurf), trockenem Hals u.a. Ein darüber hinausgehender Verlust an Lungenyin kann sich manifestieren in Symptomen wie Lungentrockenheit und übermäßigem ---> Feuer in der Lunge.

Luo-Punkte *(luoxue)* Punkte der Luo-Leitbahnen in der Akupunktur (------> Meridiane und Luo-Leitbahnen). Die Luo-Leitbahnen sind Querausläufer der 12 Hauptmeridiane, so dass sich in der Gesamtvorstellung der TCM ein Gesamtnetz von 12 Hauptmeridianen und den sie kreuzenden Luo-Leitbahnen ergibt. Jeder der 12 Hauptmeridiane hat einen entsprechenden Luo-Punkt im Bereich der Extremitäten und verbindet auf diese Weise einen bestimmten Yin-Hauptmeridian mit einem anderen bestimmten Yang-Meridian. Ein solcher Punkt, der einen Yin- mit einem Yang-Hauptmeridian innen und außen verbindet, heißt "Luo-Punkt". Insgesamt 15 Luo-Punkte, von denen 12 den Hauptmeridianen der 12 Inneren Organe zugeordnet werden und je 2 des Ren- und Du-Meridians sowie ein Luo-Punkt der Milz. Luo-Punkte sind klinisch indiziert bei Erkrankungen der entsprechenden Inneren Organe. Die 15 Luo-Punkte sind: Di6, Ni4, Lu7, Ha58, Mi4, DE5, Ma40, P6, Dü7, Le5, He5, Ga37, Mi21, Du1, Ren15.

M

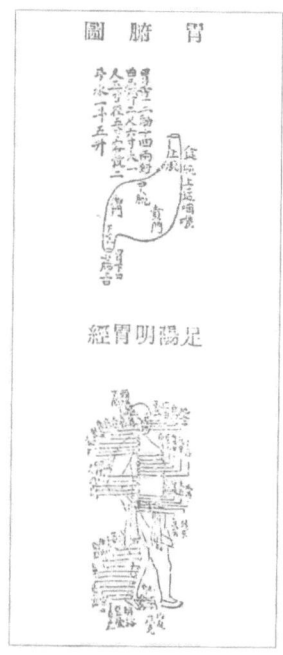

Abbildung 11
Traditionelle Darstellung des Magens und
des Magenmeridians Fuß Yangming. Der
Magen ist das korrespondierende Fu-Or-
gan der Milz. Abb. aus: Zhenjiu Dacheng,
Schriftenrolle 8, S. 11.

Mafutang (dt. eigentlich: *Hanf und kochendes Wasser*) eine über Mundzufuhr verabreichtes Betäubungsmittel aus Hanf und starkem Wein, das ------> Hua Tuo (141 - 212) aus Anlass der verschiedensten Operationen, einschl. solcher im Unterleibsbereich, seinen Patienten als Narkosemittel verabreicht haben soll.

Magen *(wei)* eines der 6 ----> Fu-Organe, auch ------> *Kornkammer* genannt wegen seiner Funktion der vorübergehenden Lagerung der zur Verdauung aufgenommenen Nahrung; nach Auffassung der TCM sind ---> Milz und M. die beiden Hauptorgane i.d. Nahrungsaufnahme und deren Verdauung. Der Magen steht mit Lungen und Nieren in enger funktionaler Beziehung wegen des nach unten gerichteten Nahrungsflusses in den Magen und der Umwandlung von Flüssigkeit in Urin in den Nieren. Der Magen wird unterteilt in *obere Magengrube* (shangwan), auch Akupunkturpunktname für Ren13, *mittlere Magengrube* (zhongwan), auch Name für Ren12, und *untere Magengrube* (xiawan), auch Name für Ren10.

Magenausgang (westl. Medizin *Pyrolus*, chines.: youmen, wörtl.: *weit entferntes Tor*) 1. eine der 7 Durchgänge des Nahrungstraktes, 2. Name für Akupunkturpunktstelle Ni21, indiziert bei Unterleibsschmerzen und Erbrechen.

Mageneingang *(ben men)* einer der sieben Durchgänge des Ernährungstraktes im menschlichen Körper. ---------> sieben Durchgänge.

Magenkrebs *(weiyong)*: In 50 % der Fälle dasjenige Karzinom, das den Verdauungstrakt befällt und Patienten männlichen Geschlechts dreimal häufiger befällt als Patienten weiblichen Geschlechts. In der TCM führen Sorgen zu einer Beeinträchtigung von Milz/Pankreas, was zu einer Stagnation des Milz/Pankreas-Qi führt, den Flüssigkeitsverlauf im Körper behindert und zu Ansammlung von Flüssigkeit im Körper führt und zu einer Umwandlung in Schleim. Ärger und Wut beeinträchtigen die Leber, was zu einer Stagnation des Leberqi führt und seinerseits wiederum die Blutzirkulation beeinträchtigt. Die Ansammlung von Schleim und Blut führt zu einer Behinderung des Magenqi und bedingt somit Schluckstörungen beim Essen oder Erbrechen nach einer Mahlzeit. Der Mangel an vitalem Qi wird als innere Ursache für das Auftreten von Magenkarzinomen angesehen ebenso wie ein Mangel an Blut oder Qi oder eine Unterfunktion von Milz/Pankreas und Magen. Darüber hinaus zeigen sich beim Patienten emotionale Störungen oder es liegt eine unausgewogene Diät vor. In diesem Fall verbinden sich Schleim und stagnierendes Qi mit übermäßiger Hitze und Blutstau, wobei es zur Abnutzung und Erschöpfung des Blutes kommt und anderer Flüssigkeitssubstanzen kommt, in der Folge Auftreten von Magenkarzinomen. Traditionell ist in solchen Fällen der Einsatz von Akupunktur/Moxibustion kontraindiziert, neuere

Veröffentlichungen (z.B. Chen/Chen 1992:398 ff.) führen neben den traditionellen Rezepturen aus der chinesischen Pharmakologie auch den komplementären Einsatz von Akupunktur/Moxibustion an. Die Behandlung im Falle eines a) unausgewogenen Verhältnisses zwischen Leber und Magen stellt ab auf eine Regulierung des Leberqi; im Falle von b) Schleim und Ansammlung von Nahrung gelten die Regulierung des Qi, die Beseitigung von Schleim und die Förderung der Verdauungstätigkeit als therapeutische Ziele; bei c) Ansammlung von Schleim und Blutstau geht es durch die medikamentöse Gabe um die Verbesserung der Blutzirkulation und Beseitigung des Blutstaus sowie die von Schleim und Erweichung der Verhärtungen; bei d) Qi-Mangel-Kälte in Milz/Pankreas und Magen geht es u.a. um die Erwärmung des mittleren Bereichs des Dreifachen Erwärmers, um dort die Kälte zu vertreiben, und die Funktion von Milz/Pankreas und Magen zu stärken, oder um die "Wiederherstellung" von Qi und Blut. Rezepturen dazu u.a. in Chen/Chen (1992:398-401).

Magenqi *(weiqi)*: 1. allgemein die Verdauungsfunktion des Magens. Normalerweise steigt das Magenqi abwärts in die unteren Körperbereiche und ist als solches für den Verdauungsvorgang unentbehrlich. Mit dem ---> Milzqi geht es dann eine funktionelle Wechselbeziehung ein (Magen- und ----> Milzqi arbeiten zusammen). Im Lingshu-Teil des Neijing in der Abhandlung über die Fünf Geschmäcker heißt es dazu u.a.: „Die Fünf Zang-Organe und die Sechs Fu-Organe folgen alle sämtlich den Befehlen des Magenqi" (wuzang liufu jie bing qi yu wei). Das menschliche Magenqi ist deswegen von so grundlegender Bedeutung, weil es in beträchtlichem Maße die Widerstandskraft gegen und zur Überwindung von Krankheiten ausmacht. Damit ist das Magenqi im menschlichen Körper eigentlich das Wichtigste seiner Art. Darum haben auch Generationen von Ärzten der

TCM immer wieder besonderen therapeutischen Wert auf den Schutz und die Bewahrung des Magenqi gelegt. Und so heißt es denn auch: „Arbeitet das Magenqi nicht richtig oder ist es nicht mehr vorhanden, so bedeutet dies den Tod". Das bedeutet für den Lebenswandel (Ernährungsweise) und für den therapeutischen Ansatz in der Behandlung von Krankheiten, dass eine Schwächung des Magenyang und damit der Magenfunktion beim Menschen unter allen Umständen zu vermeiden ist. 2. Bezeichnung für den Magenpuls, der als der grundlegendste seiner Art gilt.

Magenyang *(weiyang)*: die funktionellen Aufgaben des Magens.

Magenyin *(weiyin)*: Magenflüssigkeit, die u.a. auch „Magenspeichel" (weijin) oder „Magensaft" (weizhi) genannt wird. Bezieht sich damit auf die Umwandlung fester und flüssiger Nahrungssubstanzen in die genuinen, lebenserhaltenden Essenzen der durch den Körper aufgenommene Nahrungsstoffe. Klinisch kann die Erwärmung in Lunge und Magen leicht zu einer Erschöpfung des Magenyin führen, was sich dann in Form von Hitze (Fieber), trockenem Mund und trockener Kehle, Verstopfung, rot gefärbter Zunge mit leichtem Zungenbelag sowie fadenscheinigem Puls (ximai) u.a. Anzeichen manifestiert. In mancher Hinsicht erklärt dies auch, warum der jeweilige Zustand des Magenyin auch mit ausschlaggebend ist für einen Teil der übrigen Flüssigkeitssubstanzen im menschlichen Körper.

Magnolia-Blume *(xinyi)*, Flos Magnoliae: Diaphoretikum mit erwärmender Eigenschaft, getrocknete Knospen der Magnolia Illiflora Desr., Magnolia biondii Pamp. oder Magnolia denudata Desr. (Familie Magnoliaceae). Einsatz bei verstopfter Nase, Schnupfen und Entzündung der Nasennebenhöhlen.

Mangel-Überschuss-Symptome in der Diagnostik *(xushi bianzheng)* Symptomkomplexe zur Untersuchung und Unterscheidung krankmachender Faktoren in der TCM (------> Acht Orientierungssymptomkomplexe der Diagnose). - Arten: a) Mangelerscheinungen des Qi (xu): lang vorhaltende Erkrankungen wie Blässe, Herzklopfen, Schlaflosigkeit, schlechtes Gedächtnis, nächtliches Schwitzen, fadenhaft schwacher Puls, blassfarbene Zunge mit dünnem Belag. b) Überschusserscheinungen des Qi (shi): plötzlich aufgetretene Erkrankungen mit gerötetem Gesicht, heftigem (hechelnden) Atem, Völlegefühl im Brustkorb, Unterleibsschmerzen, Verstopfung. Pulsmerkmale deuten auf Qi-Überschuss, rotfarbene Zunge mit dickem Belag.

Mark --------> Medulla *(sui)*. In der TCM Sammelbegriff für das Gehirn-, Rücken- und Knochenmark. Nach Auffassung der TCM entsteht dieses Mark in den Nieren; setzt damit einen nervlichen und körperflüssigkeitsmäßigen (neurohumoralen) Entstehungsprozess voraus.

Massage *(tuina liaofa*, eigentlich *Massagetherapie)* neben Akupunktur, Moxibustion und Phytotherapie in der TCM. Bereits im -----> Neijing erwähnt und insbesondere in der Tang- Zeit (618-907) sehr beliebt. Massagetechniken u.a. Einsatz der Fingernägel, Fingerspitzen, Fingerknöchel, Ellbogen, Zehen, Knie.

Medulla -------> Mark.

Meridiane und Luo-Leitbahnen *(jingluo)*. Nicht real existierende, sondern in der Vorstellung der TCM vorhandene Verbindungslinien zwischen verschiedenen

Punktstellen in der Akupunktur auf der Körperoberfläche mit gleichen oder ähnlichen diagnostischen und therapeutischen Auswirkungen auf ein bestimmtes Inneres Organ. In der Systematik der Meridiane werden zwei Arten unterschieden:1. die Haupt- oder regulären Meridiane (jingmai oder jing), die in Körperlänge vertikal oder quer gerichtet verlaufen, 2. die Luo-Leitbahnen (luomai oder luo), die kleiner sind und Ausläufer der Hauptmeridiane sind. Insgesamt 14 Meridiane mit den 12 Hauptmeridianen, die den zwölf -----> Inneren Organen zugeordnet sind und zwei Meridiane der -----> Acht Außerordentlichen Meridiane (-----> Ren- und -------> Du-Meridian). Jeder dieser 14 Hauptmeridiane hat sein eigenes Ausläufersystem an Luo-Leitbahnen. Insgesamt 15 Luo-Leitbahnen mit dem Hauptausläufer der ----> Milz-Luo-Leitbahn. Benennung der Meridiane nach den Organen, auf die sich beziehen und bestimmte Auswirkungen haben (z.B. Magenmeridian) oder nach speziellen Aufgaben/Auswirkungen, die sie haben (z.B. der Du-Meridian, der übersetzt auch *Herrscher-* oder *Regierender Meridian* genannt wird. Die Anzahl der einem Meridian zugeordneten Akupunkturpunktstellen ist von Meridian zu Meridian unterschiedlich; während der Herzmeridian nur 9 solcher Punktstellen hat, sind für den Harnblasenmeridian 67 Punktstellen bekannt. Meridiane und Luo-Leitbahnen sind über den ganzen Körper verteilt und formen ein zusammenhängendes Netzwerk, durch das ständig Qi und Blut fließen und die Organe und das Gewebe mit Nahrungssubstanz versorgen. In den Meridianen und Luo-Leitbahnen treten Krankheiten auf und werden durch sie auch weitergeleitet.

Lungenmeridian Hand Taiyin (Lu)
Dickdarmmeridian Hand Yangming (Di)
Magenmeridian Fuß Yangming (Ma)
Milzmeridian Fuß Taiyin (Mi)
Herzmeridian Hand Shaoyin (He)
Dünndarmmeridian Hand Taiyang (Dü)
Harnblasenmeridian Fuß Taiyang (Ha)
Nierenmeridian Fuß Shaoyin (Ni)
Herzbeutelmeridian Hand Jueyin (P)*
Dreifacher-Erwärmer-Meridian Hand Shaoyang (DE)
Gallenblasenmeridian Fuß Shaoyang (Ga)
Lebermeridian Fuß Jueyin (Le)
Ren-Meridian (Ren)
Du-Meridian (Du)

* P: von der lateinischen Bezeichnung Pericardium für „Herzbeutel".

Tabelle 11: Übersicht über die vierzehn Hauptmeridiane (in Klammern die standardmäßig in diesem Lexikon verwendeten Abkürzungen für die Bezeichnungen dieser Meridiane)

Die Namen der ersten 12 Hauptmeridiane, die den 12 Inneren Organen zugeordnet werden, bestehen aus drei Teilen: a) dem Namen für das jeweilige Organ selbst (z.B. *Lunge* in *Lungenmeridian*), b) dem Verlaufsweg (z.B. Lungenmeridian Hand Taiyin), wo Hand eher für *Arm* stehen könnte und *Fuß* für *Bein* in den anderen Fällen), c) der Zugehörigkeit der den Meridianen zugeordneten Organe zur Kategorie -----> Yin oder ------> Yang sowie den entsprechenden ---> Körperzonen.

Meridiane *(Einteilung/Nomenklatur)* Neben den ------> Meridianenund Luo-Leitbahnen wird weiterhin unterschieden zwischen den
1. Zwölf Meridianen (s.o., denen die 12 Inneren Organe zugeordnet werden)
2. Acht Außerordentlichen (oder Außerregulären) Meridianen:
Im Gegensatz zu den Zwölf Meridianen sind sie nicht einzelnen Inneren Organen zugeordnet (Renmai, Dumai,

Chongmai, Yinweimai, Yangweimai, Yinqiaomai, Yangqiaomai)

3. Die 14 Regulären Meridiane - die Zwölf Meridiane (s.o.) und die beiden Außerordentlichen Meridiane Renmai und Dumai - werden als die *13 Regulären Meridiane* (shisijing) bezeichnet.

4. Die Sechs Meridiane (liujing) sind die jeweils 6 dem Fuß bzw. der Hand zugeordneten 12 Meridiane (s.o.)

5. Die Drei Yang-Meridiane (sanyang) der Hand und des Fußes (insges. 6)

6. Die Drei Yin-Meridiane (sanyin) des Fußes und der Hand (insges. 6)

Die Bezeichnung *Yangming* steht für Zweiten Yang-Meridian, *Shaoyang* für Ersten Yang-Meriian, *Taiyang* für Dritten Yang, ähnliches gilt für die Yin-Meridian: Dritter Yin für die Taiyin-Merdian, Zweiter Yin für die Shaoyin-Meridian, Erster Yin für die Jueyin-Meridian.

Meridiandiagnostik *(jingluo bianzheng)*, eigentlich: *Diagnostik der Gleichgewichtsstörungssyndrome an Hand der Meridiane und Luo-Leitbahnen.* Die Hauptmeridiane sind ja bestimmten inneren Organen zugeordnet, und da folglich die jeweiligen Inneren Organe betreffenden krankhafte Störungen in den entsprechenden Meridianen/Luo-Leitbahnen auftreten, sind solche Störungen auch in den betreffenden Meridianen und Leitbahnen festzustellen. Krankheitsdiagnose daher durch Untersuchung der jeweiligen Stellen, an denen solche Störungen auftreten, und ihrer jeweiligen spezifischen Eigenschaften. Den jeweiligen Meridianen werden in der Literatur im einzelnen folgende Störungsanzeichen zugeordnet:

Lungenmeridian: u.a. Husten, Asthma, Ausspucken von Blut, entzündeter Rachen, Bronchialkatarrh, Schmerzen im Muldenbereich der vorderen Bauchfellfalte zwischen Nabel und Blasenspitze, Schulter, Rücken

Dickdarmmeridian: Nasenbluten, Zahnschmerzen, entzündete Kehle/Rachen, Schmerzen in Hals-, vorderem Schulterbereich, Darmgeräusche im Bauch, Unterleibsschmerzen und -blähungen, Erbrechen, Durchfall

Magenmeridian: Darmgeräusche im Bauch, Unterleibsschmerzen, -blähungen, Erbrechen

Milzmeridian: Aufstoßen (Rülpsen), Erbrechen, Schmerzen in der Oberbauchgegend, flüssiger Stuhlgang, Gelbsucht

Herzmeridian: Herzschmerzen, Herzklopfen, Schlaflosigkeit, nächtlicher Schweißaustritt

Dünndarmmeridian: Taubheit, gelbe Lederhaut des Auges, Schmerzen und Blähungen im untersten Unterbauchbereich

Harnblasenmeridian: Bettnässen, Harnfluss-Stau, Schnupfen, Kopfschmerzen, Schmerzen in Genick, unterer und oberer Rückenregion

Nierenmeridian: Bettnässen, unkontrollierter Stuhlaustritt nachts, Impotenz, Hexenschuss, Schwäche in den unteren Gliedmaßen

Herzbeutelmeridian: Herzschmerzen, Herzklopfen, psychisch bedingte Ruhelosigkeit

Dreifacher-Erwärmer-Meridian: Unterleibsblähungen, Ödeme, Bettnässen, Taubheit, Ohrensausen, Schmerzen beim Harnlassen

Gallenblasenmeridian: Kopfschmerzen, verschwommenes Sehen, Schmerzen im Bereich der vorderen Bauchfalte zwischen Nabel und Blasenspitze, eingebildete Schmerzen

Lebermeridian: Schmerzen im unteren Rückenbereich, im Unterleib, Schluckauf, Bettnässen, seelische Erkrankungen

Du-Meridian: Kopfschmerzen, steifes und schmerzhaftes Rückgrat

Ren-Meridian: übermäßig vorhandenes weißes Scheidensekret, unregelmäßige Menstruation, Nabel/Leistenbruch, Harnfluss-Stau, Ober- und Unterleibsschmerzen

Chong-Meridian: Unterleibsschmerzen, Krämpfe der Muskeln im Unterleib

Dai-Meridian: Unterleibsschmerzen, Hexenschuss, zu viel weißes Scheidensekret
Yangqiao-Meridian: Epilepsie, Schlaflosigkeit
Yinqiao-Meridian: Schlaflosigkeit
Yangwei-Meridian: Frösteln, Fieber
Yinwei-Meridian: Herzschmerzen

Meridianqi *(jingqi)* 1. Lebensenergie schlechthin, das in den Meridianen zirkuliert, 2. das gesamte Qi im physiologischen Körperumflusszyklus, 3. die lebensnotwendige Aufgaben der Meridiane selbst.

Meridiansyndrom *(jingzheng)* Syndrom eines durch die -----> krankmachenden Einflussfaktoren gestörten Meridians, wobei das entsprechende Organ selbst noch nicht in Mitleidenschaft gezogen wurde.

Metall *(jin)* eine der ------> Fünf Wandlungsphasen, die Lunge symbolisierend. Nach der Theorie d. Fünf Wandlungsphasen fördert Metall (Lunge) das Wasser (Nieren), wirkt auf Holz (Leber) und überwindet (vernichtet) Feuer (Herz).

Milz *(pi)* eines der fünf -----> Zang-Organe. Abweichend vom Verständnis der westl. Medizin umfasst die M. den gesamten Pankreasbereich; andererseits wird die M. der TCM auch mit der Gleichsetzung der Milz im Sinne der westl. Medizin debattiert oder die Gleichsetzung der M. der TCM mit Milz- und Pankreasbereich im Sinne der westl. Medizin. In der TCM werden ihr folgende Hauptaufgaben zugeschrieben: Verdauung und Aufnahme von Nahrung, Regulierung des Blutkreislaufs, die Muskeln sind von der Funktion der M. abhängig, der Zustand der M. ist am -----> Mund ablesbar, ihre Funktion wirkt sich auch auf die Funktion der ------> Leber aus, sie ist auch wesentlich für

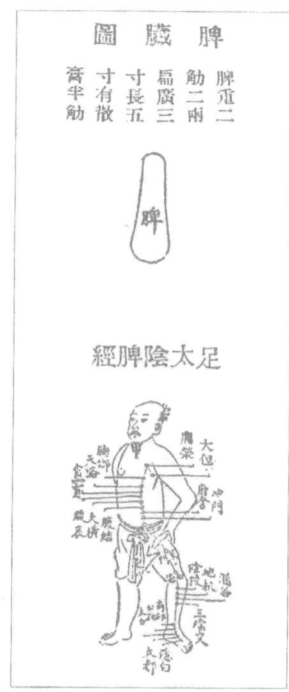

Abbildung 12
*Traditionelle Darstellung von Milz/Pan-
kreas und des Milzmeridians Fuß Taiyin.
Abb. aus: Zhenjiu Dacheng, Schriftenrolle 8.
S. 20.*

die Funktion der Lungen, da die Milz das Körperfleisch versorgt, das seinerseits die Lungen stärkt, die Milz ist der Sitz von Vorstellung und Ideen.

„Die MILZ beherrscht Weiterleitung und Umwandlung" *(pi zhu yunhua)*: Eine der wichtigsten funktionellen Aufgaben der Milz ist die Weiterleitung der essentiellen Nahrungsanteile in alle Bereiche des Körpers und der Umwandlung durch die Verdauung im Zusammenspiel mit dem Magen. Ist die Nahrung in den Magen gelangt, beginnen Milz und Magen gleichzeitig mit dem Verdauungsvorgang; nachdem auf diese Weise die entstandene Filtrierung der dem Körper zuzuleitenden genuinen Nahrungsanteile absorbiert wurden, werden diese filtrierten Anteile mit Hilfe des ---> Milzqi in alle Teile des Körpers weitergeleitet. Diese Filtrierungsfunktion übt die Milz auch für die durch den Körper aufgenommenen flüssigen Nahrungsstoffe aus und stellt auf diese Weise auch den Flüssigkeitsstoffwechsel im Körper sicher.

„Die MILZ ist mit dem Magen verbunden" *(pi he wei)*: Milz und Magen sind funktionell miteinander verbunden (----> *die Milz beherrscht Weiterleitung und Umwandlung)*. Dies entspricht der Verbindung von innen (d.h., die Milz als Yin-

Organ) und außen (d.h., der Magen als Yang-Organ). Denn der Magen leitet die überschüssigen Anteile der Nahrung nach außen, die Milz aber die genuinen, für den Körper essentiellen Anteile nach innen.

Milzqi *(piqi)*: die Weiterleitungs- und Umwandlungsfunktion der Milz einschließlich der Aufgabe, die genuinen Nahrungssubstanzen nach der Umwandlung (Trennung von essentiellen Nahrungssubstanzen und über den Verdauungsweg ausgeschiedener Reste) nach oben aufsteigen zu lassen und die Zirkulation des Blutkreislaufs zu regulieren.

Milzyang *(piyang)*: Die funktionellen Aufgaben der Milz, also ihre Weiterleitungs- und Umwandlungsfunktion (Verdauung), in deren Verlauf Wärme entsteht. Das auf diese Weise entstandene Milzyang dient der Entfachung und Nährung des ---> Feuers am Tor des Lebens und des Nierenyang selbst.

Milzyin *(piyin)*: 1. die Yin-Flüssigkeit (Essenz) der Milz; 2. Gegenstück zum -----> Magenyang, da die Milz als Zang-Organ zur Yin-Kategorie, der Magen aber als Fu-Organ zur Yang-Kategorie, gehört.

Milz-Magen-Verwundungstheorie *(piweinei shanglun)*: von -----> Li Gao (1180-1251) aufgestellte Theorie, wonach es eine enge Beziehung zwischen Milz/Pankreas und Magen einerseits und dem primären -----> Qi (yuanqi) gäbe, davon hänge in erster Linie die Lebensfähigkeit des Menschen ab, die Umwandlungsfunktion Milz und Magen sorge für den Fluss dieses primären ----> Qi. Erkrankungen von Milz/Magen haben nach Li Gao außerdem auch Auswirkungen auf die Funktiontüchtigkeit von Lunge und Nieren. Im Umkehrschluss bedeutet das, dass ohne die

Funktionstüchtigkeit von Milz/Magen die Lebensfähigkeit des menschlichen Körpers nicht gegeben ist, Erkrankungen dieser Organe gefährden also auch die Lebensfähigkeit des restlichen inneren Organismus.

Mittags-Mitternachtsbeziehung *(zhengwu yeban guanxi)* das Qi durchfließt die inneren Organe in einer bestimmten Reihenfolge. In der TCM wird jedem der 12 inneren Organ innerhalb einer Zeitspanne von 12 Std. ein Höhepunkt seiner Aktivität zugesprochen, wobei es auf eine Behandlung dann besonders anspricht. Um dabei das bestmögliche Ergebnis zu erzielen, sollte die Nadelung zu der entsprechenden Stunde an dem betreffenden Organ durchgeführt werden (so z.B. die Leber zwischen 1 und 3 Uhr nachts, wenn diese den Höhepunkt ihrer Aktivität erreicht hat, um so ein bestmögliches Behandlungsergebnis für die Leber zu erzielen). Diese Grundregel der Mittags-Mitternachtsbeziehung kann auch in der Diagnosestellung herangezogen werden, z.B.: wenn beim Patienten um Mitternacht schmerzhafte Koliken auftreten, sind diese entweder durch die Gallenblase oder das Herz verursacht (s. folgende Tabelle). In den klassischen Schriften der TCM sind an Stelle der in der Tabelle angeführten westlichen Stundenangaben dazu die Bezeichnungen der Zwölf Erdzweige angeführt, denen bestimmte Zeitperioden von 2 Stunden entsprechen (vgl. Tabelle im Anhang).

Zeit	Organmeridian	Punktstellen Eintritts-Punkt	Austritts-Punkt	Luo-Punkt
Mitternacht				
23 – 1 Uhr	Gallenblase	Ga1	Ga41	37
1 – 3 Uhr	Leber	Le1	Le14	5
3 – 5 Uhr	Lunge	Lu1	Lu7	7
5 – 7 Uhr	Dickdarm	Di4	Di20	6
7 – 9 Uhr	Magen	Ma42	Ma1	40
9 – 11 Uhr	Milz	Mi21	Mi1	4
Mittag				
11 – 13 Uhr	Herz	He9	He1	5
13 – 15 Uhr	Dünndarm	Dü19	Dü1	7
15 – 17 Uhr	Harnblase	Ha67	Ha1	58
17 – 19 Uhr	Nieren	Ni1	Ni22	4
19 – 21 Uhr	Herzbeutel	P1	P23	5
21 – 23 Uhr	Dreifacher Erwärmer	DE1	DE23	5

Tabelle 12: Zeitangaben zur Aktivität der inneren Organe auf ihrem jeweiligen Höhepunkt mit Angabe der relevanten Punktstellen (vgl. → Mutter-Kind-Beziehung)

In der obigen Tabelle wird der Kreislauf von Qi und Blut in den Meridianen in der jeweiligen zeitlichen Reihenfolge dargestellt. Ausgehend vom Zeitpunkt Mitternacht zwischen 23 und 1 Uhr (Zweistundenperiode nach der alten chinesischen Tageszeitzählung), wo die Gallenblase den Höchstpunkt ihrer Aktivität erreicht, durchfließt das Qi/Blut dann die Leber, Lungen, den Dickdarm, Magen, Milz; mittags zwischen 11 und 13 Uhr ist der Höchstpunkt der Aktivität des Herzens erreicht, worauf dann die jeweiligen Zeitpunkte von Dünndarm, Harnblase, Nieren, Herzbeutel und Dreifacher Erwärmer folgen. Damit hat sich der kreisförmige Durchlauf zunächst geschlossen und setzt dann um Mitternacht zwischen 23 und 1 Uhr mit der Zeitspanne der Gallenblase wieder ein.

Mittlere Magenhöhle *(zhongwan)* 1. mittlerer Teil des Mageninneren, 2. Akupunkturpunktname für Ren12 bei

Schmerzen im Darmbereich, Unterleibsblähungen, Erbrechen, Durchfall.

Mongolische Medizin *(meng yiyao)*: Bezeichnung für eigenständige Tradition der Medizin im mongolischen Kulturkreis seit dem 13. Jh. n. Chr., ursprünglich aus der mongolischen Volksmedizin entstanden, zum Spektrum der hier vorhandenen Therapieformen gehörten neben der Pharmakologie (z.T. vermittelt über Kontakte mit Tibet durch Eindringen des lamaistischen Buddhismus im mongolischen Kulturkreis, ----> tibetische Medizin, ursprünglich aus der Ayurvedischen Medizin stammend) Akupunktur und Moxibustion, Einrenkung von gebrochenen und ausgerenkten Knochen (Chiropraktik), medizinische Diät, Stutenmilch-Therapie u. a. - Dass zumindest primitive Vorformen der Akupunktur/Moxibustion auf dem heutigen Gebiet der Inneren Mongolei schon seit der Steinzeit gang und gäbe waren und hier möglicherweise auch entstanden sind, wird u.a. durch archäologische Funde (-----> frühgeschichtliche Werkzeuge, der TCM) belegt; im -----> Neijing findet sich der Hinweis, dass Akupunktur/Moxibustion „aus dem Norden" stammen (gemeint kann damit sein auch das Gebiet der heutigen Inneren Mongolei); möglicherweise haben die ethnischen Vorläufer der Chinesen die Akupunktur/Moxibustion von den ethnischen Vorfahren der heutigen Mongolen übernommen; die theoretischen Konzepte dazu (Meridiane, Punktstellen, Lehre von den Zang- und Fu-Organen, Pulslehre, u.a.) sind wohl aber erst im chinesischen Kulturraum zwischen der Shang- und der Zhou-Zeit entstanden und wären damit genuin chinesischen Ursprungs.

Moxa (aus dem japanischen mogusa in der Bedeutung brennendes Heilkraut, das u in mogusa ist kaum hörbar, so dass eigentlich *moksa* gesprochen wird, bei der Übernahme dieses Wortes in westl. Sprachen aus dem Japanischen hat sich dann die Schreibung *Moxa* etabliert, ursprünglich chines. ai) die getrockneten Blätter des -----> Beifuß in der -------> Moxibustion, in verschiedenen Größen, z.B. als Moxakügelchen oder -stäbchen.

Moxibustion *(jiu)* Therapie- und Vorbeugungsmethode gegen Krankheiten in der TCM, indem durch brennendes -----> Moxa an ausgewählten Punktstellen des Körpers Hitze zugeführt wird durch Einsatz von brennenden Moxakügelchen oder -stäbchen. Wirkungen: Erwärmung und Beseitigung von Qi-Fluss-Hindernissen in den Meridianen., der Beseitigung von -----> Kälte und -------> Feuchtigkeit. Gegenanzeigen für den Nichteinsatz von M.: hohes Fieber, Gesicht und Kopf, Unterleib, Kreuzbeinbereich der schwangeren Frau, Körperpartien in der Nähe innerer Organe, wichtiger Arterien und Knochen.

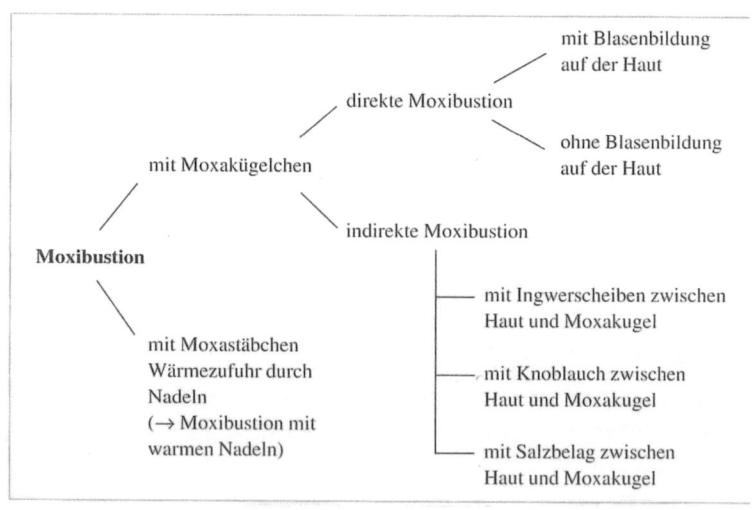

Abbildung 13: Formen der Moxibustion

Moxibustion mit warmen Nadeln *(wenzhenjiu)* eine der Anwendungsformen der -----> Moxibustion. Dabei wird ein Stück Moxawolle um den Griff der eingeführten Nadel geschlungen und in Brand gesetzt. Indiziert insbesondere bei Gelenkschmerzen auf Grund von -----> Feuchtigkeit und ------> Hitze.

Mund *(kou)* liefert Hinweise auf den Zustand bestimmter innerer Organe. So stehen z.B. Mund und Milz in einem engen Funktionszusammenhang der Aufnahme, der Weiterleitung und Verdauung von Nahrung. Übermäßige Speichelproduktion ist ein Hinweis auf eine durch Magenfeuchtigkeit und -hitze geschädigte Milz. Herunterhängende Mundwinkel deuten wie bei vollständiger Lähmung einer Körperhälfte weisen hin auf ein Eindringen von üblem ------> Wind. Die Unfähigkeit zur Schließung des Mundes zeigt sich in Fällen übermäßiger Schwächeerscheinungen des Qi.

Mu-Punkte *(mu xue)*, auch *Vordere Mu-Punkte* genannt: jene Stellen, an denen nach Auffassung der TCM das -----> Qi der entsprechenden --------> Inneren Organe in die entsprechenden ---> Meridiane eintritt. Lokalisation: Brustkorb- und Unterleibsbereich ganz in der Nähe der jeweiligen. Inneren Organe. Ist eines der betreffenden Organe in Mitleidenschaft gezogen, so macht sich dies durch anormale Reaktionen an den betreffenden Punkten wie Überempfindlichkeit (z.B. Schmerz) bemerkbar. Diese Punkte kommen in der Diagnosestellung wie auch in der eigentlichen Therapie zum Einsatz. Die betreffenden Mu-Punkte sind: Lu1, Re17, Le14, Ga24, Re 14, Re13, Le13, Ga25, Ma25, Re5, Re4, Re3.

Muskelmeridiane *(jinjing)* die Meridiane sind an der Entstehung von Krankheiten im Muskelbereich beteiligt(Muskeln, Muskelnahtstellen), Beziehungen zu den inneren Organen liegen nicht vor, obwohl sie die Namen der jeweils am nächsten liegenden 12 Organmeridiane tragen. Sie verlaufen von den Extremitäten der oberen und unteren Glieder und enden jeweils an Kopf, Gesicht und Rumpf sowie in Bereichen der Haut, wo sich auch die Luo-Leitbahnen finden.

Mutter-Kind-Beziehung *(muzi guanxi)* das Qi durchfließt die einzelnen 12 Organmeridiane in einer bestimmten Reihenfolge: Beginnend mit dem Lungenmeridian und abschließend mit dem Lebermeridian beginnt der Kreislauf im Lungenmeridian wieder von neuem. Gemäß dieser Grundregel ist derjenige Meridian, der vom Qi vor einem anderen durchflossen wird, die *Mutter* und der darauf unmittelbar folgende das *Kind.* So ist z.B. der Dünndarmmeridian die Mutter in Bezug auf den folgenden Harnblasenmeridian und gleichzeitig das Kind in Bezug auf den dem Dünndarmmeridian vorhergehenden Herzmeridian. Die Behandlung der Mutter übt einen das Qi stärkende Wirkung aus und ist indiziert bei Qi-Mangel-Syndromen (xu); die Behandlung des Kindes hat einen das Qi jeweils schwächenden Effekt und ist angezeigt bei Qi-Überschuss-Syndromen (shi). Diese Grundregel der M.-K.-B. kann auch auf die Theorie der Fünf Wandlungsphasen übertragen werden: wenn z.B. eine Schwäche des Lungenqi vorliegt, sollte die Milz (Mutter) gestärkt (tonisiert) werden, liegt ein Überschuss des Lungenqi vor, sollte die Niere (Kind) geschwächt (sediert) werden.

Organmeridian	Zeitpunkt	Punktstellen Eintritts-Punkt	Austritts-Punkt	Luo-Punkt
Lunge	3 – 5 Uhr	Lu1	Lu7	7
Dickdarm	5 – 7 Uhr	Di4	Di20	6
Magen	7 – 9 Uhr	Ma42	Ma1	40
Milz	9 – 11 Uhr	Mi21	Mi1	4
Mittag				
Herz	11 – 13 Uhr	He9	He1	5
Dünndarm	13 – 15 Uhr	Dü19	Dü1	7
Harnblase	15 – 17 Uhr	Ha67	Ha1	58
Nieren	17 – 19 Uhr	Ni1	Ni22	4
Herzbeutel	19 – 21 Uhr	P1	P8	6
Dreifacher Erwärmer	21 – 23 Uhr	DE1	DE23	5
Mitternacht				
Gallenblase	23 – 1 Uhr	Ga1	Ga41	37
Leber	1 – 3 Uhr	Le1	Le14	5

Tabelle 13: Zeitpunkt der Höchstaktivität des Qi in Übereinstimmung mit der Qizirkulation (vgl. auch → Mittag-Mitternachts-Beziehung)

Die vorstehende Tabelle enthält weitgehend analoge Angaben wie die Übersicht zu -------> Mittag-Mitternachtsbeziehung. Der Unterschied zwischen beiden liegt jedoch darin, dass in d. Tab. zu -----> Mittag-Mitternachts-Beziehung ein zeitlicher Kreislauf des Qi-Flusses ohne Berücksichtigung der Meridianreihenfolge, die der Flussverlauf des Qi nimmt, dargestellt wird; in der Übersicht zu ----> Mutter-Kind-Beziehung wird die Qi-Flussreihenfolge unabhängig vom chronologischen Zeitverlauf (-----> Mittags-Mitternacht-Beziehung) dargestellt. Aus jeweils unterschiedlichen Perspektiven heraus kann die eine oder andere Variante jedoch für die Behandlung Vorrang haben.

N

Nächtlicher Ausstoß *(mengyi)* bei Furcht und übermäßigem Sexualleben, führt zu einer Schwäche des Nierenqi und Übermaß von ----> Feuer im Herzen. Symptome: Schwindelgefühl, Herzklopfen u.a.

Nadeln der Akupunktur *(zhen)* schon in den Historischen Aufzeichnungen(Shiji) von Sima Qian (145 - 90 v. Chr.) werden früheste Vorläuferformen der heutigen Akupunkturnadeln aus Stein in der Zeit des Paläolithikums (Altsteinzeit) und bianshi (Steindurchbohrer), Chanshi (Steinbohrer), zhenshi (Steinnadel) genannt. Im Neolithikum (Jungsteinzeit) sollen Nadeln aus Knochenmaterial, Bambus und später aus Metallen wie Gold, Silber, Kupfer u.a. hergestellt worden sein. Das Neijing ------> erwähnt ------> neun Arten von Akupunkturnadeln. Gelben Metallen (Gold, Kupfer) wurde eine Yang-Wirkung (anregende) und weißen Metallen (Silber, Chrom) eine Yin-Wirkung (abschwächende) zugeschrieben. Eine gute N. muss stark und biegsam sein, der Körper und griffig und die Nadelspitze einer Tannenbaumnadel (in der Form) gleich. Größe und Länge der Nadeln, wie sie heute gewöhnlich verwendet werden: a) Länge: 12,7 mm, 25,4 mm, 38,1 mm, 50,8 mm, 63,5 mm, 76,2 mm, 101,06 mm, 127 mm. b) Format an Durchmesser in mm: 0,46 mm, 0,28 mm, 0,32 mm, 0,26 mm.

Nadelstärke *(xinghao)* Akupunkturnadeln haben verschiedene Größen:

Nadelstärke :	26	28	30	32
Durchmesser/mm:	0,46	0,38	0,32	0,26

Nase *(bi)* in der N. kann sich der Zustand verschiedener innerer Organe reflektieren, z.B. rot und geschwollen weist auf -----> Feuchtigkeit von Magen und Milz hin, weiße Nase auf eine Qi-Schwäche, weißglänzende Nase deutet auf einen Stillstand von Nahrung im Darmbereich hin u.a.

Neijing (eigentlich: *Huangdi Neijing*, dt.: *Klassiker des* -----> *Gelben Kaisers zur Inneren Medizin*) erstes und ältestes Werk zur TCM, das der Autorenschaft des -----> Gelben Kaisers zugeschrieben wird, sehr wahrscheinlich aber in der Zeit zwischen 475 - 221 v. Chr. als Werk eines oder mehrerer unbekannter Autoren entstanden. Das Buch gliedert sich in zwei Teile: Suwen (*Reine Fragen*) und Ling Shu (*Wundersame Türangel*). Im Suwen-Teil werden die Grundlagen der TCM in Gesprächen zwischen dem -----> Gelben Kaiser und seinem Minister ------> Qi Bo erörtert mit Aussagen zu Funktion des Körpers, Organen, Krankheiten, Diagnostik, Behandlung durch Akupunktur, usw. ------> Yin-Yang und die Theorie der ----->Fünf Wandlungsphasen spielen dabei eine wesentliche Rolle (deutsche Teilübersetzung mit Einleitung, Kommentar vgl. Schmidt 1993).

Neun Nadeln der Akupunktur *(jiuzhen)* 1. Nadel mit Pfeilkopfform: 1 Cun, 6 Fen lang für oberflächliches Stechen; 2. runde Nadel: 1 Cun, 6 Fen lang für massagemäßigen Einsatz, 3. stumpfe Nadel: 3 Cun, 5 Fen lang für Klopfen oder Drücken, 4. scharfe dreikantige Nadel: 1 Cun, 6 Fen lang für venöses Stechen, 5. schwertförmige Nadel: 4 Cun, 1,5 Cun groß für Eiterentfernung, 6. scharfe runde Nadel: 1 Cun, 6 Fen lang für schnelles Stechen, 7. Filiform-Nadel: 3 Cun, 6 Fen lang, meistens verwendet, 8. lange Nadel: 7 Cun für tiefes Stechen, 9. Große Nadel: 4 Cun lang bei Behandlung von Gelenkentzündungen und -schmerzen.

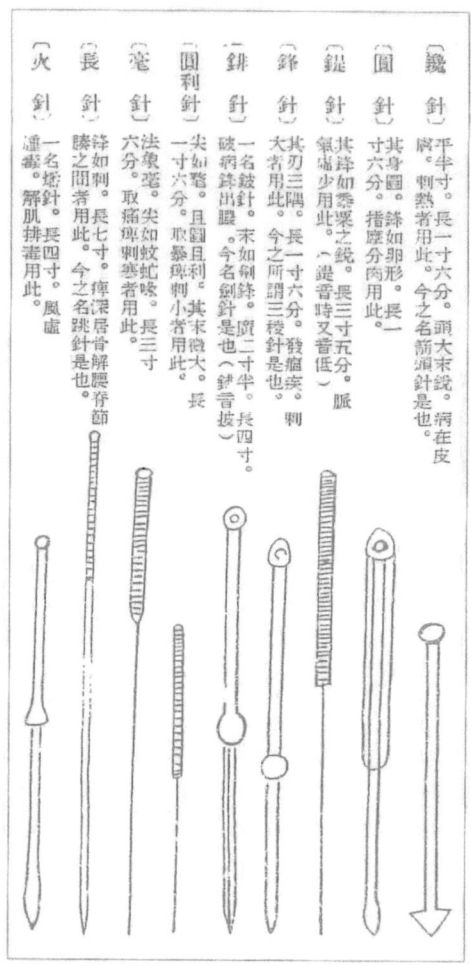

Abbildung 14
Die Neun Standardnadeln der Akupunktur.
Abb. aus Zhenjiu Dacheng, Schriftrolle 5,
S. 101.

Nicht-äußere und nicht-innere Krankheitsfaktoren *(bu nei bu wai yin)* Krankheitsfaktoren, die weder äußeren noch inneren Krankheitsfaktoren in der TCM zugerechnet werden, diese sind: 1. Ernährungsweise: Unmäßigkeit in Essen und Trinken, 2. Sexualleben: Übermäßiges Sexualleben schädigt das Nierenqi, 3. -----> Lebenskraft/körperliche Aktivität: Erschöpfung, Ermüdung, körperlicher Bewegungsmangel, 4. Verschiedenes: Verbrennungen, Insekten- oder sonstige tierische Bisse, Schnittwunden u.a.

Nichtanwendung von Akupunktur ----------> Kontraindikationen.

Nieren *(shen)* eines der fünf -----> Zang-Organe. Lage der N. war schon in der TCM gut bekannt, jedoch gab es ein wesentlich von der westl. Medizin abweichendes Verständnis ihrer Funktion. Danach wurde das Urin aus dem Dünndarm in die Harnblase weitergeleitet durch ein Loch an der Spitze der Harnblase. Die Harnleiter wurden als Transportröhren für den männlichen Samen angesehen. - Hauptfunktionen der N.: 1) Speicherung von Qi und Regulierung der biologischen Reproduktion, daher auch die Bezeichnung „Wurzel allen Lebens" für die Nieren, die rechte Niere des Mannes wird auch „mingmen" (-----> Tor des Lebens) genannt, weil dort der männliche Same gespeichert wird. Die sexuelle Potenz des Mannes hängt von den Nieren ab; 2) Herstellung von -----> Mark, Blut, Gehirn, Nierenfunktion ist auch für den Zustand der Knochen ausschlaggebend, 3) Kontrolle des Wasserflusses, Aufrechterhaltung der Körperflüssigkeit, 4) verantwortlich für die Aufnahme des -----> reinen Qi, 5) N. spiegeln sich in den Ohren wieder: Taubheit und Ohrenentzündung bei einer Schwäche des Nierenqi (----> Organqi), 6) für emotionale Faktoren/Charaktereigenschaften wie Willen und

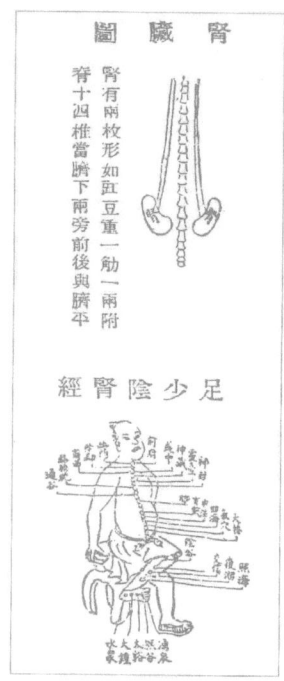

Abbildung 15
Traditionelle Darstellung der Nieren und des Nierenmeridians Fuß Shaoyin. Abb. aus: Zhenjiu Dacheng, Schriftenrolle 8, S. 44.

Durchsetzungsvermögen aus-schlaggebend, 7) beeinflusst das Kopfhaar; der Zustand der N. spiegelt sich auch in der Haarbeschaffenheit wieder, 7) Funktion der N. auch ausschlag-gebend für den Zustand der Milz (*die N. regieren/kontrollieren die Milz*).

„Die NIEREN beherbergen die Essenzen" *(shen cang jing)* die angeborene menschliche Reproduktionskraft (Fortpflan-zung) sowie die durch Aufnahme fester und flüssiger Nahrung erworbene Energie der Fünf Zang- und der Sechs Fu-Organe.

„Die NIEREN beherrschen das Wasser" *(shen zhu shu)*: „Die Nieren sind die Speicher der Flüssigkeit/des Wassers" (shen wei shuizang). Dies bezeichnet in erster Linie im Körperinneren den Flüssigkeitsstoffwechsel. Die Nieren regulieren den Flüssigkeitsvorrat und den Flüssigkeitsabfluss der flüssigen Stoffe im Körper und üben dadurch eine Öffnungs- (kai)- und Verschlussfunktion (he) aus. Daher heißt es auch: „Die Nieren kontrollieren Öffnung und Verschluss" (shen zhu kai he). *Öffnen* bezieht sich dabei auf den Abfluss und Schließen für die Flüssigkeitsverhaltung (Retention) im Körper. In diesem Sinne sind *Öffnen* und *Schließen* die wichtigsten funktionellen Aufgaben von ---> Nierenyang und ----> Nierenyin. Normalerweise, wenn das

Verhältnis von ---> Nierenyang und ---> Nierenyin zueinander ausgeglichen ist, wird die jeweilige Öffnungs- und Verschlussfunktion der Nieren durch das ---> Nierenqi koordiniert, wobei auch der Urinabfluss normal verläuft. Bei einer Erkrankung der Nieren ist diese „Wasser beherrschende" Funktion der Nieren und damit auch der Flüssigkeitsstoffwechsel im Körperinneren gestört. Das kann dann zu verschiedenen Erkrankungen wie dem Auftreten von ---> Ödemen u.a. führen.

Nierenqi *(shenqi)*: Begriff für die funktionellen Aufgaben der ---> Nieren. Vgl. auch ----> Nierenyang.

Nierenstein ------> Urinfluss-Störungen.

Nierenyang *(shenyang)*: u.a. auch *originäres Yang* (yuanyang), *wahres Yang* (zhenyang), *wahres Feuer* (zhenhuo), *Feuer am Tor des Lebens* (mingmen zhi huo) oder *angeborenes Feuer* (xiantian zhi huo) genannt. Nach Auffassung der TCM ist das Nierenyang am ----> Tor des Lebens beheimatet, und als solches stellt es die angeborene, von den Eltern ererbte Lebensenergie (auch *yuanqi* genannt) dar. Der Begriff des Nierenyang im engeren Sinne steht für die funktionellen Aufgaben der Nieren; man könnte aber auch sagen, dass es die Quelle aller Wärmeenergie im menschlichen Körper ist. Die Nieren sind der Sitz des angeborenen und des später nach der Geburt (z.B. durch Nahrungszufuhr) „in Gang gehaltenen" Qi (*erworbenes Qi*); Letzteres wird insbesondere durch das Qi von Milz und Magen ermöglicht, das seinerseits wiederum von der Wärme des Nierenyang abhängig ist. Denn das Nierenyang ermöglicht nämlich erst die Funktionen von Milz und Magen, und so wird auf diese Weise auch die Versorgung des Körpers mit dem erworbenen Qi über die Milz durch das Nierenyang sichergestellt. Auch die *wahre Lebensfunktion* genannt oder *wahres Feuer des Tor des Lebens*, da das N. als materielle Grundlage des Körperqi überhaupt angesehen wird.

Nierenyin *(shenyin)*: u.a. auch *originäres Yin* (yuanyin), *wahres Yin* (zhenyin), *Flüssigkeit/Wasser der Nieren*" (shen-shui), *wahre Flüssigkeit/wahres Wasser* (zhen shui) genannt. Ein dem ----> Nierenyang entgegengesetzter Begriff. Der Begriff des Nierenyin beinhaltet die materielle Ausgangsbasis für die jeweilige Flüssigkeit der Zang-Organe überhaupt (einschließlich der Nierenflüssigkeit selbst) und ist auch der Ausgangsstoff für das ----> Nierenyang. Ist das Nierenyin nicht in ausreichendem Maß vorhanden, kann das Nierenyang überhand nehmen und zu Erkrankungen führen, die sich in Form von Symptomen eines *überschüssigen Nierenfeuers* manifestieren. Auch *wahre Substanz* genannt, weil die Nierenflüssigkeit als materielle Grundlage für die lebenswichtige Funktion der Nieren angesehen wird.

Normale Weiterleitung *(shunzhuan)* der von der TCM angenommene normale Verlauf einer Krankheit von einen in den anderen Meridian, z.B. vom Taiyang- in den Yangming-Meridian oder vom Shaoyang- oder sonstigen Yang-Meridianen in einen der Yin-Meridiane (-------> Meridiane und Luo-Leitbahnen).

O

Oberer Teil des Magens *(shangwan)* 1. oberer Teil des Magens (--------> Kardia), 2. Akupunkturpunktstelle Ren 13, indiziert bei Schmerzen im Magen-Darmbereich, Erbrechen.

Ödeme *(shuizhong,* andere chines. Bezeichnung auch *shuiqi,* also „Wasserqi"): Eine Überflutung von übermäßiger Flüssigkeit im Körper auf Grund eines Verschlusses der Wasserflusswege im Bereich des -------> Dreifachen Erwärmers, bedingt durch in die Lungen eingedrungenen ------> Wind und --------> Kälte oder durch eine Schwäche des Milz- und Nierenyangs (-------> Organyang). - Arten: a) Überschuss (shi) an Qi: Auftreten ganz plötzlich, Ödeme zeigen sich zunächst im Gesichtsbereich, am Kopf oder den unteren Gliedern; b) Mangel (xu) an Qi: Ödeme treten plötzlich und unerklärlich auf, erst an den Füßen, Augenbrauen und verbreiten sich von dort über den ganzen Körper (sog. Anasarka). Differenzierung nach: (1) Yang-Ödemen.: Bei Ansammlung von Wasser im Körperinneren und von außen eindringendem Wind führt dies zu einem abrupten Auftreten von Ödemen, wenn Wasser und Wind aufeinandertreffen. Beginn im oberen Körperbereich, da Wind als pathogener Yang-Faktor nach oben treibt. Bei Beeinträchtigung der Harnblase verminderter Harnabfluss. Anzeichen u.a.: abruptes Auftreten von Ödemen mit verschwollenem Gesicht und Augenlidern, glänzend schimmernde Haut, Husten, Asthma, dünnweißer Zungenbelag, oberflächlich rollender und schneller Puls. (2) Yin-Ödeme.: Yang-Schwäche in Milz/Pankreas und Nieren führt dort zu Überschuss von Yin, und das Qi kann nicht mehr richtig für den Wassertransport sorgen, führt zu Überfluss von Wasser-Feuchtigkeit im unteren Körperbereich und zum Auftreten von Ödemen vor allem im Lendenbereich. Anzeichen u.a.: Ödeme zunächst im

Augenlidbereich, dann am ganzen Körper, speziell im Lendenbereich, kalte Glieder, allgemeine Schwäche, Völlegefühl, Appetitlosigkeit, blassfarbene Zunge, weißer Zungenbelag, fadenförmiger Puls.

Ölentfettung *(quyou):* Vorgang, bei dem Öle und Fette bestimmter medizinischer Substanzen entfernt werden zur Verminderung von Überreaktion, toxischer Anteile und gegenläufiger Nebenwirkungen.

Ohnmacht (1) während der Akupunkturbehandlung *(yunzhen)* normalerweise durch die Nervosität des Patienten oder unzureichende Nadelungstechnik durch den Arzt bedingt.

Ohnmacht (2) *(jue)*: plötzlicher Bewusstseinsverlust in der Regel durch angegriffene Gesundheit mit Störungen des seelischen Gleichgewichts und auf Grund von allgemeiner Erschöpfung. Qi und Blut der 12 Hauptmeridianen können nicht in den Kopf aufsteigen, das Yangqi (-------> Organqi) erreicht die Extremitäten der Gliedmaßen nicht, und das ernährende Qi und das Abwehrqi befinden sich nicht in normalem Fluss. - Arten: a) Mangel des Qi (xu): Symptome wie flaches Atmen, übermäßiges Schwitzen, Blässe, kalte Extremitäten der Glieder, fadenförmiger Puls, geöffneter Mund, b) Qi-Überschuss (shi): Symptome wie u.a. grobe Atemzüge, starker Puls, starre Extremitäten der Glieder, zusammengezogene Kinnladen. Im Falle von a) ist O. durch einen allgemeinen Mangel des yuanqi (----> Qi) bedingt, im Falle von b) ist O. in der Hauptsache auf schwerwiegende Störungen im emotional-mentalen Bereich (Wut, Angst, Furcht) zurückzuführen, was den Fluss des Qi, das nach oben in Herz- und Brustkorbbereich steigt, beeinträchtigt.

Ohrakupunktur *(er zhen liaofa)* Methode der Krankenheilung durch die Stimulation bestimmter Ohrakupunkturpunkte mit Nadeln. Erwähnt wird diese Behandlungsmethode im -----> Handbuch zur Akupunktur und Moxibustion mit Bezug auf die Behandlung von Grauem Star. Da alle Meridiane im Ohr aufeinandertreffen, können Krankheiten in allen Bereichen des Körpers durch Nadelung der entsprechenden Punkte im Ohr behandelt werden. Vor rd. 20 Jahren wurde diese Methode auch in Europa zunehmend eingesetzt, vor allem durch P. Nogler in Frankreich. Nach der von P. Nogler vertretenen Theorie spiegeln sich die verschiedenen Organe und Körperpartien in speziellen Bereichen des Ohrs wider, das mit einem aufrecht sitzenden Fötus im Mutterleib verglichen wird. Seither haben sich Sonderanwendungen wie die Elektroakupunktur entwickelt. Ohrakupunktur seit 1959 zur Schmerzbehandlung in China. In Fällen wie Entzündungen des Ohrs sollte Ohrakupunktur nicht zum Einsatz kommen.

Ohren *(er)* wie Augen und Mund spielen sie eine gewichtige Rolle in der chinesischen Physiognomie und in der TCM. Der Zustand vieler innerer Organe kann sich in den Ohren widerspiegeln, weil alle Meridiane in diesem Sinnesorgan aufeinandertreffen. So kann sich die erschöpfte ------> Lebenskraft (jing) der Nieren z.B. in trockenen oder zusammengezogenen schwarzgrünen Ohren in Fällen von ------> Kälte oder Mangelerscheinungen widerspiegeln; schwarz gefärbte Ohren deuten auf eine Erschöpfung von Wasser hin; ---> feuchte Hitze in der Gallenblase manifestiert sich in der Regel durch die Ansammlung von Eiter im Ohr.

Organqi das Qi der ------> Fu- und --------> Zang-Organe; in dem heutigen Verständnis der TCM ein Sammelbegriff für die verschiedenen Funktionen der einzelnen Organe (z.B.

das mit weiqi bezeichnete Magenqi, worunter in erster Linie alle Funktionen des Magens einschl. des Darmsystems wie z.B. die der Verdauung fallen).

Organyang Begriff für die Lebensfunktion eines ----> Zang- oder -----> Fu-Organs schlechthin (z.B. das mit weiyang bezeichnete Magenyang für die Lebensfunktion des Magens).

Organyin die materielle Basis für die Lebensfunktion eines bestimmten ------> Zang- oder -----> Fu-Organs (z.B. das als weiyin bezeichnete Yin des Magens, nach Auffassung der TCM identisch mit der ------> Körperflüssigkeit.

P

Pflaster gegen Rheumaschmerzen *(shangshi zhitong gao)*: Patentrezept aus Olibanum, Myrrha, Cortex Cinnamoni, Flos Caryophylli, Herba Menthae, Herba Asari cum Radice u.a., zur äußeren Anwendung bei rheumatischen Schmerzen, Verstauchungen und ähnlichen Verletzungen.

Pflaumenblütenakupunktur *(meihuazhen)* ----------> Hautakupunktur.

Pomen (chines. auch *gangmen*) für -------> Geist des Lebens, weil nach Auffassung der TCM über diesen Weg das Endprodukt des Lungenqi (feiqi) ausgeschieden wird.

Pollution --------> Verschmutzung

Poren (*xuanfu*, eigentlich wundersame Stelle, auch Gastor (qimen) oder *Teufelstor* (guimen)) Schweißaustrittsstellen; Schweiß entsteht nach Auffassung der TCM aus dem Lungenqi und wird als dessen Endprodukt durch die Poren der Haut ausgeschieden.

Promptes Stechen *(dianci)* schnelle Einstichmethode in der Akupunktur.

Puls der Drei Hindernisse *(sanguan zhi mai)* die am unteren Fingeransatz, in der Fingermitte und an Fingerspitze eines aufrecht gehaltenen Zeigefingers gelegenen Pulsfühlungsstellen bei Kindern unter drei Jahren: „Windhindernis" (fengguan), „Qi-Hindernis" (qiguan) und „Lebenshindernis" (mingguan) entsprechend genannten Stellen, an denen eine Diagnosestellung an Hand der Venen an diesen drei Stellen des Zeigefingers vorgenommen werden kann.

PULSKLASSIKER *(Mai Jing)* das erste umfassende und systematische Werk zur Pulskunde in der TCM von ------> Wangxi.

Pulsfühlung *(qiemai)* Pulstastung durch den Arzt mit Hilfe des Zeige-, Mittel- und Ringfingers als Teil der Diagnostikmethoden in der TCM. Zeige-, Mittel- und Ringfinger des Arztes ruhen dabei oberhalb des Handgelenks an der Radialarterie (cunkou). Der Puls kann dabei an drei Stellen gefühlt werden: a) gleich neben der Hand selbst mit dem Zeigefinger; dies ist die Cun-Stelle; b) unmittelbar neben der ersten Stelle mit dem Mittelfinger; diese Stelle heißt *Guan*; c) die dritte Stelle heißt *Chi*, auf ihr ruht der Ringfinger. P. auf zwei verschiedenen Fingerdruckebenen: oberflächlich und tief. Normaler Puls in regelmäßigem Rhythmus, eben und stark mit 4-5 Pulsschlägen pro Einatmungszug des Arztes. Insgesamt 6 Pulse an jedem Handgelenk: drei oberflächlich und 3 tief gelegene. Jedem Paar entspricht dabei eine oberflächlich und eine tief gelegene Stelle. Oberflächliche Pulse sind solche der Kategorie Yang (Ehemannpuls, *außen*), tief gelegene sind solche der Kategorie Yin (Ehefraupulse, *innen*). Beziehung der jeweiligen Pulsstellen zu den jeweiligen inneren Organen:

Handgelenk, Radialarterie		Inneres Organ	
Handgelenk	Stelle	oberflächlich (Yang)	tief gelegen (Yin)
links	Cun	Dünndarm	Herz
	Guan	Gallenblase	Leber
	Chi	Harnblase	Nieren
rechts	Cun	Dickdarm	Lunge
	Guan	Magen	Milz
	Chi	Dreifacher Erwärmer	Herzbeutel

Tabelle 14

Pulsfühlungsstelle an der Radialarterie (*cunkou*, am rechten und linken Handgelenk) Stelle am Handgelenk über der Radialarterie zur Pulsfühlung. -------> Pulsfühlung.

Q

Qi: 1. Luft, 2. Lebensenergie ist die zentrale Bedeutung von Qi in der TCM; unsichtbar, ermöglicht Lebensfunktionen, Atmung, usw. Zirkuliert durch alle Körperpartien, nämlich das Leitbahnsystem der Akupunktur (---> Meridiane und Luo-Leitbahnen). Stärke, Fluss und Verteilung des Qi im Körper hängen von dem Gleichgewicht zwischen ----> Yin und ----> Yang ab. Das normale Qi (zhengqi) ohne besondere Eigenschaften entsteht durch a) Das Ursprungsqi (yuanqi) in den Nieren (----> Nierenqi), wird von den Eltern ererbt und hat die Eigenschaft der Fortpflanzung, b) ----> Kornqi (guqi), das durch die Nahrungsaufnahme entsteht, c) natürliches Qi (kongqi) der Luft von außen. - Diesem so entstandenen Qi werden verschiedene Aufgaben zugesprochen: a) Das Qi der inneren Organe (zangfu qi) wie z.B. Herz-, Lungen-, Nierenqi, usw., b) das Qi der Meridiane und Leitbahnen (jingluo qi), c) das Nahrungsqi (yingqi), das vom Blut in alle Teile des Körpers transportiert wird und den Körper ernährt, d) Abwehrqi (weiqi), zirkuliert in den Blutbahnen und „verteidigt" den Körper gegen krankmachende Einflüsse von außen (eine Art Immunitätsfunktion, e) ----> elterliches Qi (zongqi), das in der Brust gebildet wird und Herz und Lungen in ihrer jeweiligen Funktion unterstützt. 3. Gas, insbesondere Gase im Inneren des Körpers. - Der Begriff des Qi im Chinesischen ist vielschichtig und daher nur schwer in die Terminologie westlichen Sprachen übersetzbar. Auch als „Qi des Lebens", „vitales Qi" bezeichnet, manchmal wird dafür auch der Terminus *shenqi* zur besseren Unterscheidung verwendet.

Qi Bo Minister des --------> Gelben Kaisers, der im ------> Neijing auf Fragen des Gelben Kaisers zur TCM antwortet.

Die TCM wird manchmal auch *Qi Bo zhi shu* (die Kunst Qi Bos) genannt.

Qi erhalten/bekommen *(de qi)* zeigt sich nach Einführung der Nadel, wenn der Patient das Gefühl des Wundseins/Schmerzes, der Blähung, der Schwere und der Gefühllosigkeit um die Einstichstelle herum hat. In diesem Fall eine normale Reaktion. Eine Verzögerung des Erhaltens von Qi kann durch eine Blockade des gesamten betreffenden Meridians bedingt sein. In einem solchen Fall keine Nadelung, stattdessen der Einsatz von sanfter -----> Moxibustion und der Auswahl anderer Punktstellen.

Qigong: Heilgymnastik. Eine Behandlungsmethode, zur Verhütung und Bekämpfung von Krankheiten mit Hilfe der Tiefenatmungstechnik und bewusster Geisteskontrolle, die weitgehend die Eigenaktivität des Patienten bzw. der betroffenen Person voraussetzt. Ursprünglich entstanden aus dem *Tuna Daoyin* des chinesischen Altertums (---> Daoyin) mit Körperpositionen wie Sitzen, Hinlegen, Stehen u.a. Früher hatte man in der TCM vermutet, dass es speziell das Herz ist, das über bestimmte Atemtechniken einhergehend mit bestimmten Konzentrationsübungen mit der Verlagerung der Ein- und Ausatmung der Luft und der mit damit zusammenhängenden schrittweisen Verlangsamung, Abschwächung, Vertiefung und Verlängerung des Qi-Flusses animiert werden kann. Auf dem Hintergrund moderner westlicher Medizinerkenntnisse weiß man aber heute inzwischen, dass derartige Vorgänge im wesentlichen über die Großhirnrinde gesteuert werden und damit auch die Intensität des Qi-Flusses im Körperinneren reguliert wird, dies den Sauerstoffanteil im Blut erhöht und das Qi im gesamten Körperorganismus in Gang gehalten wird. Über die Stimulierung der Großhirnrinde durch bestimmte Qigong-Übungen kann außerdem der

Verdauungsvorgang im Magen und im Darmsystem und die Stoffwechselvorgänge stimuliert, die Verbindung zu den jeweiligen ---> Meridianen und ----> Luo-Leitbahnen hergestellt, Qi und Blut, Yin und Yang aufeinander eingestellt und die Gesundheit bewahrt, der Körper gekräftigt, Krankheiten vorgebeugt und zur Heilung von Krankheiten beigetragen werden. - Zahlreiche Übungsformen des Qigong, von denen solche der Entspannung und der Kräftigung, die am häufigsten Angewandten sind. Das traditionelle Qigong des chinesischen Altertums ist stark mit daoistischen und buddhistischen (hier vor allem Atemtechniken während der Meditation im chinesischen Chan- oder Meditationsbuddhismus (jap. Zen)) Anschauungen vermischt; die innerhalb der TCM übliche „Variante" legt das Schwergewicht vor allem auf die Vorbeugung und Bekämpfung von Krankheiten.

Qigong und Krebstherapie *(dui aizheng liaofa yong qigong)*:-->Qigong wird im Zuge der gerade in den letzten Jahrzehnten auf dem chinesischen Festland populär gewordenen Behandlung von Krebs mit TCM oder integriert von TCM und westlicher Medizin zur Vorsorge (Prävention) und auch in der Krebstherapie selbst (komplementär) mit eingesetzt (Nachsorge). Karzinomzellen sowie die Karzinomgebilde selbst sind nach der herrschenden Auffassung Fremdkörper, die aus dem natürlichen Körperstoffen Nahrung und Energie für das eigene Wachstum aufsaugen und somit „parasitär" wirken. Durch Übungen wie z.B. „Blasen und die Schnellschritt-Methode" sollen die im natürlichen Körpergewebe angesiedelten Fremdkörper (Krebszellen) vernichtet werden dadurch, indem die normale Atemtechnik verändert wird und ihnen dadurch Nahrungsstoffe und Energie, die sie für ihr Wachstum benötigen, entzogen wird. Die *Öffnungs- und*

Schließungs-Tiefatmungsmethode sowie die *Hauch-und-Wortausspruch-Methode* beeinflussen ebenfalls parasitäre Krebszellen durch Veränderung der normalen Atemtechnik: Sie sollen die Blutklumpen und die in den ----> Meridianen verfestigten Tumore auflösen. Qi- und Blutstau, Verhaltung von „übler" ---> Feuchtigkeit sowie von Schleim, Einwirkung von Giftstoffen (damit sind alle den Körper schädigende Stoffe gemeint) sowie eine Schwäche des Qi sind alle nach Auffassung der TCM an der Entstehung von Krebs beteiligte Faktoren mit entsprechenden Syndromkategorien (-----> Karzinome). Alle diese Faktoren können durch entsprechende Qigong-Übungen günstig beeinflusst werden. Für weitere Einzelheiten vgl. *Chinese Qigong Therapy*, Jinan 1988:94-10, 195ff., 259ff. Der Einsatz von Qigong ist auch bei westlichen Krebspatienten vor allem in der Nachsorge geeignet.

Qin Yueren ----------> Bian Que.

Quellpunkte *(yuanxue)* jeder der 12 Hauptmeridiane (------> Meridiane und Luo-Leitbahnen) hat einen Q. in der Nähe von Gelenk und Knöchel, bei den Yin-Meridian fällt dieser mit dem jeweiligen Shu-(Strom-) P. (------> Shu Punkte/ Fünf Transportpunkte) zusammen. Q. wichtig für Diagnose und Behandlung von Krankheiten der betreffenden Meridiane bzw. direkt betroffener Organe dieser Meridiane. Indiziert bei Qi-Schwäche und bei Qi-Überschuss der betreffenden Organe, oft in Verbindung mit den ------> Luo-Punkten.

Übersicht über die Quellpunkte:

Gelenk	Punktstelle
Hand	Lu9, P7, He7, DE4, Dü4, Di4
Fuß	Ga40, Ha64, Mi3, Ni3, Ma42, Le3

R

Rebellisches Qi *(qi ni)* fließt in der falschen Richtung im Körperinneren, führt zu Erbrechen, Aufstoßen, bedingt durch das Magenqi, das nach oben steigt, obwohl es im Normalfall nach unten steigen sollte.

Rein *(qing)* hat in der TCM u.a. folgende Bedeutungsfelder: sauber, klar, reinhaltig (unvermischt) im Gegensatz zu schmutzig, verunreinigt. Qing Qi ist z.B. das -----> reine, klare, unverbrauchte Qi.

Reines Qi *(qing qi)* frische Luft oder die von Überflüssigem befreiten (z.B. ausgeschiedenen) Substanzen der Nahrung, das in die Lunge gelangt und von dort in die übrigen Inneren Organe weitergeführt wird.

Ren-Meridian *(renmai)*, einer der Acht Außerregulären Meridiane und mit zu den 14 Hauptmeridianen gehörend. Entspringt im Uterus und ist mit der Vorstellung von Empfängnis und Schwangerschaft verbunden, steht mit den Yin-Meridianen in funktionalem Zusammenhang. Bruch der Eingeweide, Fehlfunktionen der Inneren Organe schlechthin und auch eine allgemeine Schwäche/Anfälligkeit in der Konstitution des Patienten werden mit diesem Meridian in Verbindung gebracht.

Rheuma -------> Bi-Syndrome/Fünf Bi-Syndrome. Die Krankheitserscheinungen, die in der westlichen Medizin unter den Rheumabegriff fallen würden, sind in der TCM nach unterschiedlichen Gesichtspunkten gegliedert und benannt. ----> Bi-Syndrome. Damit ist der westliche Rheumabegriff nicht mit dem entsprechenden Krankheitsverständnis in der TCM deckungsgleich.

Rotationsmethode *(nianzhen)* Methode der Nadelführung zur Stärkung und Schwächung des Qi. --------> Schwächungs-/Stärkungsmethode.

Rückbildung der Zunge *(bo tai)* normalerweise ist die Z. ohne Belag, feucht mit normal geformten Papillen. Eine teilweise Rückbildung der Papillen kann ein Hinweis auf Parasitenbefall sein, eine vollständige Rückbildung der Zungenpapillen kann eine Schwäche des Leber- und Nierenqi zur Ursache haben.

Rücken-Shu-Punkte *(beishuxue)* Punkte, an denen das Qi der einzelnen Inneren Organe in die Meridiane eintritt. Diese Punkte befinden sich am Rücken auf beiden Seiten entlang der Wirbelsäule ganz in der Nähe der jeweiligen Inneren Organe Empfindlichkeitsreaktionen an diesen Punktstellen bei Beeinträchtigung der entsprechenden Organe. Jeder Meridian hat einen solchen Punkt, die wichtig für die Diagnosestellung und Behandlung von Krankheiten der betreffenden Organe sind. Diese Punkte können entweder allein oder in Verbindung mit den ----> Mu-Punkten zum Einsatz kommen. Die entsprechenden Punkte sind: Ga13 (Lunge), 14 (Herz), 15 (Herz),18 (Leber),19 (Gallenblase), 20 (Milz), 21 (Magen), 22 (Dreifacher Erwärmer), 23 (Nieren), 25 (Dickdarm), 27 (Dünndarm), 28 (Harnblase). Bei typischen Erkrankungen der Lunge wie Asthma, Lungenentzündung usw. kommt Ga26, bei Lebererkrankungen wie Hepatitis z.B. Ga18 in Betracht, usw.

S

Sachter Puls *(wei mai)* ein fadendünner und leiser Puls, feststellbar bei extremen Erschöpfungszuständen.

Schädelakupunktur *(touzhen liaofa)* neuere Form der Akupunktur seit ca. 1970 in China, auf der Grundlage der Funktion des gesamten Nerven- und Körpersystems (neuroanatomisches System). Den jeweiligen Akupunkturpunktstellen am Schädel entsprechen die jeweiligen funktionalen Einheiten des Gehirns (Bewegungszentrum, sinnliche Wahrnehmungen, Sprachzentrum, Brust-, Magen- und Fortpflanzungsbereich); Schädelakupunktur wird daher insbesondere in Fällen bei schlimmen Schädelverletzungen, die die Funktion des Gehirns schädigen, oder Schlaganfall eingesetzt.

Schädigung der -----> Körperflüssigkeit *(shang jin)* insbesondere die Schädigung von ------> K. und der ------> Lunge mit Symptomen wie Durst, trockener Husten u.a.

Schädigung des Yang *(shang yang)* durch verschiedene Ursachen wie Eindringen von ------> Kälte oder einer Überdosis an kühlender Heilkräutermedizin.

Schädigung des Yin *(shang yin)* davon die Schädigung von ----> Leber- und -----> Nieren-Yin (-----> Organyin) bei Fieberkrankheiten im fortgeschrittenen Stadium die wichtigste Erscheinungsform.

Schambein *(henggu)* der Akupunkturpunkt Ni11, 0,5 Cun seitlich des Ren2 gelegen, indiziert bei Schmerzen in den Genitalien, Impotenz. Andere Bezeichnung *qugu* (gewölbter Knochen).

Schlafflähmung *(weizheng)* durch Schädigung der Sehnen auf Grund von Ansammlung von ----> feuchter Hitze, die die Yangming-Meridiane in Mitleidenschaft zieht; Erschöpfung/Auslaugung der --------> Körperflüssigkeit durch Einwirkung äußerer ------> Wind-Hitze auf die Lungen; Verlust an -------> Lebenskraft und ----> Qi der -------> Leber und ------> Nieren nach langer Krankheit, die von einem übermäßigen Sexualleben herrührt.

Schlaganfall -------> Apoplexie *(zhong feng)*: der chinesische Terminus bedeutet wörtlich „vom bösen Wind geschlagen sein". Nach Auffassung der TCM gibt es folgende Ursachen: a) äußerliche (d.h., außerhalb der inneren Körperfunktion liegenden) Faktoren wie pfeifender Wind bei einer Überfunktion des Leber-Yangs bei Verzweiflung und Aufregung, b) innere Faktoren wie ----> Schleim-Hitze nach übermäßigem Alkoholgenuss oder übermäßigem Genuss fettreicher Nahrung. - Arten: a) bedrohlich, wenn die inneren Organe in Mitleidenschaft gezogen sind und die Symptome/Anzeichen im Bereich der ---> Luo-Leitbahnen, Meridiane und der inneren Organe liegen; b) nicht bedrohlich, wenn sich Anzeichen/Symptome nur im Bereich der Meridiane und Luo-Leitbahnen finden. Differenzierung nach: (1) Beeinträchtigung der Zang-Fu-Organe: a) Überschuss-Syndrom: Wind durch Aufbrausen des Leberyangs lässt Qi und Blut aufwärts in den oberen Körperbereich fließen, zusammen mit Schleim-Feuer wird das Bewusstsein beeinträchtigt und führt zu Ohnmacht. Anzeichen u.a.: Hinfallen bei plötzlicher Ohnmacht, rotfarbene Zunge mit dicklich-gelbem oder schwarzgrauen Zungenbelag, saitengespannter, rollender und kräftiger Puls. (b)) Mangel-Syndrom: Bewusstseinsstörungen durch Schleim-Hitze auf Grund außergewöhnlicher Qi-Schwäche, der Scheidung von Yin und Yang, Erschöpfung des Qi in den Zang-Organen. Anzeichen u.a.: Hinfallen bei plötzlicher

Ohnmacht mit Bewusstseinsverlust, geschlossene Augen und geöffneter Mund, fadenscheiniger, schwacher Puls. (2) Beeinträchtigung der Meridiane und Luo-Leitbahnen: a) Beeinträchtigung der Meridiane und Luo-Leitbahnen ohne Beeinträchtigung der Zang-Fu-Organe und b) Stagnation von Qi und Blut in den Meridianen und den Luo-Leitbahnen, nachdem die Funktion der durch Schlaganfall gestörten Zang- und Fu-Organe wiederhergestellt wurde. Wind-Schleim dringt in die Meridiane und Luo-Leitbahnen ein auf Grund einer unausgewogenen Balance von Yin und Yang bzw. Stagnation von Qi und Blut in den Meridianen und Luo-Leitbahnen, nachdem die Funktion der betroffenen Zang-Fu-Organe wieder hergestellt wurde. Anzeichen u.a.: vollständige Lähmung einer Körperhälfte, Steifheit der Glieder, verzogener Mund und verzerrte Sprechweise, Kopfschmerzen, Durst, trockene Kehle, saitengespannter und rollender Puls.

Schleim *(tan)* 1. krankheitsbedingte flüssige Ausscheidungen aus dem erkrankten Atmungssystem, 2. krankheitsbedingter schleimiger flüssiger Austritt aus beliebigen erkrankten Organen. Schleim (tan) wird in der TCM von -------> Speichel (xian)unterschieden, der als dünn und nützlich, farblos und durchsichtig gilt. Schleim hingegen ist dicklich, grau, gelblich-grün, unnütz, gefährlich und stammt i.d.R. aus dem Atmungstrakt und tritt bei Erkrankung desselben auf. Störungen der Lunge, Milz und Nieren führen nach Auffassung der TCM zu Störungen in der Verteilung der -----> Körperflüssigkeit über den ganzen Körper, was dann zur Bildung von Schleim im Atmungstrakt führt. Symptome bei Schleimausscheidung: a) Lunge: Husten, Asthma, übermäßiger Austritt an Spucke, b) Herz: Klappern im Hals, Koma; c) Meridiane und Luo-Leitbahnen: Starre/Steifheit der Glieder und vollständige Lähmung einer Körperhälfte .

bei Blockierung der Meridiane und Luo-Leitbahnen durch Schleim. -----> Speichel.

Schmerzbehandlung ------------> Analgesie *(zhenci zhentong)*. Seit 1959 in der VR China entwickelt zur Schmerzbeseitigung mittels Akupunktur in Kombination mit TCM und westl. Schulmedizin. - Begriff: auch *Akupunkturanalgesie, Akupunkturanästhesie*. Der Terminus *Akupunkturanalgesie* ist jedoch zutreffender, weil die eigentlichen Ergebnisse in der Abwesenheit von Schmerzen bestehen, während die anderen Sinne/Gefühlswahrnehmungen unberührt bleiben. - Eine oder mehrere Nadeln werden an bestimmten Punkten von Gliedern, Ohren, Nase und Gesicht eingeführt; die Schmerzblockade erfolgt einige Minuten nach Einführung der Nadeln. Chirurgische Eingriffe müssen in weniger als einer Stunde abgeschlossen sein, um ein Aufbrechen der Schmerzblockade zu vermeiden, ansonsten ist der Patient bei vollem Bewusstsein und mit Ausnahme der Schmerzunempfindlichkeit verlaufen alle sonstigen physischen Körperfunktionen normal. Nach chines. Quellen in 90 % aller Fälle erfolgreich. Nach neueren Theorien stimuliert die Einführung der Nadel die Freisetzung morphinähnlicher Substanzen im zentralen Nervensystem und anderen Körperteilen, die die Schmerzblockade aufbauen (sog. -----> Endorphine).

Schnappender Puls *(jiesuo mai)* ohne bestimmten Rhythmus, gleicht dem Schnappen eines Seils, einer der sieben Pulse, die auf den bevorstehenden Tod hinweisen.

Schneller Puls *(shuo mai)* mit mehr als 5 Schlägen pro Einatmungszug des Arztes, Hinweis auf ------> Hitze.

Schräge Einführung der Nadel *(xieci)* bei Einführung der Nadel entsteht ein Winkel von 45° im Verhältnis zur Hautoberfläche, diese Einführungsmethode der N. besonders an dünnen Muskelstellen oder in Nähe wichtiger innerer Organe angezeigt.

Schröpfen *(baguan liaofa)* alte und volkstümliche Therapiemethode u.a. auch in der TCM. Die Schröpfgefäße sind aus Glas, Metall, Holz oder Bambus hergestellt, in denen ein Vakuum durch Hitzezufuhr mit Hilfe alkoholgetränkter und dann angezündeter Baumwollstoffbällchen (bei gläsernen oder metallenen Schröpfgefäßen) bzw. durch Kochen (bei Schröpfgefäßen aus Bambus oder Holz) entsteht. Die Schröpfgefäße werden dann an die entsprechende Stelle der Hautoberfläche geführt mit oder ohne Verritzungen der Haut. Kühlen die Schröpfgefäße ab, saugen sie sich an der Haut völlig fest und füllen sich mit Blut (im Falle von Hautverritzungen). Dunkles Blut soll die Gifte, die zu einer Erkrankung geführt haben, so aus dem Körper ziehen und diesen von solchen Stoffen *entschlacken*. Wie auch bei im Prinzip ähnlichen Techniken in der ------> Moxibustion ist Schröpfen vor allem bei Erkältungserkrankungen angezeigt: allgemeine Erkältung, Bronchitis, Rheuma, Gelenkschmerzen, usw. Schröpfen sollte nicht bei Krämpfen, allergischen Hautreaktionen, Ödemen, Hang zu Blutungen angewandt werden.

Schwacher Puls *(ruo mai)* tief und nur leise wahrnehmbar, in Fällen allgemeiner Schwäche auftretend.

Schwächungsmethode *(xiefa)* um eine Schwächung übermäßig vorhandenen Qi zu erreichen, wird 1. die Nadel vorsichtig angehoben und dann schnell und sanft gestoßen,

2. die Nadel wird immer wieder und schnell in einem großen Umdrehungsradius hin und her gedreht.

Schwächungspunkte *(xiexue)* zur Schwächung übermäßig vorhandenen Qi benutzt in der Nadelung (------> Schwächungsmethode). Nach dem Prinzip der ------> Mutter-Kind-Beziehung befindet sich der jeweilige Schwächungspunkt auf dem Meridian A, der nach der Theorie der -----> Fünf Wandlungsphasen das *Kind* der eigenen Wandlungsphase ist: z. B. die Nieren werden dem Element Wasser zugeordnet, die auf Wasser folgende Phase ist die des Holzes (das *Kind* von Wasser), S. wäre daher in diesem Fall der Punkt Ni1.---------> Mutter-Kind-Beziehung

Schweiß *(han)* Ergebnis der Umwandlung von Lungenluft (feiqi) und ausgeschieden als überflüssige Reste in Form von Schweiß durch die Poren der Haut.

Sechs atmosphärische Einflüsse im Übermaß *(liuyin)* Kälte, Wind, Sommerhitze, Feuchtigkeit, Trockenheit und Hitze, die, wenn im Übermaß vorhanden, äußere krankmachende Einflüsse sein können.

Sechs Meridiane *(liujing)* bezeichnet die Kategorie der ----> Taiyang-/Shaoyang-/Yangming-/Taiyin-/Jueyin- und Shaoyin-Meridian --------> Meridiane und Luo-Leitbahnen.

Sechs Meridiane, Diagnose auf der Grundlage der - *(liujing bianzheng)* Theorie von Zhang Ji (150 -219?), in dessen Werk Shanghan Za Bing Lun (*Abhandlung über Fieber- und verschiedene andere Krankheiten*), nach der die äußeren krankmachenden Einflüsse einen bestimmten Verlauf innerhalb des Meridiansystems nehmen. Danach sind alle Erkrankungen auf Grund äußerer krankmachender Einflüsse von Fieber begleitet und entwickeln sich in einer bestimmten

Reihenfolge innerhalb des Meridiansystems (dies aber nicht in jedem Einzelfall notwendigerweise): a) i. d. Taiyang-Meridianen findet das erste Krankheitsstadium statt mit Fieber, Erkältung, Kopfschmerzen und schwankendem Puls; danach weiterer Verlauf entweder in Shaoyang- oder Yangming-Merdianen, b) Yangming-Meridiane: weitere Krankheitsentwicklung im Inneren mit u.a. Durst, Fieber, Schweißaustritt, schnellem Puls. c) Shaoyang-Meridiane: Symptome u.a.. Frösteln, Fieber, bitterer Geschmack im Mund, Appetitlosigkeit. d) Taiyin-Meridiane: Unterleibs-verstopfung, kein Durst, fast kein Appetit, Erbre-chen, Durchfall u.a. e) Shaoyin-Meridiane: u.a. ohne Fieber, schwacher Puls, kalte Extremitäten (mangelnde Durchblutung); f) Jueyin-Meridiane: höchstes Entwick-lungsstadium der Krankheit.

Sechs-Tore-Theorie *(liumen xueshuo)*: Von ----> Zhang Congzheng aufgestellte Theorie, wonach Wind, Kälte, Hitze, Feuchtigkeit, Trockenheit und Feuer die sechs Quellen des üblen -----> Qi (xinqi) seien; dieses Schema ist weitaus flexibler als die Einteilung in innere und äußere pathogene Faktoren (YU, 1992:196), weitere Einzelheiten dazu vgl. YU, 1992:196-197.

Sechs Vereinigungen *(liuhe)* der inneren Organe: 1. Lunge - Dickdarm, 2. Niere - Harnblase, 3. Leber - Gallenblase, 4. Herz - Dünndarm, 5. Herzbeutel - Dreifacher Erwärmer, 6. Milz - Magen. Diese *Vereinigungen* sind Funktionskreise, in denen jeweils ein Zang-Organ in enger funktionaler Verbindung mit dem jeweiligen Fu-Organ steht; Erkrankungen des einen Organs tangieren auch das andere innerhalb dieses Funktionskreises.

Sechs Yang-Pulse *(liu yangmai)* die sechs vollen und großen Pulse, fühlbar an den jeweils drei Pulsfühlungsstellen des

Handgelenks mit Hinweisen auf funktionale Abnormitäten der betreffenden inneren Organe, nicht auf spezielle Krankheitserscheinungen.

Sechs Yin-Pulse *(liu yinmai)* die sechs schwachen und fadendünnen Pulse fühlbar an den jeweils drei Pulsfühlungsstellen des Handgelenks mit Hinweisen auf funktionale Abnormitäten der betreffenden inneren Organe, nicht auf spezielle Krankheitserscheinungen.

See des Blutes *(xuehai)* 1. der Chong-Meridian, der als *der See der 12 Hauptmeridiane* bezeichnet wird, 2. Leber als das Hauptblutreservoir im Körper, 3. Akupunkturpunkt Mi10, indiziert in Fällen unregelmäßiger Menstruation, Uterusblutungen u.a.

See des Marks *(suihai)* anderer Ausdruck für -------> Gehirn.

See des Qi *(qihai)* Brustbereich zwischen den Brustwarzen im Bereich der Akupunkturpunktstelle Ren17 mit enger Verbindung zu Herz und Lungen.

See des Wassers und des Korns *(shuigu zhi hai)* --------> Magen/Kornkammer.

See der Verschmutzung *(zhuo hai)* Bezeichnung für die fünf Zentren der Sammlung und Ausscheidung verbrauchter Körperstoffe: 1. Lungen (verbrauchter Atem), 2. Nieren (Stickstoff), 3. Harnblase (flüssige Reste, von den Nieren produziert), 4. Dickdarm: feste und halbfeste Reststoffe, 5. Haut(Schweiß).

Seele *(hun)* eine der fünf geistig-seelischen Einheiten, die ihren Sitz in der Leber haben, die für das seelische

Gleichgewicht zuständig ist. Nach chines. Auffassung wird der Körper von zwei *Seelen* beherrscht: die eine ist der -----> Geist des Lebens (po) mit der *niederen Seele eines Lebewesens* (darunter fallen z.B. Triebe, Instinkte u. ä., die auch im tierischen Bereich anzutreffen sind)sowie der *Seele des höherstehenden Geistes* (hun), worunter der Spezies Mensch eigene Attribute fallen (Moral, Verstand u.a.). Nach dem Volksglauben entflieht Hun im Augenblick des Todes dem menschlichen Leib durch ein Loch an der Spitze des Kopfes, -----> Fontanelle (xinmen) genannt. Auch beim Träumen soll dies der Fall sein. Mit *Verlust der eigenen Seele (hun)* werden mentale Zustände wie psychische Instabilität oder übermäßige Furcht bezeichnet.

Semesblättchen *(juemingzi)*, Semen Cassiae: Antipyretikum zur Beseitigung innerer starker Hitze, getrocknete Samen der Cassia obtusfolia L. oder Cassia tora L. (Familie Leguminosae). Anwendung in der Augenheilkunde gegen akute Entzündungen zur Verminderung des Blutdrucks und des Cholesterol-Anteils im Blut. Für die chemische Zusammensetzung vgl. ZHONGYAO DA CIDIAN, Bd. I, 1992:949.

Sehnen *(jin)* in der TCM Sammelbegriff für 1. Muskeln, 2. Sehnen (im Sinne der westlichen Medizin), 3. unter der Hautoberfläche sichtbare Venen, 4. alle Gebilde, die in der Form Sehnen oder Venen ähnlich sind. Zustand der S. abhängig von dem der Leber; Schwäche des Leberblutes, Krämpfen, Steifheit und Starre können bei einer Funktionsstörung der Leber auftretende Entzündungen, außerdem Einsatz außerhalb der Augenheilkunde.

Senkrechte Einführung der Nadel *(zhici)* senkrechte Einführung der Nadel im Verhältnis zur Hautoberfläche.

Shennong zweiter der fünf legendären Herrscher der chines. Geschichtsschreibung. Ihm wird die Erfindung/Einführung von Wagen und Pflug zugeschrieben u. gilt somit als Begründer des chines. Ackerbaus. Daher auch die Bezeichnung Shennong (*göttlicher Landmann*). Außerdem gilt er als der Begründer der chines. Kräuterheilkunde, und er soll Autor des ersten und ältesten Klassikers zur Kräuterheilkunde Shennong Bencao Jing (*Der Klassiker des Shennong zur Kräuterheilkunde*) sein. In diesem Klassiker werden 365 verschiedene Heilkräuter angeführt. Shennong soll Bruder des legend. ------> Gelben Kaisers und später dessen Rivale gewesen sein. Während der Gelbe Kaiser als Begründer der Akupunktur einschl. Diagnostik-, Krankheits- und Körperfunktionslehre gilt, wird Shennong die Begründung der chines. Pharmakologie zugeschrieben. Beide Richtungen der TCM durchliefen für Jahrhunderte eine getrennte Entwicklung in China; Akupunktur und die damit verbundenen medizintheoretischen Konzepte galten als rational und inhaltlich begründet, während der Heilkräutermedizin noch weitgehend der Ruf des Magischen und Aberglaubens verbunden mit "Wunderheilung" anhaftete und lief daher auch der vor allem konfuzianisch geprägten gesellschaftlich wünschenswerten Lebenssicht konträr; zeitweilig gehörte aus diesem Grunde auch die Heilkräutermedizin nicht zum klassischen medizinischen Ausbildungskanon der offiziell anerkannten Ärzte. In der Moderne wird in der TCM vielfach der Versuch gemacht, diese Trennung zu überwinden und die Kräuterheilkunde gleichberechtigt in die TCM zu integrieren.

175

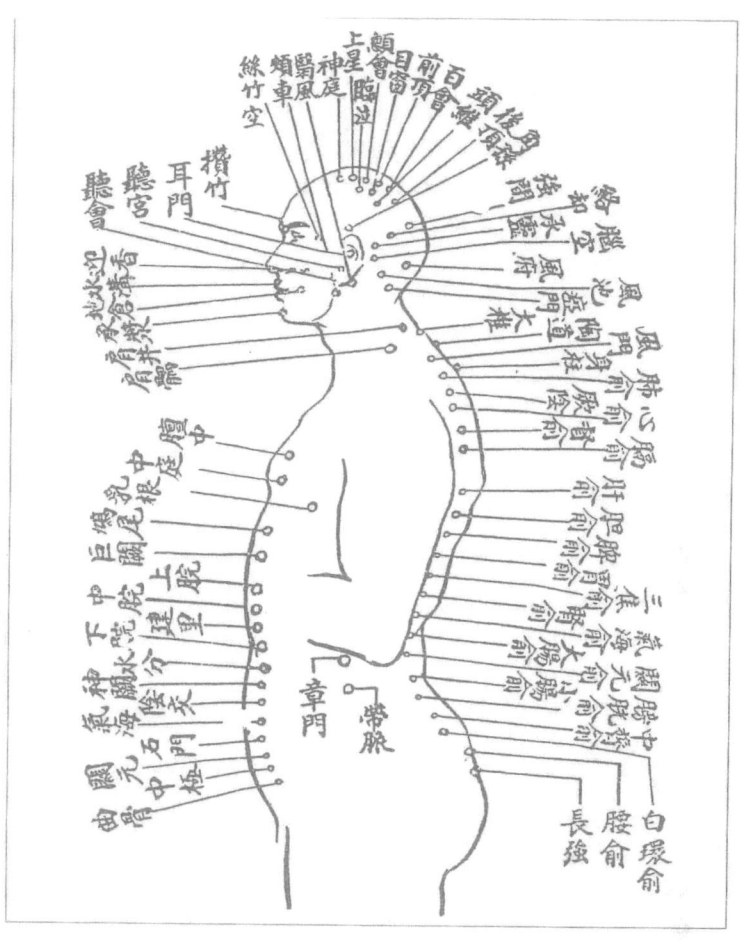

Abbildung 16
Lage der Shu-Punkte der jeweiligen 12 Organmeridiane und einiger anderer Punktstellen. Abb. aus: Zhenjiu Dacheng, Schriftrolle 10, S. 101.

Shu-Punkte *(shuxue)* ------> Rücken-Shu-Punkte.
Bezeichnung für: 1. Punktstellen d. Akupunktur, wo Qi und
Blut einströmen; wichtigste Punkte am Rücken, beiderseits
der Wirbelsäule, -----> *Rücken-Shu-Punkte* genannt. Hier zieht
das Qi der inneren Organe ein; 2. Shu- (Strom-)Punktstelle,
eine der fünf Shu-Punktkategorien, an der das Qi entlang
fließt.

Sieben Durchgänge *(qi chongmen)* des Nahrungsweges sind:
1. Lippen (oder *fliegende Tür*, feimen), 2. Zähne (oder
Vordertor, humen), 3. Kehldeckel (oder *Saugpumpentor*,
ximen), 4. Mageneintrittsstelle (benmen), 5. Magenausgang
(youmen), 6. Blinddarmkreuzung/tor (lanmen), 7. After
(oder *Tor des Geistes des Lebens*, pomen).

Sieben Gemütszustände *(qiqing)* 1. Freude (xi), 2.
Wut/Ärger (nu), 3. Sorgen (you), 4. Grübeln (si), 5. Angst
(kong), 6. Trauer, 7. Furcht (jing).- Krankmachende
Auswirkungen nach Auffassung der TCM nur dann, wenn
im Übermaß vorhanden oder der Patient besonders sensibel
auf diese reagiert.

Sieben Öffnungen *(qiqiao)* die oberen ----->
Körperöffnungen (neun K.) von Ohren, Nase, Augen und
Mund. Ihr Zustand weist auf die Befindlichkeit des Patienten
hin (Diagnose).

Sieben-Stern-Nadel *(qixingzhen)* eine speziell aus 7 kurzen
Nadeln bestehende Nadel, an einem 12-14 cm langen Griff
befestigt, zum leichten Antippen an einer Stelle der
Hautoberfläche. -------> Pflaumenblütenakupunktur/
Antippen.

Sieben Verwundungen (qishang) die -----> sieben
Gemütszustände im Übermaß haben nach der TCM

folgende Schädigungen zur Folge: 1. Übermäßige Furcht schädigen die ------> Lebenskraft, 2. Sorgen schädigen den Geist, 3. übermäßige Freude schädigt den -------> Geist des Lebens (po), 4. Traurigkeit schädigt die Seele, 5. Melancholie schädigt das Bewusstsein, 6. starker Ärger/Wut schädigt den Willen, übermäßige Müdigkeit beeinträchtigt das Qi.

Sima Qian (145 - ca. 90 v. Chr.) Verfasser der -----> HISTORISCHEN AUFZEICHNUNGEN, Hofchronist zu Zeiten der Han-Dynastie und erster Autor eines Geschichtswerkes mit Vorbildfunktion für die chines. Geschichtsschreibung schlechthin. Zuletzt fiel er am Kaiserhof in Ungnade und wurde mit der Strafe der Kastration belegt.

Sishen-Tabletten *(sishen wan)*, wörtlich: „Pillen der vier wundersamen Arzneien": Rezeptur aus Fructus Psoraleae, Fructus Schisandrae, Semen Myristicae, Fructus Evodiae, gegen Durchfall durch Anregung der Milz/Pankreas-Funktion und der Nieren in der Behandlung von Durchfall vor der Morgendämmerung in Fällen chronischer Dickdarmentzündungen, chronischer Ruhr u.a.

Sommerhitze *(shu)* einer der sechs äußeren krankmachenden Einflüsse; dadurch bedingte Krankheiten treten im Sommer auf und sind ursächlich meist auf übermäßigen Aufenthalt in der Sonne zurückzuführen oder Aufenthalt in heißen Räumen ohne Ventilation. S. ist ein ------> Yang-Krankheitsfaktor, der -----> Qi und -----> Yin angreift und zur Störung des Bewusstseins führen kann. Symptome wie übermäßiges Schwitzen, Durst, Kurzatmigkeit, Müdigkeit, Delirium und Koma in schlimmen Fällen. S. und Feuchtigkeit zeigen Symptome wie Mattigkeit, Übelkeit, Durchfall.

Sondermeridiane *(biejing)* der Verlauf der Yin-Meridiane ist entgegengesetzt zum Verlauf der Yang-Meridiane, die zum Kopf hin verlaufen, während die Yin-Meridiane in der Brustkorbregion in Schulternähe enden. Damit aber auch die Yin-Meridiane mit der Kopfregion verbunden sind, werden für die Yin-Meridiane sogenannte *separate* Meridiane angenommen. Jedes Paar der Regulären Meridiane hat zusätzlich noch einen solchen separaten Meridian wie z.B. im Falle des Lungen- und des Dickdarmmeridians (einen Yin-M. für den Lungenmeridian und einen Yang für den Dickdarmmeridian), die, indem sie zwei Organe mit einander verbinden (in dem erwähnten Beispiel verbindet der separate M. der Lunge diese mit dem Dickdarm, während der separate Meridian des Dickdarms diesen mit der Lunge verbindet) und verläuft aufwärts und verbindet den entsprechenden Yin-Meridian in der Halsregion mit dem entsprechenden Yang-Meridian. Schließlich führt der Yang-Meridian allein zum Kopf hin. - Diese Auffassung ergibt sich aus der paarigen Verbindung zwischen einzelnen Yang- und Yin-Organen (d.h., einzelne Zang-Organe sind auf diese Weise immer funktional mit einem bestimmten Fu-Organ verbunden, vgl. Angaben zu den einzelnen Inneren Organen).

Speichel ------------> Schleim.

Speiseröhrenkrebs *(yege)*: ----> Magenkrebs wird in der TCM in Zusammenhang mit der Ätiologie und Pathogenese des Speiseröhrenkrebses gesehen (vgl. Schmidt 1992:167) und wird z.B. bei Pan (1992:160) zusammen mit Krebserkrankungen des Magenmundes (Cardia) behandelt. Dieses Krankheitsbild ist in der klassischen TCM-Literatur, u.a. auch schon im ----> Neijing gut belegt; Verbreitung in China und angrenzenden Ländern Ostasiens scheint u.a. bedingt durch besondere soziokulturelle und geoklimatische lokale Gegebenheiten überdurchschnittlich hoch zu sein. In der Zeit der Qing-Dynastie kam man zunehmend zu der Auffassung, dass diese Erkrankung vor allem mit einer starken Verstopfung des Speiseröhrenweges zusammenhänge. So manifestiert sich Speiseröhrenkrebs u.a. auch in äußeren Anzeichen wie Schluckbeschwerden. - Als Ätiologiefaktoren für die Pathogenese werden u.a. angeführt: a) physische wie plötzlich übermäßige Nahrungsaufnahme, Alkohol u.a., die zur Bildung von Feuchtigkeit-Hitze im Magen führen, dort in der Folge Geschwürbildungen und auch Hitze im Zwerchfell in chronischen Fällen hervorrufen. Bei über 50 % der Patienten wurde regelmäßiger und exzessiver Alkoholgenuss in diesem Zusammenhang festgestellt (Shi/Shi, 1992:3); b) emotionale wie Angst, Sorgen, führt zu ---> Feuer und einem übermäßigen Verbrauch der ---> Körperflüssigkeit, Qi- und Blutmangel, c) klimatische Faktoren wie Kälte, die im Körperinneren zu Trockenheit führen; selten vorkommend; d) chemische: durch lang andauernde Einnahme anregend wirkender Drogen, umweltverseuchte Nahrung oder Wasser, unsachgemäße Getreidelagerung. Ebenso können chronische Geschwüre kanzerisieren und sich zu bösartigen Tumoren entwickeln. - Anzeichen (Symptome): Schluckbeschwerden, Qi-Stagnation im mittleren Teil des -----> Dreifachen Erwärmers, Schmerzen in der Bauchregion durch stagnierendes Milzqi, was wiederum die Leber und das Qi der Gallenblase blockiert, das Leberqi kann dann nicht nach oben steigen. Weiteres zur Symptomatik aus der Sicht der TCM in Shi/Shi (1992:5-6).- Nach den klinischen Erfahrungen von Shi/Shi (1992:6) können für dieses Krankheitsbild folgende Differenzierungen in Bezug auf die zu diesem Krankheitsbild gehörenden Syndromkomplexe vorgenommen werden: a) Qi-Stagnation, b) übermäßiges Feuer, c) Ansammlung von Schleim, d) Blutstau mit jeweils

z. T. unterschiedlichen Symptomen und diagnostischen Hinweisen wie Zungenbelag und Pulsfrequenz (Näheres vgl. dazu a.a.O., 6-7). Frühzeitige Diagnose dieser Erkrankung gilt als schwierig. - Therapieansätze: a) bei Stagnation von Qi und Beeinträchtigung der Leber: Auflösung der Stagnation von Leber und Qi, b) einfache Schluckbeschwerden: Regulierung des Qi, Entspannung des mittleren Teils des Dreifachen Erwärmers, Auflösung der Verstopfung des Flussweges von Qi und Beseitigung der Tumorknoten; c) Blutstau mit Schmerzen: Beseitigung von Blutstau und Schmerzen, Hitze und toxischen Stoffen; d) Milzschwäche mit Schleim und Feuchtigkeit: Erwärmung und Stärkung der Milz, Beseitigung von stagnierenden Stoffen und von Feuchtigkeit; hier meist Fälle von Erkrankungen des Magenmundes (Cardia), vgl. auch oben; e) Erschöpfung von Yin und Yang, die letzten Erkrankungsstadien, u.a. gekennzeichnet durch weitgehende Erschöpfung von Qi und Blut: Stärkung von Yin und Yang, Beseitigung von Blockaden/Angestautem sowie der Tumorknoten (nach Pan, 1992:168-171). In Shi/Shi (1992:9) werden als Therapieansätze angeführt: a) Kontrolle der Tumormasse und Beseitigung der tumorbedingten Gewebeveränderung (primäre Ursache), b) schnelle Beseitigung der Blockaden in der Speiseröhre, c)Stärkung des Qi. - Für den Einsatz von Pharmaka aus dem Bereich der TCM zahlreiche Hinweise auf Rezepturen bei Shi/Shi (1992:9-44), Pan (1992:166-174)Für die klinische Therapie repräsentieren Shi/Shi (1992, ebd.) den Ansatz aus der Sicht der TCM, für den integrierten Ansatz von TCM und westlicher Medizin vgl. Pan (1992, ebd.).-Für die 12 Fallbeschreibungen (Krankheitsgeschichten) bei Shi/Shi (1992:13-44) wurde überwiegend eine vollständige Heilungsrate allein mit Pharmaka und Rezepturen der TCM erreicht (vgl. ebd.).

Stärkungsmethode *(bufa)* zur Stärkung eines nicht ausreichend vorhandenen Qi: 1. nachdem sich der Zustand des ----> *Qi erhalten* einstellt, wird die Nadel leicht und langsam angehoben und dann schnell und mit starkem Druck gestoßen, 2. die Nadel wird ständig und langsam in einem kleineren Umdrehungsradius hin und her bewegt.

Stärkungspunkte *(buxue)* der jeweiligen Meridiane sind die sog. *Mutterpunkte* der jeweiligen Wandlungsphase; da z.B. die Lunge der Wandlungsphase Metall entspricht, ist die die vorhergehende Phase Erde die *Mutter*; Stärkungspunkt in diesem Fall ist daher Lu9. ---------> Mutter-Kind-Beziehung.

Stärkungstabletten mit weitreichendem Effekt *(shiquan dabu wan)*: Patentrezept aus Radix Ginseng, Rhizoma Rhemanniae Praeparata, Radix Angelicae Sinensis, Rhizoma Atractylodis Macrocephalae, Cortex Cinnamoni, Radix Paeoniae Alba, Poria, Radix Astragali u.a., Einsatz zur allgemeinen Wiederherstellung des vitalen Qi und des Blutes bei allgemeiner Schwäche nach einer Krankheit.

Stechende Zungenoberfläche *(mang cishe)* Ergebnis einer Wucherung und Zellgewebevergrößerung der Geschmacksknorpel, Hinweis auf eine Überaktivität von krankmachender Hitze in den inneren Organe.

Straffer Puls *(jin mai)* stark und vibrierend wie ein Seil, elastischer als der -------> drahtige Puls, fühlbar bei Überschusserscheinungen des Qi, Stillstand von Qi, Blut, usw. sowie bei äußerlich und innerlich bedingter Kälte.

Streifen und Zwicken *(guasha)* weit verbreitete und beliebte Methode zur Behandlung allgemeiner Erkrankungen wie Kopfschmerzen, Erkältung, Schleimhautentzündung von Magen und Dünndarm. 1. Hals, Brust und Rücken des

Patienten werden mit einer Münze, Kamm oder Löffel, die/der mit pflanzlichem Öl oder Melisse angefeuchtet ist, gestreift. Tritt eine purpurfarbene Veränderung der betreffenden Hautstelle auf, leidet der Patient an einer einfachen Erkältung und die betreffenden Schadstoffe werden im Körper entfernt. 2. Man zwickt die Haut zwischen Augenbraue und Hals mit dem Daumen und dem Zeigefinger, wobei sich bei einer einfachen Erkältung punktförmige Spuren innerer Kapillarblutungen zeigen. Ursprünglich aus der Volksmedizin stammend.

Streuender Puls *(san mai)* Strömen des P. nur bei sachten Berührung der Pulsfühlungsstelle spürbar und bei hartem Fingerdruck, in lebensbedrohlichen Fällen fühlbar.

Sun Simiao (581 - 682) berühmter Arzt in der Zeit der Tang-Dynastie, Autor von VERSCHREIBUNGEN IM WERT VON TAUSEND GOLDSTÜCKEN (Qianjinyaofang) in 30 Bänden und ERGÄNZUNGEN ZU DEN VERSCHREIBUNGEN IM WERT VON TAUSEND GOLDSTÜCKEN (Qianjinyifang) in 30 Bänden. Für die Akupunktur vertrat er das Prinzip *immer dort nadeln, wo sich Empfindlichkeit zeigt*; von daher rühren auch die -----> A-Shi-Punkte. In dem letztgenannten Werk, das 682 erschien, werden auch weitere Gebiete der TCM wie Heilkräutermedizin, Pulsfühlung, Akupunktur und Moxibustion behandelt.

SYSTEMATISCHE ZUSAMMENSTELLUNG DES NEIJING *(Lei Jing)* ein wichtiges Nachschlagewerk zum -----> Neijing mit Kommentar aus dem Jahre 1624 in zwölf Abteilungen zur Gesundheitshygiene, Pulslehre, Meridiansystem, Theorie von Yin und Yang, Akupunktur, Behandlung von Krankheiten u.a.

T

Taiji (dt. etwa *der Höchste Grund*) Symbol des chinesischen Universalismus, das Gleichgewicht zwischen Yin und Yang darstellend. Beide Kräfte, Yin und Yang, rühren nach chinesischer Auffassung vom T. her, das den Ursprung aller Dinge und der sich in ihnen abbildenden Wirklichkeit darstellt. Der Kreis dieses Symbols steht für das Ganze und Eine und unterteilt sich seinerseits in schwarz (für Yin, das auch *dunkel* bedeutet) und weiß (Yang, das auch *hell* bedeutet). Die kleinen jeweils gegenläufig gefärbten Punkte weisen auf das Yang in Yin und das Yin in Yang hin. Die Linie, die die schwarze und die weiße Fläche voneinander trennt, symbolisieren die unaufhörliche Bewegung von Yin und Yang: sie bedingen sich gegenseitig in ihrem Entstehen, gehen ineinander über und hängen in ihrem Bestehen wechselseitig voneinander ab.

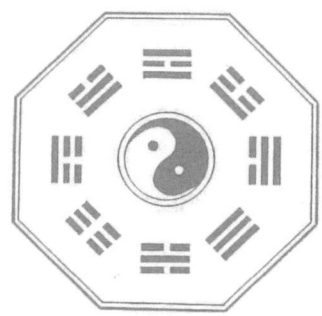

Abbildung 17
Die Acht Trigramme sind um das Yin-Yang-Symbol in der Mitte herum angeordnet und stellen so die Gegebenheiten des Taiji dar.

TCM als Erfahrungsmedizin und westliche Schulmedizin: Die TCM verfolgt einen ganzheitlichen Ansatz in ihrer Sichtweise von Krankheit, Gesundheit, Leben und Tod des Menschen. Als primäre Erfahrungsmedizin vereinigt sie in ihrem Theoriegebäude einen reichen Fundus an Beobachtungen und Erfahrungen, die im Laufe der Jahrhunderte von chinesischen Ärzten gesammelt, systematisiert, erweitert und zu einem einheitlichen Theoriegebäude zusammengefügt wurden. Aus soziokulturellen Gründen, die das Entstehen einer exakten Naturwissenschaft wie der des Westens im chinesischen Kulturkreis verhindert haben (vor allem die konfuzianische Scholastik, die Unterbewertung der Individualität, die für originäre und eigenständige Forschungen eine so hervorragende Rolle spielt), ist es im chinesischen Kulturkreis nicht zu einer Entwicklung der TCM im modernen naturwissenschaftlichen Sinne der westlichen Tradition gekommen. Als Erfahrungsmedizin hat die TCM das spekulativ-magische Anfangsstadium einer Orakel-und Dämonenmedizin (UNSCHULD) zwar weitgehend überwunden und alle Ansätze einer rational-empirischen Wissenschaftsausrichtung gezeigt (etwa um die Entstehungszeit des ----> Neijing herum), ist aber in der letzten Konsequenz den Schritt zu einer naturwissenschaftlich orientierten Medizin wie der des Westens nicht weitergegangen. Als vor-naturwissen-schaft-liche Erfahrungsmedizin kann sie im Einzelfall zwar Auskunft darüber geben, dass z. B. eine Therapie unter den und den Umständen wirkt, aber nicht *warum* und *wie* sie wirkt, während die heutige westliche Schulmedizin gerade diese Fragen in den Vordergrund ihrer wissenschaftlichen Betrachtung stellt und dafür Erklärungen auf Grund wissenschaftlich gesicherter Befunde beansprucht. Seit dem 17. Jh. war die chinesische Medizin, vor allem Akupunktur und Moxibustion, durch die Vermittlung jesuitischer Missionare in Europa bekannt geworden ebenso wie die damalige vor-naturwissenschaftliche Medizin des Westens über die gleichen Vermittlungsträger im China des 17. Jh. bekannt gemacht wurde. Zu diesem Zeitpunkt konnte die Frage nach der vermeintlichen Überlegenheit des einen heilkundlichen Systems über das andere in seiner heute üblichen Absolutheit noch nicht gestellt werden. Vielmehr muss unterstellt werden, dass der Kenntnisstand der TCM in einzelnen Bereichen zu diesem Zeitpunkt sogar höher war als in entsprechenden Bereichen der damaligen vornaturwissenschaftlichen Medizin des Westens. Der *Überholpunkt*, also jener Punkt, zu dem in der westlichen Medizin die „Vernaturwissenschaftlichung" einsetzte und zu einer rasanten naturwissenschaftlichen Ausrichtung der westlichen Medizin mit einer entsprechenden Kenntniszunahme gegenüber der TCM führte, setzt in der westlichen Medizin ab Ende des 18. Jh. mit der Boyer'schen Schutzimpfung, spätestens aber zwischen 1850 und 1900 auf Grund der bahnbrechenden Arbeiten von Virchow und Anderen ein. Ein derart definierter Überholpunkt befindet sich im Gegensatz zu einem definierenden *Fusionspunkt*, zu dem sich westliche Schulmedizin und die vor-naturwissenschaftliche TCM einander annähern und sich gegenseitig befruchten, und ein solcher ist wohl noch nicht völlig erreicht (Needham 1979). Dennoch bieten sich Chancen, diesen Fusionspunkt zu erreichen, insbesondere durch die in Angriff genommene Grundlagenforschung zu den Wirkungsweisen der verschiedenen Therapieformen der TCM (Akupunktur, Moxibustion, Pharmakologie) mit Hilfe moderner labortechnischer und naturwissenschaftlicher Methoden, die zu einer Erweiterung des Kenntnisspektrums beitragen (-------> Geschichte der TCM).

Tibetische Medizin *(zang yixue)*: Bezeichnung für eine eigenständige Tradition der tibetischen Medizin, ursprünglich im Westen Tibets entstanden, ab Anfang des 7. Jh. n. Chr., z.T. durch die Ayurvedische Medizin, im Rahmen der Verbreitung des aus Indien stammenden Buddhismus in Tibet, der sich hier zu einer besonderen Variante des lamaistischen Buddhismus (z.T. durch Synthese mit der alten, eher schamanistisch geprägten Bon-Religion Tibets) entwickelte, geprägt. Einflüsse aus der TCM in späterer Zeit nachweisbar. In der tibetischen Medizin gab es

- in Anlehnung an die Zweige der Ayurvedischen Medizin - u.a. Chirurgie, Frauen- und Kinderheilkunde, im theoretischen Überbau u.a. die Elemente der Ayurvedischen Medizin (also z. B. Holz, Wasser, Feuer und Erde); aus der TCM wurden u.a. die Theorie von den -----> Fünf Wandlungsphasen, die Diagnostiktechniken des Abhorchens, Befragens, der Pulsfühlungstechnik und der Pulslehre (mit den Pulsfühlungsstellen guan, cun, chi) übernommen sowie die Lehre von den Zang-Fu-Organen. Eigenständige Therapietechniken der tibetischen Medizin neben Pharmakologie, medizinischer Diät u.a. auch Räuchertherapie, Aderlass.

Tiefer Puls *(chenmai)* nur durch starken Fingerdruck spürbar, weist auf eine in der Tiefe des Körperinneren sitzende Krankheit hin.

Tiger-„Suppe" (baihutang): Rezeptur aus Gypsum Fibrosum, Rhizoma Anemarrhenae, Radix Glycyrrhizae, Semen Oryzae Nonglutinosae (=nichtklebriger Reis), zur Beseitigung „übler (krankmachender) Hitze" aus dem Qi-Verteidigungssystem (Immunität, hier die Lungen und der Magen) bei hohem Fieber mit unstillbarem Durst, Schweiß und vollem, überschießendem Puls. Darreichung in abgekochter Form (Dekoktum). Für Zusammensetzung und Dosierung vgl. A COMPREHENSIVE GUIDE TO CHINESE HERBAL MEDICINE; 1992:16 (dort auch als *Gypsum Combination* bezeichnet).

Tong - Punkte *(tongxue)* auch *gemeinsame Akupunkturpunkte* jener Außerordentlichen Meridiane, die nicht zu den 14 Regulären Meridianen gehören (d.h., alle Meridiane dieser Acht Außerregulären Meridiane mit Ausnahme von Ren- und Du-Meridian). Diese Punkte des Chong-, Dai-, Yang/Yinqiao- und des Yang/Yinwei-Meridians sind allen diesen genannten Meridianen gemein, da diese Meridiane keine eigenständigen Punkte an der Hautoberfläche haben. Sie teilen sich eine Reihe von Punkten mit den 12 Hauptmeridianen, die den Inneren Organen zugeordnet sind:

Meridian	Anzahl der gemein- samen Punkte
Chong-Meridian	12
Dai-Meridian	3
Yangqiao-Meridian	12
Yinqiao-Meridian	2
Yangwei-Meridian	16
Yinwei-Meridian	7

Tor des Lebens *(mingmen)* wie der ------> Dreifache Erwärmer als Organ im Sinne der westlichen Medizin nicht verifizierbar. Wie der ----> Dreifache Erw. ist das Tor des Lebens vor allem in funktioneller Hinsicht für die TCM relevant. Bedeutungen: Entweder a) rechte Niere, in der das Sperma des Mannes entsteht bzw. wo die Aufgaben des Uterus bei der Frau wahrgenommen werden. Mangelndes -----> Feuer des Tor des Lebens auf Grund einer Schwäche der eigentlichen Lebensfunktion zeigt sich durch Symptome an wie Mattigkeit, Frösteln im Rücken, Schlaflosigkeit, Impotenz u.a. Sexuelle Überaktivität, Schlaflosigkeit, ständiges und vieles Träumen u.a. weisen jedoch auf einen Überschuss an ----> Feuer am Tor des Lebens hin, das sich normalerweise auf Grund einer Schwäche des Nierenyin ergibt. Therapie: Behandlung von Du4 durch Nadelung bei Impotenz, nächtlicher Ausscheidung u.a. - Auf dem Hintergrund einer integrierten Sichtweise von westlicher Schulmedizin und TCM vor allem auf dem Festland hat man das Tor des Lebens vor allem wie folgt *modern* zu interpretieren versucht: 1) das Tor des Lebens entspräche der rechten Niere; 2) das Tor des Lebens entspräche beiden Nieren; 3) das Tor des Lebens entspräche dem Bereich zwischen den beiden Nieren; 4) experimentelle Studien weisen auch auf mögliche Bezüge zum Drüsen- und Hormonsystem des menschlichen Körpers hin. 5) Vielfach wird auch das Tor des Lebens mit dem Yang der Nieren (-----> Organyang) gleichgesetzt.

Treffpunkte *(huixue)* Punktstellen eines Meridians, die an bestimmten Stellen mit dem Punkt eines anderen oder sogar mehrerer Meridiane zusammentreffen und meistens im Kopf-, Gesichts- und Rumpfbereich gelegen sind und besonders in solchen Fällen indiziert sind, wo Krankheiten mehrere Meridiane betreffen. Von den T. sind die Wichtigsten die des Du- und des Ren-Meridins. Ren1 ist der Treffpunkt für alle Yin-Meridiane und indiziert bei unregelmäßiger Menstruation, Urinstau, seelischen Erkrankungen u.a. Du 20 ist der T. der drei Fuß-Yang-Merdian und indiziert bei seelischen Erkrankungen, schlechter Sicht u.a.

Trockenheit *(zao)* einer der sechs äußeren krankmachenden Faktoren, gewöhnlich im späten Herbst vorkommend, behindert die Lebenskraft der Inneren Organe und die --------> Körperflüssigkeit, führt zu geröteter Augen, ausgetrockneter Nase und Lippen, Trockenhusten-,

Verstopfung. - Arten: a) äußere Austrocknung (wai zao), bei extrem starken Ausgesetztsein an Trockenheit ausgetrocknete Haut und Lippen, brüchige Fingernägel, b) innere Austrocknung (nei zao), schwerwiegende als die äußere Austrocknung, entsteht durch Verlust an ------> Körperflüssigkeit. Symptome: psychische Störungen und Traurigkeit treten im späten Stadium fieberhafter Erkrankungen oder ständigem Erbrechen, starkem Durchfall, übermäßigem Schwitzen oder Gefäßblutungen auf.

Tropfender Puls *(wu lou mai)* einer der sieben Pulse, die den bevorstehenden Tod anzeigen. Die Pulsqualität ähnelt der des Wassers, das von der Dachpfanne eines Hauses rinnt.

U

Überaktivität des Magens (*weihuo*, wörtl. *Magenfeuer*) Krankheitszustand mit Anzeichen von übel riechendem Atem, Geschwüren im Mundbereich, Sodbrennen, Durst, geröteter Zunge mit gelbem Belag, rasendem und starken Pulsschlag.

Übles Qi *(liqi/duqi/xieqi)* außer den 6 krankmachenden Einflüssen gibt es in der TCM ein krankmachendes Qi, das als Ursache für Übertragung und Ansteckung von Krankheiten angesehen wird; entspricht zwar der krankmachenden Hitze seinem Wesen nach, gilt aber viel gefährlicher als diese. Krankheiten des üblen Qi haben oft tödlichen Ausgang und verbreiten sich in bevölkerungsreichen Gebieten besonders schnell.

Überschwemmender Puls *(hong mai)* ähnelt schäumenden Wasserwogen, steigt abrupt und stark an und lässt langsam an Intensität nach. Bei **Erkrankungserscheinungen** auf Grund eines Übermaßes an übler Hitze (------> Fünf Übel).

Umgebung *(huanjing)* in der TCM 1. äußere krankmachende Faktoren wie -----> Wind, ----> Hitze, -----> Feuchtigkeit, ------> Trockenheit, usw., 2. innere Faktoren wie Emotionen, Gefühle (---> Sieben Emotionen).

Unbeständiger Puls *(se mai)* verläuft zögernd, matt, wie ein dünner Strahl und deutet auf Mangel an Qi und Blut hin.

Unbewegliche schädliche Feuchtigkeit *(shidu)* mit unterschiedlichen Symptomen in Abhängigkeit von dem jeweils betroffenen inneren Organ. Z.B. Blutung des Mastdarms bei unbewegter schädlicher Feuchtigkeit im Darmsystem, Karbunkel oder Beulen auf den Beinen bei unbewegter schädlicher Feuchtigkeit in den Muskeln oder der Haut der unteren Gliedmaßen.

Unbewegliches Qi *(qi zhi)* in Organen oder Meridianen führt zu Schädigungen der betroffenen Organe oder Schädigungen in den betroffenen Meridianbereichen. Ursachen können seelische Störungen sein, Trauma oder äußere krankmachende Einflüsse. Hauptsymptome Schmerzen und Blähungen, Atemnot, Husten, Brustkorbblähungen bei unbewegliches Qi in den Lungen, Unterleibsblähungen, Unterleibsschmerzen, schmerzende und anschwellende Brust z.B. bei unbeweglichem Qi in der Leber.

Unbeweglichkeit, sechs Arten der - *(liuyu)* mit die Gesundheit beeinträchtigenden Folgen: U. von ----> Qi/Blut/Feuchtigkeit,Feuer/Schleim/Nahrungssubstanzen. Am wichtigsten sind die beiden Erstgenannten.

Unterbrochener Puls *(dai mai)* langsam mit regelmäßig aussetzenden Pulsschlägen, Hinweis auf eine Schwäche der Fünf Zang-Organe, oft bei Herzkrankheiten fühlbar.

Unterleib ------> Abdomen/Bauchhöhle

Unterleibsschmerzen *(zhongman)*: Häufig anzutreffendes klinisches Symptom für gestörte Funktion der Zang-Fu-Organe, die nicht nur z.B. bei Ruhr, Schmerzen im Bereich der Magengrube, Blinddarmentzündung und anderen Frauenkrankheiten auftreten können (im folgenden werden die genannten Krankheitsbilder nicht berücksichtigt und nur auf andere Ursachen außerhalb dieser Krankheitsbilder Bezug genommen).- Differenzierung: (1) Ansammlung von Kälte: Kälte als Yin-Eigenschaft bedingt Zusammenziehung, Starre und Stagnation, was zu einer Behinderung des Yangqi im Körper, starken Schmerzen und kalten Gliedern führt. Klarer und starker Urin sowie flüssiger Stuhl gehen auf eine Schwäche von Magen- und Milzyang zurück und der damit gestörten Umwandlungs- und Weiterleitungsfunktion durch diese Organe. Anzeichen u.a.: plötzliches Auftreten von heftigen Unterleibsschmerzen, die bei Wärmezufuhr wieder abklingen und sich bei Kälte wieder verstärken, flüssiger Stuhl, kein Durst, klarer und kräftiger Urin, kalte Glieder, dünnweißer Zungenbelag, tiefer und starker oder tiefer und langsamer Puls. (2) Unterfunktion des Milz/Pankreas-Yang: Abwechselnd auftretende dumpfe Schmerzen, die bei Wärmezufuhr oder Druck abklingen und sich bei Kälte und Hunger wieder verstärken, weisen auf Kälte, bedingt durch Qi-Mangel, hin. Die Unterfunktion des Milz/Pankreas-Yang führt zu flüssigem Stuhl und Empfindlichkeit gegen Kälte. Anzeichen u.a.: Dumpfe Schmerzen, die bei Wärmezufuhr abklingen und sich bei Kälte wieder verstärken, allgemeine Schwäche, Empfindlichkeit gegen Kälte, dünnweißer Zungenbelag, tiefer, fadenförmiger Puls. (3) nicht weitergeleitete Nahrung: in diesem Fall in der Magengrube und im Unterleibsbereich auftretende Schmerzen verstärken sich bei Druck wegen damit zusammenhängenden Qi-Überschuss, nachlassende Schmerzen nach dem Durchfall erklären sich durch den nunmehr wieder ungehinderten Fluss von Qi in den Fu-Organen. Anzeichen u.a.: sich bei Druck verstärkende Schmerzen im Magen- und Unterleibsbereich, Appetitlosigkeit, Blähungen mit stinkendem Geruch („Furz") oder Unterleibsschmerzen bei auftretendem Durchfall, die wieder nach erfolgtem Stuhlgang abklingen; klebriger Zungenbelag, rollender Puls.

Urinfluss-Störung, auch: Fünf Lin *(wu lin)*: Sammelbezeichnung für -----> Stein-Lin (Nierenstein im engeren Sinne)/Qi-Lin/milchiger Lin/konsumierender Lin/blutiger Lin.

V

Verbiegen der Nadel *(wanzhen)* möglicher Unglücksfall in der Akupunkturbehandlung, vor allem dann, wenn die Nadel mit ungleichmäßigem Fingerdruck oder zu stark eingeführt wird oder die Nadel auf inneres Festgewebe stößt.

Verbundene Punkte ----------> Rücken-Shu-Punkte.

Verknoteter Puls *(jie mai)* langsam mit unregelmäßig aussetzenden Pulsschlägen, fühlbar bei einer Behinderung von Qi und Blut durch ---------> Kälte.

Verschluss und Zurückweisung *(guange)* in der TCM 1. Erbrechen und Verstopfung, behinderter Harnabfluss, 2. behinderter Harnabfluss und Durchfall, 3. ein besonders starker Pulsschlag, der auf Trennung von -----> Organyang und -------> Organyin hinweist.

VERSCHREIBUNGEN IM WERT VON TAUSEND GOLDSTÜCKEN (Qianjin Yaofang) ein Werk von ------> Sun Simiao aus dem Jahre 652, das verschiedene medizinische Spezialthemen wie Heilkräuter, Pulsfühlung, Akupunktur, Moxibustion, Kinderheilkunde u.a. behandelt.

Verschmutzung *(zhuo)* der Funktion bestimmter Organe des Körpers wird im Hinblick auf ihre Ausscheidung *Verschmutzung* nachgesagt (z.B. in Bezug auf die Funktion der Nieren); andere Organe wie z.B. der Dünndarm können in Bezug auf ihre Funktion einerseits eine reinigende Wirkung (z.B. bei der Aufnahme von Nahrungsüberresten) und andererseits eine verschmutzende Funktion (z.B. bei Ausscheidung der nicht verdaubaren Überreste) nachgesagt werden. Der Ausdruck *verschmutzendes Qi* (zhuoqi) bezieht sich auf die unreinen Teile der Nahrungssubstanz (die nicht verdaubaren Überreste) und die dadurch entstehenden Gase (Blähungen). Qi hat hier nicht die Bedeutung von *lebenswichtiger Energie.*

Verspäteter Puls *(huan mai)* mit 4 Pulsschlägen per Einatmungszug des Arztes und ebener Rhythmus, fühlbar bei normalem Gesundheitszustand. Allerdings auch bei Fällen von ------> Feuchtigkeit und einer Fehlfunktion von Magen und Milz fühlbar.

Versteckter Puls *(fu mai)* dieser Puls ist nur bei starkem (harten) Fingerdruck fühlbar, da er innerhalb der Muskeln verläuft. Bei Schockszuständen, starken Schmerzen und Ohnmacht fühlbar.

Vibrieren der Nadel *(zhenchanshen)* Nadelungsmethode, bei der die Nadelungsreaktion des ------> Qi erhalten durch ein schnelles Anheben und Stoßbewegung herbeigeführt wird.

Vier Methoden der Diagnostik *(si zhenfa)* sind 1. Inaugenscheinnahme, 2. Abhorchen und Beriechen, 3. Befragung und 4. Abtasten (inkl. Pulsfühlung). Wahrscheinlich auf -----> Bian Que zurückgehend.

Vier Meere *(sihai) Hai* oder *Meer* bezieht sich in der TCM auf die innere Umgebung des Körpers. Nach Auffassung der TCM sind dem Menschen *vier Meere* eigen; diese sind: 1. Das Meer des Marks (sui hai) mit Bezug auf das ----> Gehirn. 2. Das Meer des Blutes (xuehai) mit Bezug auf den ---> Chong-Meridian, der *das Meer der 12 Hauptmeridiane (shi'er jing hai)* ist. Die -----> Milz gilt in diesem Zusammenhang als ein *ergänzendes Meer des Blutes.* 3. Das Meer der Luft (qi hai) im Bereich der Brustwarzen (in der Nähe von Ren17) und steht in enger Verbindung mit -----> Herz/Lungen. Manchmal wird auch von *zwei Qi-Meeren* ausgegangen, nämlich eins im

Bereich von Ren17, das dann das *obere Meer des Qi* genannt wird, das ändere im Bereich von Ren6, das dann das *untere Meer des Qi* heißt. 4. Das Meer von Wasser und Getreide *(shuigu zhi hai)* bezieht sich auf den ------> Magen.

Violette Gesichtsfarbe *(Beringsee)* durch Stillstand von Qi und Blut mit Hinweis auf Kälte, Schmerzen, Blutstau, Krämpfe.

violettbraune Zunge *(Bianqing se sehe)* durch Blutstillstand.

Vogelpickender Puls *(Queich mai)* Pulsschlag ohne einheitlichen Rhythmus, ähnelt dem Picken eines Vogels. Eine der sieben Pulse, die den bevorstehenden Tod anzeigen.

Voller Puls *(shi mai)* ein starker Puls, fühlbar bei leichtem als auch festem Fingerdruck, bei Ansammlung von einem Übermaß an Hitze im Körperinneren.

Vordere Mu-Punkte ----------> Alarm-Punkte/Mu-Punkte.

Vordere Privatzonen *(qianyin)* die äußeren Genitalien einschl. der Außenöffnung des Treter.

W

Wärme und Hitze *(wienre)* in der TCM 1. ein krankmachender Einfluss, plötzlich auftretend und bis in Winter, Frühling und Herbst hinein vorhaltend, 2. Fieberkrankheiten mit weiter Verbreitung, 3. weit verbreitete Fieberkrankheit, allein durch ------> Hitze bedingt.

WAHRE BEDEUTUNG DES KLASSIKERS DER SCHWIERIGEN FRAGEN *(Nanjing Benyi)* sehr einflussreiches Werk der Kommentarliteratur zum ------> Klassiker der Schwierigkeiten, von Hua Shou (1304 - 1386), 1361 erschienen.

Wang Ji (1463 - 1539), auch *Wang Shenzhi, Wang Shishan*; Lehrbuchautor u.a. von Fragen und Antworten zur Akupunktur und Moxibustion (*Zhenjiu Wenda*) aus dem Jahre 1530; Einführung in Grundlagen der Akupunktur und Moxibustion, als Lehrwerk für Anfänger; zur Chirurgie erschien ein illustriertes Werk Grundlagen der Chirurgie (*Waike Lili*), Grundlagen der Medizin (*Yixue Lili*) u.a.

Wang Shuhe (210-285), auch Wang Xi, Spezialist in der Pulslehre und Pulsfühlung, Mitglied der Kaiserlichen Akademie für Medizin und Verfasser des Pulsklassikers (Mai Jing), dem systematischen ersten Werk zur Pulskunde in der TCM überhaupt, verstand die Pulsfühlung als eine der vier Methoden der Diagnostik (neben Inaugenscheinnahme, Befragung, usw.).

Wang Weyi (987-1067), bekannter Akupunkteur der Nördlichen Song-Dynastie, Sponsor einer lebensgroßen hohlen Bronzefigur, die innen mit Wasser gefüllt wurde, mit Bezeichnung des Meridian- und Luo-Leitbahnsystems und der genauen Lage von Akupunkturpunkten zu Lehrzwecken;

Verfasser von Illustriertes Handbuch der Akupunktur- und Moxibustionspunkte, wie man sie auf der Bronzefigur vorfindet *(Tongren Shuxue Zhenjiu Tujing)*, das allerdings erst 1207 veröffentlicht und zu Lehrzwecken eingesetzt wurde.

Wanzenkraut *(shengma)*, Rhizoma Cimicifugae: Diaphoretikum mit kühlender Wirkung, getrocknete Wurzelstöcke der großen dreiblättrigen Cimicifuga hericleifolia Kom., Cimicifuga dahurica (Turcz.) Maxim. oder Cimicifuga foetida L. (Familie Ranunculaceae). Einsatz bei (1) bei Masern, (2) als Detoxikum bei trockener Kehle und Mundschleimhautentzündungen, (3) zur Wiederherstellung der normalen Lage der Eingeweide.

Wasser *(shui)* eine der ------> Fünf Wandlungsphasen, die Nieren symbolisierend. Wasser fördert nach der Theorie der Fünf Wandlungsphasen das Holz (Leber), überwindet das Feuer (Herz) und richtet sich gegen die Erde (Milz).

Wechselnder Puls *(fu mai)* bei leichtem Abtasten fühlbar, bei festem Fingerdruck nicht mehr fühlbar; weist auf eine Störung hin, die auf Grund übler Einflüsse von außen an der Körperoberfläche Platz gegriffen hat.

Weiße Gesichtsfarbe *(baise)* bei Schwäche mit Hinweis auf -----> Kälte und Blutschwäche.

Wind *(feng)* einer der sechs -----> äußeren krankmachenden Faktoren. In der TCM bezieht sich dieser Terminus nicht auf die in der Natur beobachtete Bewegung von Luft, die allgemein mit dem Begriff *Wind* umschrieben wird. Vielmehr bezieht sich W. in der TCM auf eine nicht gegenständliche (immaterielle) Einheit, der dessen ungeachtet jedoch die Eigenschaft der Bewegung zugeschrieben wird. Danach bewegt sich W. ständig und verändert sich in seiner Qualität.

Als äußerer krankmachender Faktor vor allem im Frühling anhaltend, böenartig auftretend, mit direkter oder indirekter Beeinträchtigung der inneren Organe., in Verbindung mit anderen krankmachenden Faktoren wie Wind und Kälte, Wind und Feuchtigkeit u.a. - Arten: a) äußerer Wind (waifeng) bei äußerlich bedingten Erkrankungen mit unerwartetem Auftreten wie z.B. allgemeiner Erkältung; b) innerer Wind (neifeng) mit inneren Krankheitsursachen, chronischem Krankheitsverlauf, Symptomen wie Mattigkeit, Steifheit, Krämpfen (z.B. Krankheitsmerkmale, die denen der Parkinson'schen Krankheit in der westl. Medizin entsprechen u.a.

Wu-Geng-Durchfall *(wugeng xie)* Wugeng im alten chinesischen Tagezeitmaßsystem entspricht der Stunde des Morgengrauens, zu der täglich Durchfall auftritt und nach Auffassung der TCM von einer Schwäche des ----> Feuers am ------> Tor des Lebens, das den Magen und die Milz erwärmt, herrührt. Wugeng entspricht der Zeit zwischen 3 und 5 Uhr morgens.

Wu Youxing (1582-1652) Autor von Abhandlung über die Verbreitung von Fieberkrankheiten (Wenyi Lun), das verschiedene Arten von Fiebererkrankungen, die es seinerzeit in den verschiedensten Gebieten Chinas (mit unterschiedlichen Klimazonen) gab. Auf ihn geht auch die Theorie vom -----> üblem Qi zurück und spielt in der Ursachenforschung (Ätiologie) von übertragbaren Krankheiten eine nicht unwesentliche Rolle.

Wurzeln des Röhrenblütigen *(ziwan)*, Radix Asteris: medikamentöse Substanz zur Beseitigung von Kälte-Schleim, getrocknete Wurzeln und Wurzelstöcke der Aster tataricus L.f. (Familie Compositae). Einsatz als Mittel gegen Hustenreiz und Auswurf förderndes Mittel bei Husten mit dickem Schleim bei chronischer Bronchitis und bei länger anhaltendem Husten.

X

Xi-Punkte *(xi xue)*, sogenannte Sammelpunkte der Meridiane, an denen das -----> Qi aus den verschiedenen Meridianen zusammenströmt. Darunter stellt man sich Lücken- oder Spaltenpunkte vor, an denen das ------> Qi aus den einzelnen Meridianen heraustritt und folglich direkt unmittelbar beeinflussbar ist. Insgesamt 16 Punkte: 12 Sammelpunkte auf den -------> Hauptmeridianen sowie 4 auf den --------> Außerordentlichen Meridianen. Diese Punkte werden in der Akupunkturtherapie zur Behandlung akuter Beschwerden in den Bereichen der einzelnen Meridiane und der ihnen jeweils zugeordneten -----> Inneren Organe eingesetzt.

Hauptmeridiane	*Xi-Punkte*
Lungenmeridian	Lu6 (Kongzui)
Herzbeutelmeridian	P4 (Ximen)
Herzmeridian	H6 (Yinxi)
Dickdarmmeridian	Di7 (Wenliu)
Dreifacher-Erwärmer-Meridian	DE7 (Huizong)
Dünndarmmeridian	Dü6 (Yanglao)
Magenmeridian	Ma34 (Liangqiu)
Gallenblasenmeridian	Ga36 (Waiqiu)
Harnblasenmeridian	Ha63 (Jinmen)
Milzmeridian	Mi8 (Diji)
Lebermeridian	Le6 (Zhongdu)
Nierenmeridian	Ni5 (Shuiquan)

Außerordentliche Meridiane	*Xi-Punkte*
Yangqiao	Ga59 (Fuyang)
Yinqiao	Ni8 (Jiaoxin)
Yangwei	Ga35 (Yangjiao)
Yinwei	Ni9 (Zhubin)

Xiaojin-Tabletten *(xiaojindan)*, wörtlich: „Kleine Gold-Tabletten": Patentrezept aus Moschus, Olibanum, Radix Angelicae Sinensis, Radix Aconiti Kusnezoffii u.a., zur Behandlung von Wunden, durch Gewalteinwirkung von außen verursacht (z.B. in der Unfallmedizin), zur Anregung der Blutzirkulation, Beseitigung von Blutstau und zur Verminderung von Schwellungen, auch in der Behandlung von Haut- und Lymphknotenerkrankungen im Kindesalter auf allergischer Grundlage, bei Karbunkeln, Abszessen und Geschwüren an/auf der Haut.

Xu Shuwei (1079-1154) bekannter Arzt des 12. Jh. und Anhänger der Lehren von ------> Zhang Zhongjing als Herausgeber eines graphisch illustrierten Bandes zur Klassifikation der 36 Pulsarten nach der Theorie Zhangs, Autor von Klassizifizierte Rezepte zur allgemeinen Linderung von Krankheiten (*Lei Zheng Puji Benshifang*), wahrscheinlich 1132 in 10 Bänden erschienen; vertrat in der chines. Pharmakologie die Ansicht, dass der Einsatz von Medikamenten in Abhängigkeit von der Intensität einer Krankheit erfolgen muss.

Xu Zhicai (493 oder 505-572): Arzt in der Zeit der Nördlichen und Südlichen Dynastien, aus dem Gebiet der heutigen Provinz Jiangsu stammend. In der Chronik des Nördlichen Reiches Qi (Bei Qi Shu; Name eines der Reiche zur Zeit der Nördlichen und Südlichen Dynastien) werden seine Forschungen zur Sternkunde (Astronomie) sowie zu Akupunktur/Moxibustion und zur chinesischen Pharmakologie erwähnt.

Y

Yang Guizhou (1522-1620) Verfasser des --------> Handbuchs zur Akupunktur und Moxibustion, erschienen im Jahre 1602, mit Hinweisen zum Einsatz der Moxibustion an der Ohrenspitze zur Behandlung des Grauen Stars.

Yangming-Syndrom *(Yangming bing)* zwei Arten: a) Syndrom des Yangming-Meridians mit Fieber, Durst, Schwitzen, Empfindlichkeit gegen Hitze, b) Syndrom der inneren Organe des Yangming-Meridians mit Fieber, Delirium, Unterleibsschmerzen, Verstopfung u.a. --------> Sechs Meridiane, Diagnose auf der Basis der---.

Yangqiao-Meridian *(yangqiaojing/yangqiaomai)* einer der 8 Außerregulären Meridiane, beginnend an der Fersenseite und endet an der Akupunkturpunktstelle Ga20. Krankheitsanzeichen dieses Meridiane u.a. Epilepsie und Schlaflosigkeit.

Yangwei-Meridian *(yangweijing/yangweimai,* wei: *Verbindung)* einer der 8 Außerregulären Meridiane, an der Ferse beginnend, verbindet alle regulären Yang-Meridiane Yin miteinander, endet an der Akupunkturpunktstelle Ren15. Hauptkrankheitsanzeichen dieses Meridians sind Fieber und Frösteln.

Yin-Krankheiten *(yin bing)* Krankheiten der Kategorie Qi-Schwäche, Kälte auf Grund von Immunschwäche oder unzureichender Qi-Funktion sowie Krankheiten der drei regulären Yin-Meridiane.

Yinqiao-Meridian *(yinqiaojing/yinqiaomai)* einer der 8 Außerregulären Meridiane, verläuft von der Ferse bis zum inneren Augenwinkel, stellt die Verbindung zum ---->

Yangqiao-Meridian her, Hauptkrankheitsanzeichen dieses Meridiane Schlaflosigkeit.

Yinwei-Meridian *(yinweijing/yinweimai)* einer der Acht Außerregulären Meridiane, stellt die Verbindung zu allen regulären Yin-Meridianen her, Verlauf von der unteren Beinmitte bis zum Hals, Hauptkrankheitsanzeichen dieses Meridians sind Schmerzen im Herzbereich.

Yin-Yang-Konzept *(yinyangshuo)* Konzept der alten universalistischen chinesischen Philosophie, auch in der TCM. Nach dieser Lehre beherrschen die beiden Grundkräfte Yin und Yang das Universum, die gegenseitig im Widerstreit zueinanderstehen, sich aber auch gegenseitig ergänzen. Bedeutungen: a) Yang: warm, männlich, Himmel, hell, aktiv, äußerlich; b) Yin: kalt, weiblich, Erde, dunkel, passiv, innerlich. Alle elementaren Vorgänge wie Wandel, Geburt, Wachstum, Tod beruhen auf dem wechselseitigen Wirken von Yin und Yang. Harmonie zwischen beiden gegenpoligen Kräften, wenn Gleichgewicht zwischen ihnen vorhanden ist; bei Ungleichgewicht zwischen ihnen tritt Krankheit auf. Yin und Yang sind Bestandteile von ------> Taiji.

Ebene	Yin	Yang
Organbereich Zang-/Fu-Organe	Zang-Organe (Speicherfunktion)	Fu-Organe (Umwandlung und Ausscheidung der Nahrungsüberreste
Qi und Blut (Lebensenergie)	Blut (*xue*)	Qi
Körperregion	Bauchbereich (Körpervorderseite)	Rückenbereich (Körperhinterseite)
Thermische Zustände	Kühle, Kälte	Wärme, Hitze
Krankheiten	Kältekrankheiten (zuviel Kälte, absorbiert Wärme)	Wärmekrankheiten (zuviel Wärme bzw. Hitze, absorbiert lebensnotwendige Kühle)

Tabelle 15: Grundlegende Bedeutungen von Yin und Yang in der TCM

Yin-Yang-Orientierungssymptomkomplexe, Diagnose auf der Grundlage der--- (yinyang bianzheng) zur Erklärung für einige der krankheitsbedingten Änderungen der Zang-Fu-Organe und des Gewebes: a) Yin-Symptom-Komplex: eine Kombination von Anzeichen mit Bezug auf Körperinneres, Qi-Mangel und Kälte wie z.B. Blässe, Schwitzen, Kurzatmigkeit, Vorliebe für heiße Getränke, kühle Haut, blassfeuchte Zunge, schwacher Puls; b) Yang-Symptom-Komplex: eine Kombination von Anzeichen mit Bezug auf Körperäußeres, Qi-Überschuss und Hitze: Schwitzen, schnelles Atmen, gerötetes Gesicht, Vorliebe für kalte Getränke, heiße Haut, Rastlosigkeit, trockenrote Zunge, Verstopfung, starker Puls.

Z

Zang-Fu-Störungssymptomkomplexe *(zangfu bianzheng)*
eine der Diagnostikkategorien in der TCM. Bei
krankheitsbedingter Betroffenheit eines Organs, so kann die
Störung entweder auf das betreffende Organ beschränkt sein
oder durch Störungen anderer Organe bedingt sein.

Zangqi (Deutsch: Qi der ----> Zang-Organe): Steht für die
Aktivität und die jeweiligen funktionellen Aufgaben der
betreffenden Zang-Organe.

Zähne *(ya*, auch *Humen* (Vordertor) genannt) eine der ------>
sieben Durchgänge für den Nahrungsweg. In der TCM
stellen sie eine Kategorie der Knochen dar und hängen
bezüglich ihres Zustandes von den Nieren ab. Bei häufigen
gesundheitlichen Problemen mit den Zähnen sind auch die
Nieren auf ihren Zustand hin zu untersuchen. Zustand der
Zähne gibt Hinweis auf den Zustand bestimmter inneren
Organe: trockene Zähne und Zahnfleisch deuten auf ----->
Hitze im Magen, Zähne, die wie getrocknete *Bohnen*
aussehen, weisen auf eine Schwäche des Nierenqi hin;
knirschende Zähne des Nachts sind ein Anzeichen für ---->
Hitze.

Zang-Organe *(wuzang)* besser die *Fünf Zang-Organe*: ----->
Herz, Leber, Milz, Lunge und Nieren. Sie sind sogenannte
feste Organe und stellen Qi, Blut und die ------->
Körperflüssigkeit her und speichern sie. In der TCM werden
diese Organe weniger als - wie in der westlichen Medizin
üblich - Entitäten, sondern vor allem hinsichtlich ihrer
Physiologie (Funktion) verstanden und als solche
klassifiziert. Zang-Organe werden der Kategorie Yin
zugeordnet. Der Herzbeutel (xinbao) zählt hier zwar nicht
als eigenes Organ (sonst wären es nämlich sechs Zang-

Organe), für ihn gibt es aber in der Akupunktur einen eigenen Meridian (-----> Meridiane und Luo-Leitbahnen).

Zehn wichtige Punkte der Untersuchung in der Diagnostik der TCM *(wangzhen shiyao)* ein standardisierter Kriterienkatalog in der Diagnostik der TCM. Dazu gehören: 1. Gesichtsausdruck als äußeres Abbild der Lebensfunktion und als Hinweis auf mögliche geistig-seelischen Störungen; 2. körperliches Erscheinungsbild: Körperbau, anormale Bewegungen des Rumpfes und der Glieder u. a., 3. Gesichtsfarbe mit Hinweisen auf mögliche Erkrankungen der inneren Organe, 4. Zunge: Störungen der inneren Organe, Meridiane und Luo-Leitbahnen, von Qi, Blut und Körperfleisch, 5. große Knochen als Hinweis auf ernste chronische Erkrankung, 6. Zähne mit Hinweisen auf Zustand der Nieren, Blutkreislauf, Magen, Milz, 7. Ernährungsweise, Acht. Fingerabdruck mit Hinweisen auf Blutkreislauf in den oberen Blutbahnen, 9. Organe wie Augen, Mund, Ohren können Hinweise auf den aktuellen Zustand von Leber, Milz, und Nieren geben, 10. Kopfhaar kann Hinweise auf den Zustand von Nieren, Blut und Qi geben.

Zhang Congzheng (1150-1228): aus dem Gebiet der heutigen Provinz Henan stammend, Begründer der -----> Drei-Methoden-Theorie und der -----> Sechs-Tore-Theorie.

Zhang Ji (150-219?) Bekannter Arzt aus der Zeit der Han-Dynastie, Autor mehrerer Werke zur TCM wie --------> Abhandlung über Fieber und verschiedene andere Krankheiten (*Shanghan Za Binglun*) sowie Zusammenstellung von Rezepten aus der Goldenen Kammer (*Jinkui Yaolüe Fanglun*), erstmaliger Verfechter einer Diagnostik auf der Grundlage der -----> sechs Meridiane und der -----> acht Methoden der Diagnostik, außerdem gilt er als Urheber der

Theorie der Behandlung von Krankheiten an Hand einer differenzierten Diagnostik von Krankheitssymptomen.

Zhang Jingyue (1563 - 1640) Autor verschiedener Werke zur TCM, die die Pulslehre, Kinder- und Frauenkrankheiten sowie Fragen der Chirurgie behandeln. Wichtigstes Werk ist -------> Systematische Zusammenstellung des Neijing.

Zimtbaumzweig (*guizhi*), Ramulus Cinnamoni: Diaphoretikum mit erwärmender Eigenschaft, Zweige der Cinnamonum cassia Blume (Familie Lauraceae). Einsatz als (1) schweißtreibendes Mittel bei Erkrankungen aufgrund von Wind und Kälte, (2) zur Erwärmung und Reinigung der Meridiane in der Behandlung rheumatischer Arthritis, (3) zur Anregung der Blutzirkulation bei Ausbleiben der Menstruation (Regelblutungen) bei Frauen und sonst auch bei Angina pectoris. Chemische Zusammensetzung in der pharmazeutischen Literatur der TCM bislang nicht bekannt (vgl. ZHONGYAO DA CIDIAN, Bd. II, 1992:1771 ff.)

Zungendiagnose *(shezhen)* wichtige Teilkomponente in der Diagnostik der TCM, die von einem engen Zusammenhang zwischen Zunge, den inneren Organen, Meridianen und Luo-Leitbahnen, Qi, Blut und Körperflüssigkeit ausgeht. Bereits im -----> Neijing werden verschiedene Zustandsformen der Zunge beschrieben, so auch später durch Zhang Deng in seinem Werk Spiegel der Zunge im Lichte kältebedingter Krankheiten (*Shanghan Shejian*) aus dem Jahre 1667, in dem er 120 verschiedene Zungenformen beschrieb. Bei der Z. wird die eigentliche Zunge vom Zungenbelag unterschieden. Ein gesundes Zungenaussehen zeichnet sich durch normale Zungengröße, hellrote Färbung, Beweglichkeit aus, Zungenbelag ist dünn, weißlich und feucht. Der Zustand einzelner inneren Organe lässt sich in verschiedenen Teilbereichen der Zunge ablesen: Spitze,

Mitte, Zungenwurzel und Ränder entsprechen jeweils Herz, Milz bzw. Magen, Nieren, Leber und Gallenblase. Untersuchung der Zunge berücksichtigt Beweglichkeit, Größe sowie ihre Oberfläche (der Zunge selber einschl. jeweiliger Zungenbelag).

Aspekt	Anzeichen	Befund
Farbe	weißlich	Mangel an Qi und Blut
	überrötet/dunkelrot	intensive Hitze
	bläulich-lila	Blutstillstand
Belag	weiß, dünn u. glitschig	Kälte außen
	weiß, schleimig und schmierig, schwer zu entfernen	überdurchschnittlich mangelnde Antriebskraft, Blutstillstand
	gelb, dick und schleimig	starke Hitze im Magen
	gelb, dünn und schleimig	krankmachende äußere Einflüsse im Körperinneren
	schwarz, trocken	übermäßige Hitze
	schwarz, feucht	übermäßige Kälte
Form	pflaumig	Mangel an lebenserhaltender Funktion von Milz und Nieren
	dünn und eingeschrumpft	Mangel an Qi und Blut oder innerer Hitze
	Zungensteifheit/-starre	Blockade von *jing* und *luo* mit Hinweis auf Fieberkrankheiten
	trockene Zunge, beim Heraushängen sich nach einer Seite bewegend	Schlaganfall
	gewellte Zunge	keine Körperflüssigkeit mehr
	zitternde Zunge	Hitze im Inneren, Mangel an Yin (Nierenqi)
Zungen-feuchtig-keit	Zunge ohne Belag, glatt und spiegelhaft	Mangel an Qi der Leber und der Nieren
	Zunge kratzend und trocken	Überwucherung und Vergrößerung der Geschmacksknospen
	schwarzfarben, feucht	Kälte und andere krankmachende Faktoren in den drei Yin-Meridianen von Fuß und Hand
	schwarzfarben, trocken	Hitze im Inneren und Blutstillstand
	Zunge von grau zu aschen-schwarzer Farbe oder von schwach lila zu dunkler Farbe oder bei weißem, schimmel-farbenem Belag und fäuligen Pickeln oder schneeflocken-farben aussehend	todkranker Zustand des Patienten mit kurz bevorstehendem Eintritt in den Tod

Tabelle 16: Einzelheiten des Zungenbefundes in der Diagnostik der TCM (aus: Schmidt, W. G. A., „Die alte Heilkunst der Chinesen. Ihre Kultur und Anwendung", Freiburg 1992, S. 80 bis 81)

Zwei Yin *(er yin)* Geschlechtsorgane sowie Harnröhrenöffnung und After.

Zwerchfell *(ge)* nach Auffassung der TCM verhindert das Z. das Eindringen von -----> üblen Winden, ein Ergebnis der Verdauung, nach oben zu den Lungen vorzudringen und Herz und Lungen zu *verschmutzen*. Trotz guten Appetits behalten einige Patenten ihre dünnleibige Gestalt wegen der völligen Erschöpfung des Zwerchfells auf Grund von Krankheiten, die durch Überarbeitung entstehen. Bei Erbrechen und Aufstoßen (Rülpsen), Schwierigkeiten beim Hinunterschlucken ist die Behandlung des Punktes Ha46 klinisch indiziert; Ha17 ist auch angezeigt bei Erbrechen, Schluckauf, Schwierigkeiten beim Hinunterschlucken, Asthma, Husten.

Zwölf Gelenke *(shi'er jie)* Gelenke der Schulter, Ellenbogen, Hand, der oberen Glieder, Oberschenkel, Knie und der unteren Glieder.

ANHANG

Tabelle der Speziellen Punkte

Meridiane	Die Fünf Kategorien der Transportpunkte (Sḥu)					Luo-P.	Yuan-P.
	Holz	Feuer	Erde	Metall	Wasser		
Herz	9	8	7	4	3	5	7
Dünndarm	3	5	8	1	2	7	4
Harnblase	65	60	40	67	66	58	64
Nieren	1	2	3	7	10	4	3
Herzbeutel	9	8	7	5	3	6	7
Dreif. Erwärmer	3	6	10	1	2	5	4
Gallenblase	41	28	24	44	43	37	40
Leber	1	2	3	4	8	5	3
Lunge	11	10	9	8	5	7	9
Dickdarm	3	5	11	1	2	6	4
Magen	43	4	36	45	44	40	42
Milz	1	2	3	5	9	4	3

Die Ziffern dieser Tabelle beziehen sich auf die Punktstellennummern der entsprechenden Regulären Yang- und Yin-Meridiane.

Verzeichnis der chinesischen Termini

A

癌	ai (Geschwulst)
艾	ai (Beifuß), japan. もぐさ (mogusa → moxa)
啊是穴	A Shi Xue

B

八	ba
八法	bafa
八風	bafeng
八綱辯證	bagang bianzheng
八卦	bagua
扒罐療法	baguan liaofa
八會穴	ba huixue
八廓	bakuo
八脈交會穴	bamaijiaohuixue
八溪	baxi
白色	baise
背俞穴	beishuxue
賁門	benmen
本草	bencao
《本草綱目》	„Bencao Gangmu“
《本草原始》	„Bencao Yuanshi“
鼻	bi (Nase)
痹	bi
扁鵲	Bian Que (ca. 500 v. Chr.) s. 秦越人 Quin Yueren
表里辯證	biaoli bianzheng
表證	biaozheng
別經	biejing
《瀕湖脈學》	„Bin Hu Mai Xue“ s. 李時珍 Li Shizhen
并病	bingbing

病因辯證	bingyin bianzheng
剝苔	botai
補法	bufa
補土派	butupai
補穴	buxue
不內不外因	bu nei bu wai yin

C

倉廩	canglin
草藥	caoyao
茶	cha
長脈	chang mai
沉脈	chen mai
陳實功	Chen Shigong (1555–1636)
遲脈	chi mai
赤脚醫生	chijiao yisheng
衝服劑	chongfuji
重舌	chongshe
出針	chuzhen
脣	chun
脣腫	chunzhong
促脈	cu mai
寸	cun
寸口	cunkou, synonym auch 氣口/qikou

D

大毒、常度、小毒、無毒	dadu, changdu, xiaodu, wudu
大腸	dachang
大方	dafang
大方脈	dafangmai
大腹	da fu
大脈	da mai
大醫	dayi
大夫	daifu
帶下醫	daixiayi
代脈	dai mai
丹	dan

膽	dan, auch: 膽囊 dannang
膽肝	dan'gan
膽汁	danzhi
道	dao
搗針	daozhen
得氣	dei qi
等分	dengfen
地	di
地機	Diji (Mi8)
點刺	dianzi
電針	dianzhen
錠	ding
動脈	dong mai
東醫	dongyi, jap.: to-i, korean.: dong-ni
短脈	duan mai
斷針	duan zhen
奪精	duo jing
毒藥攻邪	duyao gongxie

E

二十八脈	ershiba mai
二陰	er yin
耳	er
耳針療法	er zhen liaofa

F

法醫	fayi
方劑配伍	fangji peiwu
方士	fangshi
肺	fei
肺氣	feiqi
風	feng (外、內風 /wai-/neifeng)
風科	fengke
腹	fu
復方	fufang
釜沸脈	fueimai
夫婦關系	fufu guanxi

浮脈	fu mai (wechselnder Puls)
伏脈	fu mai (versteckter Puls)
伏羲	Fuxi
跗陽	Fuyang (Ha59)

G

肝	gan
肛門	gangmen
膏	gao
膏肓	gaohuang
膈	ge
革脈	ge mai
攻下派	gongxiapai
刮痧	guasha
骨	gu
骨度	gudu
關格	guange
管針	guanzhen
歸經	guijing
谷氣	guqi

H

寒	han (Kälte)
寒劑	hanji
寒熱辯證	hanre bianzheng
漢醫	hanyi
汗	han (Schweiß)
合劑	heji
橫刺	hengci
橫骨	henggu, synonym: 曲骨 /qugu
合穴	hexue
洪脈	hong mai
喉	hou
滑脈	hua mai
滑壽	Hua Shou (1304–1386)
滑劑	huaji
華佗	Hua Tuo (141–212)

華佗夾脊穴	Hua Tuo jiajixue
黃帝	Huangdi
《黃帝內徑》	„Huangdi Neijing" (2 Teile des H.N.):
《素文》	„Suwen"
《靈樞》	„Lingshu"
緩脈	huan mai
黃膽	huangdan
皇甫謐	Huangfu Mi (214–282)
皇漢醫學	Huanghan Yixue
環境	huanjing
灰黑苔	huiheitai
會穴	huixue
會陰	huiyin
會宗	Huizong (DE7)
魂	hun
火	huo

J

劑/劑型	ji/jixing
急方	jifang
忌口	jikou
甲	jia
煎	jian
降劑	jiangji
間接灸	jianjie jiu
膠	jiao
角法	jiaofa
緊脈	jin mai
津液	jinye (2 Arten von Körperflüssigkeit):
津	jin
液	ye
交信	Jiaoxin (Ni8)
結脈	jie mai
解索脈	jiesuo mai
筋	jin (Sehnen)
金	jin (Metall)
金元四大家	Jinyuan Si Da Jia
經	jing
十二經脈	shi'er jing (12 Hauptmeridiane):

手太陰肺經	shoutaiyin feijing
手陽明大腸經	shouyangming dachangjing
足陽明胃經	zuyangming weijing
足太陰脾經	zutaiyin pijing
手少陰心經	shoushaoyin xinjing
手太陽小腸經	shoutaiyang xiaochangjing
足太陽膀胱經	zutaiyang pangguanjing
足少陰腎經	zushaoyin shenjing
手厥陰心包經	shoujueyin xinbaojing
手少陽三角經	shoushaoyang sanjiaojing
足少陽膽經	zushaoyang danjing
足厥陰肝經	zujueyin ganjing
奇經八脈	Qijing bamai (8 Außerordentliche Meridiane):
任脈	Renmai
督脈	Dumai
衝脈	Chongmai
帶脈	Daimai
陰維脈	Yinweimai
陽維脈	Yangweimai
陰蹻脈	Yinqiaomai
陽蹻脈	Yangqiaomai
經方	jingfang
經方派	jingfangpai
經外奇穴	jingwai qixue
驚風	jingfeng
禁急證	jinjizheng
精	jing
精氣	jingqi
精汁	jingzhi, synonym mit → 膽汁 danzhi
經脈	jingmai
經絡	jingluo
經絡辯證	jingluo bianzheng
經氣	jingqi
經證	jingzheng
經穴	jingxue (Flußpunkte)
筋經	jinjing
井穴	jingxue (Brunnen-/Quellpunkte)
金門	Jinmen (Ha63)
灸	jiu
酒劑	jiuji
九針	jiuzhen

九竅	jiuqiao
疾醫	jiyi
疽	ju
厥	jue
厥陰病	jueyin bing
君臣佐使	jun chen zuo shi

K

芤脈	kong mai
孔最	Kongzui (Lu6)
口	kou

L

郎中	Langzhong
闌尾炎	lanweiyan
牢脈	lao mai
《類經》	„Lei Jing"
煉丹術	liandanshu
良工	lianggong
梁丘	Liangqiu (Ma34)
戾氣	liqi
李東垣	Li Dongyuan (1180–1225)
李時珍	Li Shizhen (1518–1593), auch → 瀕湖 Bin Hu
李中立	Li Zhongli, auch 李正宇/Li Zhengyu, ca. Anfang 17. Jh.
鈴醫	lingyi
里證	lizheng
六腑	liufu
六經	liujing
六經辯證	liujing bianzheng
六合	liuhe
六淫	liuyin
六陽脈	liu yangmai
六陰脈	liu yinmai
六郁	liuyu
劉完素	Liu Wansu (1120–1200)
留針	liu zhen
絡	luo

絡脈	luomai
絡穴	luoxue

M

麻沸湯	mafutang
脈	mai
《脈經》	„Mai Jing"
埋綫療法	maixian liaofa
芒刺舌	mang cishe
毛髮	maofa
夢遺	mengyi
梅花針	meihuazhen
面神經麻痺	mianshen jing ma bi
苗竅	miaoqiao
命門	mingmen
木	mu
木舌	mushe
墓穴	muxue
母子關系	muzi guanxi

N

《難經》	„Nanjing"
《難經本義》	„Nanjing Benyi"
腦	nao
內寒	neihan
"內傷脾胃，百病由生"	„nei shang piwei, bai bing you sheng" (→ Erde-nährende Schule)
《內經》	„Neijing"
《內經素問》	„Neijing Suwen"
《內經素問·三部九候論》	„Neijing Suwen: Sanbu Jiuhou Lun" (Kap. 20)
內因	neiyin
內燥	neizao
捻針	nianzhen
逆氣	ni qi

O

偶方	oufang

P

膀胱	pangguang
泡	pao
炮制	paozhi
漂	piao
皮膚	pifu
皮膚針	pifuzhen
脾	pi
脾大絡	pidaluo
魄	po
魄户	pohu
魄門	pomen

Q

敲	qiao (anklopfen)
歧伯	Qi Bo
七衝門	qi chongmen
七方	qifang (Sieben Rezepturen)
七情	qiqing (Sieben Gemütszustände)
七竅	qiqiao
七傷	qishang
七星針	qi xingzhen
前陰	qianyin
《千金藥方》	„Qianjin Yaofang"
《千金翼方》	„Qianjin Yifang"
切脈	qiemai (Drei Pulsstellen am Handgelenk):
寸口	cunkou
寸	cun
關	guan
尺	chi
切診	qiezhen
氣	qi

		Quellen des Qi:
原氣		yuanqi
谷氣		guqi
空氣		kongqi
		Funktionen/Aufgaben/Manifestationen des Qi:
髒腑氣		zangfu qi
經絡氣		jingluo qi
營氣		yingqi
衛氣		weiqi
宗氣		zongqi
氣海		qihai
氣化		qihua
氣逆		qini
氣味		qiwei
氣味陰陽		qiwei yinyang
氣滯		qizhi
奇經八脈		qijing ba mai
《奇經八脈考》		„Qingbamai Kao"
奇方		qifang (Rezepturen mit nur einem Hauptmittel)
奇恒之腑		qiheng zhi fu
秦越人		Qin Yueren, eigentl. Name von 扁鵲 Bian Que
青色		qingse
請紫色舌		qingze seshe
清		qing
清代九科		Qingdai Jiuke
清氣		qing qi
氣陷		qixian
輕方		qingfang
曲		qu
去火毒		quhuodu
去油		quyou
全身遍診法		quanshen bianzhenfa
雀喙脈		quehui mai

R

熱		re
	表熱	biaore
	里熱	lire
熱劑		reji

人	ren
人痘接種法	rendou jiezhongfa
人中	Renzhong (Du26)
儒醫	ruyi (Arzt mit offizieller Prüfung)
濡脈	ru mai
弱脈	ruo mai

S

三寶	sanbao (精、氣、神 /jing, qi, shen)
三部九候	sanbu jiuhou
三法	sanfa (汗、吐、下法/han-/tu-/xiafa)
三關之脈	sanguan zhi mai (風、氣、命關/feng-/qi-/mingguan)
三棱針	sanlengzhen
三角	sanjiao (上、中、下角/shang-/zhong-/xiajiao)
三品(上 、中、下品)	sanpin (shang-/zhong-/xiapin)
三陽	sanyang
三陰	sanyin
散	san
散脈	san mai
色	se
澀劑	seji
澀脈	se mai
傷風	shangfeng
傷寒	shanghan
傷寒派	shanghanpai
傷寒學說	shanghan xueshuo
《傷寒論》	„Shanghan Lun"
《傷寒舍監》	„Shanghan Shejian"
《傷寒雜病論》	„Shanghan Za Binglun"
傷津	shangjin
傷陽	shangyang
傷陰	shangyin
上部	shangbu
上工	shanggong
上脘	shangwan
少小	shaoxiao
燒灼	shaozhuo
少陽病	shaoyangbing
少陰病	shaoyinbing

神	shen
神農	Shennong
《神農本草經》	„Shennong Bencao Jing"
腎	shen
腎陽	shenyang
腎陰	shenyin
升降浮沉	shengjian fuchen
舌診	shezhen
實	shi
實脈	shi mai
濕	shi
濕毒	shidu
濕劑	shiji (feuchtmachende Rezeptur)
濕痰	shitan
時方	shifang
時方派	shifangpai
十劑	shiji (Zehn Rezepturen)
十八反	shiba fan
十二劑	shi'er ji
十二節	shi'er jie
十九畏	shijiu wei
十三科	shisan ke
十四經	shisijing
《十四經發揮》	„Shisijing Fahui"
《史記》	„Shiji"
濕疹	shizhen
世醫	shiyi (Ärzte über Generationen hinweg)
食醫	shiyi (Ernährungsmedizin)
食治	shizhi
綴方	shoufang
手針	shouzhen
署	shu
水	shui
水泉	Shuiquan (Ni5)
水谷至海	shuigu zhi hai
水腫	shuizhong, Synonym: 水氣 shuiqi
水針療法	shuizhen liaofa
俞穴	shuxue
順針	shunzhen
數脈	shuo mai

四海	si hai (die Kategorien der Vier Meere):
髓海	suihai
血海	xuehai/十二經海 shi'er jing hai
氣海	qihai
水谷之海	shuigu zhi hai
四氣	siqi
四診法	si zhenfa
司馬遷	Sima Qian (145 v. Chr.–90 n. Chr.)
宋九科	Song Jiuke
嗽	sou
髓	sui
髓海	suihuai
孫絡經	sunluojing
孫思邈	Sun Simiao (581–680)

T

太極	Taiji
太平惠民和劑局	Taping Huimin Hejiju
太陽病	taiyangbing
太醫	Taiyi
太醫丞	Taiyicheng
太醫令	Taiyiling
太醫院	Taiyiyuan
太陰病	taiyinbing
痰	tan
唐代九科	Tangdai Jiuke
湯液/湯劑	tangye/tangji
糖尿病	tangnaobing
彈石脈	tanshi mai
天	tian
同身寸	tongshen cun
同穴	tongxue
通劑	tongji
頭	tou
頭疼	touteng
頭針療法	touzhen liaofa
透刺	touci
土	tu
推拿療法	tuina liaofa

脱肛	tuogang
脱陽	tuo yang
脱陰	tuo yin
脱證	tuozheng

W

外寒	waihan
外科	waike
《外科正宗》	„Waike Zhengzong“
外丘	Waiqiu (Ga36)
外燥	waizao
丸劑	wanji
亡陽	wangyang
亡陰	wangyin
王機	Wang Ji (1463–1539),

auch 王省之/王石山/Wang Shengzhi, Wang Shishan,
u. a. Autor von:

	《針灸問答》	„Zhenjiu Wenda“
	《外科理例》	„Waike Lili“
	《醫學理例》	„Yixue Lili“

王叔和 Wang Shuhe (210–285), auch 王熙 Wang Xi,
u.a. Autor von:

	《脈經》	„Mai Jing“

王維一 Wang Weiyi (987–1067), u. a. Autor von:

	《銅人俞穴針灸圖經》	„Tongren Shuxue Zhenjiu Tujing“

望診十要	wangzhen shiyao
彎針	wan zhen
胃	wei, auch: 胃脘 weiwan
	(下、中、上脘 /xia-/zhong-/shangwan)
胃蒼	weicang (Ha50)
胃寒	wei han
胃火	weihuo
胃實	weishi
胃氣	weiqi
胃陽	weiyang
胃陰	weiyin
衛分證	weifenzheng
微脈	wei mai
《微濟寶書》	„Wei Ji Bao Shu“

痿證	weizheng
瘟病派	wenbingpai
瘟病學說	wenbing xueshuo
溫溜	Wenliu (Di7)
《溫疫論》	„Wenyi Lun"
問診	wenzhen (Befragen des Patienten)
聞診	wenzhen (Abhorchen und Beriechen des Patienten)
溫熱	wenre
溫針灸	wenzhenjiu
五痹	wu bi
五奪	wuduo
五惡	wu'e
五更瀉	wugeng xie
五谷	wugu
五官	wuguan
五戒	wu jie
五禁	wujien
五勞	wulao
五輪	wulun
肉、血、氣、水、風輪	rou-/xue-/qi-/shui-/fenglun
五禽戲(法)	wuqin xi(fa)
五色	wuse
五色五味所入	wuse wuwei suoru
五實	wushi
五輪穴	wushuxue (Fünf Transportpunktkategorien):
井穴	jingxue
滎穴	yingxue
輸穴	shuxue
經穴	jingxue
合穴	hexue
五味	wuwei
五行說	wuxing shuo
五虛	wuxu
五宜	wuyi
五音	wuyin (chinesische Tonleiter):
角	jiao
徵	zhi
宮	gong
商	shang
羽	yu
五髒	wuzang

五志	wuzhi (Fünf Gemütszustände):
喜	xi
怒	nu
憂	you
思	si
恐	kong
五走	wuzou
巫	wu (Zauberer)
巫醫	wuyi
屋漏脈	wulou mai
吳又可	Wu Youke (1582–1652), auch 吳有性 /Wu Youxing

X

洗	xi
下部	xiabu
下工	xiagong
下竅	xiaqiao
蝦游脈	xiayou mai
涎	xian
癇癲	xiandian
弦脈	xian mai
象	xiang
相生相剋	xiang sheng xiang ke
相反	xiangfan
想殺	xiangsha
相使	xiangshi
相位	xiangwei
想惡	xiangwu
想需	xiangxu
小腸	xiaochang
小方	xiaofang
小方脈	xiaofangmai
小腹	xiao fu
校正醫書局	Xiaozheng Yishuju
消渴病	xiaokebing
斜刺	xieci
瀉法	xiefa
瀉穴	xiexue
泄劑	xieji

細脈	xi mai
希門	Ximen (P4)
心	xin
心包	xinbao, synonym 小心/xiaoxin
型號	xinghao
囟門	xinmen
性能	xingneng
希穴	xixue
虛	xu
虛脈	xu mai
虛實辯證	xushi bianzheng
許叔微	Xu Shuwei (1079–1154)
宣劑	xuanji
眩暈	xuanyun
血	xue
血海	xuehai
血室	xueshi
穴位	xuewei

Y

牙	ya, synonym: 闔門/hunmen
眼	yan
瘍醫	Yangyi
陽交	Yangjiao (Ga35)
陽明病	yangmingbing
陽蹻經/脈	Yangqiaojing/mai
陽維經/脈	Yangweijing/mai
陽痿	yangwei
羊角風	yangjiaofeng
羊癇風	yangxianfeng
養老	Yanglao (Dü6)
楊濟時	Yang Jishi (1522–1620), auch 楊繼洲 Yang Jizhou
《易經》	„Yijing"
遺溺	yini
陰病	yinbing
陰蹻經/脈	yinqiaojing/mai
陰維經/脈	yinweijing/mai
陰陽水	yinyangshui
陰陽說	yinyangshuo

陰陽辯證	yinyang bianzheng
陰郄	Yinxi (H6)
疫氣	yiqi, synonym: 毒氣 /duqi, 邪氣 /xieqi
醫	yi (Gegensatz → 巫 wu)
醫工	yigong
醫官	yiguan
醫經	yijing (medizinische Klassiker)
醫林	yilin
醫學手相述	yixue shou xiangshu
飲	yin
引經報使	yinjing baoshi
癰	yong
幼科	youke
"有位無名"	„you wei wu ming" (→ Theorie der Acht Bereiche)
源穴	yuanxue
暈針	yunzhen
魚翔脈	yuxiang mai
禦醫	yuyi

Z

臟腑	zangfu
臟腑辯證	zangfu bianzheng
燥	zao
張登	Zhang Deng (17. Jh., Qing-Zeit)
張機	Zhang Ji (150–209?), auch: 張仲景 Zhang Zhongjing
張景岳	Zhang Jingyue (1563–1640), auch 張介賓 Zhang Jiebin
張子和	Zhang Zihe (1156–1228)
震顫針	zhenchanshen
針	zhen
針刺針痛	zhenci zhenteng
針灸	zhenjiu
針灸銅人	zhenjiu tongren
《針灸大成》	„Zhenjiu Dacheng"
《針灸問答》	„Zhenjiu Wenda"
《針灸問對》	„Zhenjiu Wendui"
《針灸甲己經》	„Zhenjiu Jiayi Jing"
針指紋	zhenzhiwen
正氣	zhengqi (Formen des Zhengqi):
谷氣	guqi

元氣	yuanqi
空氣	kongqi
正午夜半關系	zhengwu yeban guanxi
痔	zhi
直刺	zhici
直接灸	zhijie jiu
治削	zhixiao
滯針	zhizhen
指針療法	zhizhen liaofa
直中	zhizhong
中部	zhongbu
中草藥	zhongcaoyao
中都	Zhongdu (Le6)
中風	zhongfeng
中工	zhonggong
中脘	zhongwan
重劑	zhongji
《肘后備急方》	„Zhou Hou Bei Ji Fang"
築賓	Zhubin (Ni9)
朱丹溪	Zhu Danxi (1280–1358)
豬頭風	zhutoufeng
煮散	zhusan
祝由/咒禁	zhuyou/zhoujin
濁海	zhuohai
子宮	zigong
滋陰派	ziyinpai
宗氣	zongqi

Verzeichnis der
361 Regulären Akupunkturpunkte

B

白環俞	Baihuanshu, Ha30, Weißer Kreis Shu
百會	Baihui, Du20, Hundert Treffpunkte
胞肓	Baohuang, Ha53, Leben im Mutterleib
本神	Benshen, Ga13, ursprünglicher Geist
髀關	Biguan, Ma31, Oberschenkelhindernis
臂臑	Binao, Di14, Oberarm
秉風	Bingfen, Dü12, Windschirm
布朗	Bulang, Ni22, Wandelpfad
不容	Burong, Ma19, keine Geduld

C

長强	Changqiang, Du1, lang und mächtig
乘扶	Chengfu, Ha36, Unterstützung erhalten
承光	Chengguang, Ha6, Licht erhalten
承漿	Chengjiang, Ren24, Flüssigkeit erhalten
承筋	Chengjin, Ha56, Muskelunterstützung
承靈	Chengling, Ga18, Geist erhalten
承滿	Chengman, Ma20, Fülle erhalten
承泣	Chengqi, Ma1, Tränen erhalten
承山	Chengshan, Ha57, Bergunterstützung
尺澤	Chize, Lu5, Fußteich
衝門	Chongmen, Mi12, rauschendes Tor
衝陽	Chongyang, Ma42, rauschendes Yang
次窌	Ciliao, Ha32, Zweiter Knochen

D

大包	Dabao, Mi21, großer Umschlag
大腸俞	Dachangshu, Ha25, Dickdarm Shu
大都	Dadu, Mi2, Große Hauptstadt
大敦	Dadun, Le1, groß und stämmig
大赫	Dahe, Ni12, groß und berühmt
大橫	Daheng, Mi15, großer Horizont(alstrich)
帶脈	Daimai, Ga26, Gürtelmeridian
大巨	Daju, Ma27, ausgesprochen großartig
大陵	Daling, P7, große Form
膽俞	Danshu, Ha19, Gallenblasen Shu
大杼	Dazhu, Ha11, Großes Schiffchen
大迎	Daying, Ma5, großartige Begrüßung
大鐘	Dazhong, Ni4, große Glocke
大椎	Dazhui, Du14, großer Wirbel
地倉	Dicang, Ma4, örtliche Kornkammer
地機	Diji, Mi8, örtliches Kreuz
地五會	Diwuhui, Ga42, Ort der Fünf Wiedervereinigungen
犢鼻	Dubi, Ma35, Kalbsnase
兌端	Duiduan, Du27, Extremität des Mundes
督俞	Dushu, Ha16, regierendes Shu

E

耳和窌	Erheliao, DE21, Ohr in Harmonie mit dem Zweiten Knochen
二間	Erjian, Di2, Zweite Öffnung
耳門	Ermen, DE21, Tor des Ohres

F

肺俞	Feishu, Ha13, Lungen Shu
飛揚	Feiyang, Ha58, auffliegen
風池	Fengchi, Ga20, Windteich
風府	Fengfu, Du16, Windpalast
豐隆	Fenglong, Ma40, große Schwellung
風門	Fengmen, Ha12, Windtor
風市	Fengshi, Ga31, Windmarkt
腹哀	Fu'ai, Mi16, Unterleibsleid

浮白	Fubai, Ga10, Unbeständiges Weiß
附分	Fufen, Ha41, zusätzliche Unterteilung
腹結	Fujie, Mi14, Unterleibsknoten
腹痛谷	Futonggu, Ni20, Offenes Tal
復溜	Fuliu, Ni7, wiederkehrende Strömung
府舍	Fushe, Mi13, Palastgebäude
伏兔	Fútù, Ma32, versteckter Hase
扶突	Fútù, Di18, unterstützendes Rauschen
跗陽	Fuyang, Ha59, eintretendes Yang

G

肝俞	Ganshu, Ha18, Leber Shu
膏肓	Gaohuang, Ha43, Shu des Lebenden
膈關	Geguan, Ha46, Zwerchfellhindernis
膈俞	Geshu, Ha17, Zwerchfell Shu
公孫	Gongsun, Mi4, Großvater und Enkelsohn
關衝	Guanchong, DE1, rauschendes Hindernis
光明	Guangming, Ga37, hellgrelles Licht
關門	Guanmen, Ma22, verschlossene Tür
關元	Guanyuan, Ren4, Ursprung des Hindernisses
關元俞	Guanyuanshu, Ha26, Ursprung des Hindernisses Shu
歸來	Guilai, Ma29, zurückkehren und ankommen

H

頷厭	Hanyan, Ga4, verachteter Rachen
合谷	Hegu, Di4, Vereinigtes Tal
和窌	(Ohr), Heliao, DE22, Knochen der Harmonie
橫骨	Henggu, Ki11, querlaufender Knochen
禾窌	(Nase), Heliao, Di19, Kornknochen
和陽	Heyang, Ga55, Wiedervereinigung des Yang
后頂	Houding, Du19, Hinterer Scheitel
后溪	Houxi, Dü3, Hinterer Strom
華蓋	Huagai, Ren20, hervorragender Deckel
肓門	Huangmen, Ga51, Tür des Lebendigen
肓俞	Huangshu, Ni16, Lebendiges Shu
環跳	Huantiao, Ga30, Kreishüpfen
滑肉門	Huaroumen, Ma24, reibungsloses Muskeltor
會陽	Huiyang, Ga35, Aufeinandertreffen des Yang

會陰	Huiyin, Ren1, Aufeinandertreffen des Yin
會宗	Huizong, DE7, Treffpunkt des Ursprünglichen
魂門	Hunmen, Ha47, Pforte der Seele
或中	Huozhong, Ni26, mögliche Mitte

J

頰車	Jiache, Ma6, Rachenkutsche
肩井	Jianjing, Ga21, Schulterbrunnen/-quelle
建里	Jianli, Ren11, gebaute Meile
肩窌	Jianliao, DE14, Schulterknochen
間使	Jianshi, P5, Zwischenverwendung
肩外俞	Jianwaishu, äußere Schulter/Shu
肩髃	Jianyu, Di15, Schulterknochen
肩貞	Jianzhen, Dü9, aufrechte Schulter
角孫	Jiaosun, DE20, Horn und Enkel(-sohn)
交心	Jiaoxin, Ni8, Neuigkeiten austauschen
解溪	Jiexi, Ma41, verlängerter Strom
急脈	Jimai, Le12, rasender Puls
箕門	Jimen, Mi11, Korbtor
京骨	Jinggu, Ha64, Hauptknochen
京門	Jingmen, Ga25, Haupttor
睛明	Jingming, Ha1, helleuchtender Stern
經渠	Jingqu, Lu8, Flußbett
金門	Jinmen, Ha63, goldenes Tor
筋縮	Jinsuo, Du8, zusammengezogener Muskel
極泉	Jiquan, He1, extreme Quelle
鳩尾	Jiuwei, Ren15, Turteltaubenschwanz
脊中	Jizhong, Du6, Rückgratmitte
厥陰俞	Jueyinshu, Ha14, Absolutes Yin-Shu
巨骨	Jugu, Di16, hervorragender Knochen
居窌	(Nase), Juliao, Ha29, hervorragender Knochen
巨闕	Juque, Ren14, großer Wachturm

K

孔最	Kongzui, Lu6, oberstes Loch
庫房	Kufang, Ma14, Lagerhaus
昆侖	Kunlun, Ha60, Kunlun (nach einem Gebirge im NW Chinas)

勞宮   Laogong, P8, Arbeitspalast
梁門   Liangmen, Ma21, Balkentür
梁丘   Liangqiu, Ma34, Balkenform
廉泉   Liangquan, Ren23, reine Quelle
歷兌   Lidui, Ma45, genaues Auswechseln
列缺   Lieque, Lu7, verschiedene Öffnungen
蠡溝   Ligou, Le5, Holzwurmgraben
靈道   Lingdao, He4, Weg/Pfad des Geistes
靈台   Lingtai, Du10, geheiligter Turm
靈墟   Lingxu, Ni24, Trümmer des Geistes
漏谷   Lougu, Mi7, löchriges Tal
絡卻   Luoque, Ha8, Luo-Mangel
顱息   Luxi, DE19, ruhender Schädel

M

眉衝   Meichong, Ha3, stürzende Augenbraue
命門   Mingmen, Du4, Tor des Lebens
目窗   Muchuang, Ga16, Augenfenster

N

腦户   Naohu, Du17, Gehirnhaus
臑會   Naohui, DE13, Wiedervereinigung der Schultern
腦空   Naokong, Ga19, leeres Gehirn
內關   Neiguan, P6, inneres Hindernis
內庭   Neiting, Ma44, Innenhof

P

膀胱俞   Pangguang Shu, Ha28, Harnblase Shu
偏歷   Pianli, Di6, umgedrehter Durchgangsweg
脾俞   Pishu, Ha42, Milz Shu
魄户   Pohu, Ha42, Sitz des Lebensgeistes (Po)
僕參   Pucan, Ha61, beteiligter Diener

Q

前頂	Qianding, Du21, Vorderer Scheitel
强間	Qiangjian, Du18, stark dazwischen
前谷	Qiangu, Dü2, Vorderes Tal
氣衝	Qichong, Ma30, rauschendes Qi
氣海俞	Qihai Shu, Ha24, Meer des Qi Shu
氣户	Qihu, Ma13, Wohnstatt des Qi
氣海	Qihai, Ren6, Meer des Qi
曲垣	Quyuan, Dü13, gekrümmte Mauer
期門	Qimen, Le14, zeitlich gebundenes Tor
清冷淵	Qinglengyuan, DE11, durchsichtiger und kalter Abgrund
青靈	Qingling, He2, grüner Geist
氣舍	Qishe, Ma11, Unterkunft des Qi
丘墟	Qiuxu, Ga40, Hügeltrümmer
氣穴	Qixue, Ni13, Qipunktstelle
顴窌	Quanliao, Dü18, Wangenknochen
曲鬢	Qubin, Ga7, gekrümmte Seitenverbrennungen
曲差	Qucha, Ha4, gebogen und uneben
曲池	Quchi, Di11, gebogener Teich
缺盆	Quepen, Ma12, eingekerbtes Becken
曲骨	Qugu, Ren2, gekrümmter Knochen
曲泉	Ququan, Dü13, gekrümmte Quelle
曲澤	Quze, P3, gekrümmter Teich

R

然骨	Ran'gu, Ni2, brennendes Tal
人迎	Renying, Ma9, grüßender Mensch
日月	Riyue, Ha24, Sonne und Mond
乳根	Rugen, Ma18, Brustwurzel
乳中	Ruzhong, Ma17, Brustmitte/-zentrum

S

三間	Sanjian, Di3, Dritte Öffnung
三焦俞	Sanjiaoshu, Ha22, Dreifacher Erwärmer Shu
三陽絡	Sanyangluo, DE8, Netz der Drei Yang
三陰交	Sanyinjiao, Mi6, Aufeinandertreffen der Drei Yin
上關	Shangguan, Ga3, Oberes Hindernis

上巨虛	Shangjuxu, Ma37, Obere großartige Leere
上廉	Sahanglian, Di9, Oberer Seitenblick
上窌	Shangliao, Ha31, Oberer Knochen
商丘	Shangqiu, Mi5, Handelshügel
商曲	Shangqu, Ni17, Shang-Ton (chinesische Tonleiter)
上脘	Shangwan, Ren13, Obere Darmhöhle
商陽	Shangyang, Di1, Handelsyang
上星	Shangxing, Du23, Oberer Stern
少衝	Shaochong, He9, Unteres Rauschen
少府	Shaofu, He8, Unterer Palast
少海	Shaohai, He3, Unteres Meer
少商	Shaoshang, Lu11, Unterer Handel
少澤	Shaoze, Dü1, Unterer Teich
神藏	Shencang, Ni25, Unterkunft des Geistes
神道	Shendao, Du11, Weg des Geistes
神封	Shenfeng, Ni23, Siegel des Geistes
申脈	Shenmai, Ha62, schweres Gefäß
神門	Shenmen, He7, Tor des Geistes
神闕	Shenque, Ren8, Wachtturm des Geistes
腎俞	Shenshu, Ha23, Nieren Shu
神堂	Shentang, Ha44, Halle des Geistes
神庭	Shenting, Du24, Hof des Geistes
身柱	Shenzhu, Du12, Körperstütze/-säule
食竇	Shidou, Mi17, Nahrungsloch
石關	Shiguan, Ni18, Steinhindernis
石門	Shimen, Ren5, Steintor
手三里	Shousanli, Di10, Drei Meilen der Hand
手五里	Shouwuli, Di13, Fünf Meilen der Hand
率谷	Shuaigu, Ga8, Tal des Führers
俞府	Shufu, Ni27, Palast Shu
束骨	Shugu, Ha65, befestigter Knochen
水道	Shuidao, Ma28, Wasserweg
水分	Shuifen, Ren28, Wasserabteilung
水溝	Shuigou, Du26, Wassertrog
水泉	Shuiqan, Ni5, Wasserquelle
水突	Shuitu, Ma10, herausprudelndes Wasser
四白	Sibai, Ma2, die vier Weißen
四讀	Sidu, DE9, die vier Dachrinnen
四滿	Siman, Ni14, die vier Vollen
絲竹空	Sizhukong, DE23, Silberbambusleere
素窌	Suliao, Du25, einfacher Knochen

T

太白	Tabai, Mi3, Oberstes Weiß
太衝	Taichong, Le3, Oberstes Rauschen
太溪	Taixi, Ni3, Oberste Quelle
太乙(太一)	Taiyi, Ma23, Oberste Einheit
太淵	Taiyuan, Lu9, Oberster Abgrund
膻中	Tanzhong, Ren17, Brustmitte/-zentrum
陶道	Taodao, Du13, Ofenweg
天池	Tianchi, P1, Himmlischer Teich
天衝	Tianchong, Ga9, Himmlisches (göttliches) Rauschen
天窗	Tianchuang, Dü16, Himmlisches Feuer
天鼎	Tianding, Di17, Himmlische Urne
天府	Tianfu, Lu3, Himmelspalast
天井	Tianjing, DE10, Himmlischer Brunnen
天窌	Tianliao, DE15, Himmlischer Knochen
天泉	Tianquan, P2, Himmlische Quelle
天容	Tianrong, Dü17, Himmlische Erscheinung
天樞	Tianshu, Ma25, Himmlische Türangel
天突	Tiantu, Ren22, Himmlischer Auftrag
天溪	Tianxi, Mi18, Himmlischer Strom
天牖	Tianyou, DE16, Himmlisches Fenster
天柱	Tianzhu, Ga10, Himmlische Stütze/Säule
天宗	Tianzong, Dü11, Himmlischen (göttlichen) Ursprungs
條口	Tiaokou, Ma33, ausgleichender Mund
聽宮	Tinggong, Dü19, Hörpalast
聽會	Tinghui, Ga2, Hörtreffen
通谷	(Fuß), Tonggu, Ha66, offenes Tal
通谷	(Unterleib), Tonggu, Ni20, offenes Tal
通里	Tongli, He5, innere Verbindung
通天	Tongtian, Ha7, zum Himmel hinauf
瞳子窌	Tongziliao, Ga1, Knochen der Pupille
頭臨泣	Toulinqi, Ga15, Kopf über dem Stern
頭竅陰	Touqiaoyin, Ga11, Kopfhöhle Yin
頭維	Touwei, Ma8, befestigter Kopf

W

外關	Waiguan, DE5, Äußeres Hindernis
外陵	Wailing, Ma26, Äußerer Erdhügel

外丘	Waiqiu, Ga36, Äußerer Hügel
完骨	(Hand), Wangu, Dü4, ganzer Knochen
完骨	(Kopf), Wangu, Ga12, Handgelenkknochen
胃倉	Weicang, Ha50, Magen-Kornkammer
維道	Weidao, Ga28, befestigter Weg
胃俞	Weishu, Ha21, Magen Shu
委陽	Weiyang, Ha39, anvertrauter Yang
委中	Weizhong, Ha40, anvertrauende Mitte
温溜	Wenliu, Di7, warmer Umlauf
五處	Wuchu, Ha5, die fünf Stellen
五里	Wuli, Le5, Fünf Meilen
五樞	Wushu, Ga27, fünf Türangeln
屋翳	Wuyi, Ma15, Hausschirm

X

消濼	Xiaoluo, DE12, verschwundenes Vergnügen
俠白	Xiabai, Lu4, ritterliches Weiß
下關	Xiaguan, Ma7, Unteres Hindernis
下巨虛	Xiajuxu, Ma39, Untere große Leere
下廉	Xialian, Di8, Untere Seitenansicht
下窌	Xialiao, Ha34, Unterer Knochen
陷谷	Xiangu, Ma43, versunkenes Tal
小腸俞	Xiaochang Shu, Dünndarm Shu
小海	Xiaohai, Dü8, kleines Meer
下脘	Xiawan, Ren10, Untere Magengrube/-höhle
俠溪	Xiaxi, Ga43, ritterlicher Strom
膝關	Xiguan, Le7, Kniehindernis
郄門	Ximen, P4, klaffendes Tor
行間	Xingjian, Le2, dazwischengehen
囟會	Xinhui, Du22, Wiedervereinigung der Fontanelle
心俞	Xinshu, Ha15, Herz Shu
胸鄉	Xiongxiang, Mi19, in Richtung Brust
膝陽關	Xiyangguan, Ga33, Knie–Yanghindernis
璇璣	Xuanji, Ren21, rollende Perle
懸厘	Xuanli, Ga6, freigestellter Ausgleich
懸顱	Xuanlu, Ga5, freigestellter Schädel
懸樞	Xuanshu, Du5, freigestellte Türangel
懸鐘	Xuanzhong, Ga39, freigestellte Glocke
血海	Xuehai, Mi10, Blutmeer

Y

啞門	Yamen, Du15, Tor der Stummheit
陽白	Yangbai, Ga14, weißes Yang
陽池	Yangchi, DE4, Yangteich
陽輔	Yangfu, Ga38, Yangunterstützung
陽綱	Yanggang, Ha48, Yanggrundlage
陽谷	Yanggu, Dü5, Yangtal
陽交	Yangjiao, Ga35, Yangkreuzung
養老	Yanglao, Dü6, die Alten pflegen
陽陵泉	Yanglingquan, Ga34, Yang Hügelquelle
陽溪	Yangxi, Di5, Yang Strom
腰俞	Yaoshu, Du21, Lenden-Shu
腰陽關	Yaoyangguan, Du3, Lenden-Yang-Hindernis
液門	Yemen, DE2, flüssiges Tor
翳風	Yifeng, DE17, Windschirm
隱白	Yinbai, Mi3, verborgenes Weiß
陰包	Yinbao, Le9, Yinhülle
陰都	Yindu, Ni19, Yin-Hauptstadt
膺窗	Yingchuang, Ma16, Brustfenster
陰谷	Yingu, Ni10, Yin-Tal
迎香	Yingxiang, Di20, grüßender Duft
殷交	Yinmen, Ha37, reiches Tor
銀交	(Mund), Yinjiao, Du28, Zahnfleisch-Kreuzung
陰廉	(Unterleib), Yinjiao, Ren7, Yin-Kreuzung
陰陵泉	Yinlingquan, Mi9, Yin Hügelquelle
陰市	Yinshi, Ma33, Yin Markt
陰郄	Yinxi, He6, Yin-Lücke
意舍	Yishe, Ha49, Unterkunft des Denkens
意喜	Yixi, Ha45, Frohe Vorstellung
涌泉	Yongquan, Ni1, heraussprudelnde Quelle
幽門	Youmen, Ni21, merkwürdiges Tor (Magenausgang)
淵液	Yuanye, Ga22, Abgrund der Achselhöhle
魚際	Yuji, Lu10, Fischgrenze
雲門	Yunmen, Lu2, Wolkentor
玉堂	Yutang, Ren18, Jadehalle
玉枕	Yuzhen, Ha9, Jadekissen

Z

攅竹 Zanzhu, Ga2, Bambus sammeln
章門 Zhangmen, Le13, Kapseltür
照海 Zhaohai, Ni6, schillerndes Meer
輒筋 Zhejin, Ga23, angrenzender Muskel
正營 Zhengying, Ga17, Hauptunternehmen
秩邊 Zhibian, Ha54, Ordnungsecke
支溝 Zhigou, Dü6, querlaufender Abfluß
志室 Zhishi, Ha52, Haus des Willens
至陽 Zhiyang, Du9, Yang erreichen
至陰 Zhiyin, Ha67, Yin erreichen
支正 Zhizheng, Dü7, Zweig zum Richtigen hin
中衝 Zhongchong, P9, Mittleres Rauschen
中瀆 (Oberschenkelknochen), Zhongdu, Ga32, Mitte des Grabens
中都 (Fuß), Zhongdu, Le6, Zentrale Hauptstadt
中封 Zhongfeng, Le4, Mittleres Siegel
中府 Zhongfu, Lu1, Hauptpalast
中極 Zhongji, Ren3, Zwischen den Polen
中窌 Zhongliao, Ha33, Mittlerer Knochen
中膂俞 Zhonglüshu, Ha29, Mittleres Rückgrat Shu
中樞 Zhongshu, Du7, Zentrale Türangel
中庭 Zhongting, Ren16, Hauptinnenhof
中脘 Zhongwan, Ren12, Mitte des Verdauungsgrabens
中渚 (Hand), Zhongzhu, DE3, mittlere Kleininsel
中注 (Unterleib), Zhongzhu, Ni5, mittleres Hervorquellen
肘窌 Zhouliao, Di12, Ellenbogenknochen
周榮 Zhourong, Mi20, alles umher blüht
築賓 Zhubin, Ni9, Baubank
紫宮 Zigong, Ren19, purpurfarbener Palast
資脈 Zimai, DE18, Unterstützendes Gefäß
足臨泣 Zulinqi, Ga31, Füße über den Tränen
足三里 Zusanli, Ma36, Fuß Drei Meilen
足竅陰 Zuqiaoyin, Ga44, Fuß-Yin-Höhle

Chinesische Maße und Gewichte

Chinesische Maßeinheit	Metrisches System
Fen 分	0,33 cm
Cun 寸	3,33 cm
Chi 尺	0,33 m
Zhang (1 丈 = 10 尺)	3,33 m
Li (1 里 = 150 尺)	500 m
pingfang chi 平方尺	0,11 m
pingfang zhang 平方丈	11,11 m
pingfang li 平方里	0,25 m
Mu 畝 (1 畝 = 60 平方丈)	0,06 ha
He 合	1 dl
Sheng 升	1 l
Dou 鬥	10 l
Shi 石	100 l
Qian 錢	5 g
Liang 兩 (1 兩 = 10 錢)	50 g
Jin 斤 (1 斤 = 10 兩)	500 g
Dan 擔	50 kg

Die Himmlischen Stämme
天干 Tiangan

Himmelsstamm	Zeichen und Pinyin-Umschrift	
Erster Himmlischer Stamm	甲	jia
Zweiter Himmlischer Stamm	乙	yi
Dritter Himmlischer Stamm	丙	bing
Vierter Himmlischer Stamm	丁	ding
Fünfter Himmlischer Stamm	戊	wu
Sechster Himmlischer Stamm	己	ji
Siebter Himmlischer Stamm	庚	geng
Achter Himmlischer Stamm	辛	xin
Neunter Himmlischer Stamm	壬	ren
Zehnter Himmlischer Stamm	癸	gui

Die Zwölf Erdzweige
地支 Dizhi

Erdzweig	Zeichen und Pinyin-Umschrift		Zeitentsprechung
Erster Erdzweig	子	zi	11 – 1 Uhr
Zweiter Erdzweig	丑	chou	1 – 3 Uhr
Dritter Erdzweig	寅	yin	3 – 5 Uhr
Vierter Erdzweig	卯	mao	5 – 7 Uhr
Fünfter Erdzweig	辰	chen	7 – 9 Uhr
Sechster Erdzweig	巳	si	9 – 11 Uhr
Siebter Erdzweig	午	wu	11 – 13 Uhr
Achter Erdzweig	未	wei	13 – 15 Uhr
Neunter Erdzweig	申	shen	15 – 17 Uhr
Zehnter Erdzweig	酉	you	17 – 19 Uhr
Elfter Erdzweig	戌	xu	19 – 21 Uhr
Zwölfter Erdzweig	亥	hai	21 – 23 Uhr

Dynastien
朝代
Chaodai

Vor der 1. Reichseinigung

Dynastie (Zeichen und Umschrift)	Dauer
Xia 夏	ca. 21. Jh. v. Chr. – 16. Jh. v. Chr.
Shang 商	ca. 16. Jh. v. Chr. – 11. Jh. v. Chr.

Zhou-Zeit

Dynastie (Zeichen und Umschrift)	Dauer
Zhou 周	ca. 11. Jh.v. Chr. – 221 v. Chr.
Westliche Zhou 西周	ca. 11. Jh.v. Chr. – 771 v. Chr.
Östliche Zhou 東周	770 – 256 v. Chr.
Frühlings- und Herbstperiode 春秋	770 – 476 v. Chr.
Periode der Kriegsführenden Staaten 戰國	475 – 221 v. Chr.

1. Reichseinigung

Dynastie (Zeichen und Umschrift)	Dauer
Qui 秦	22 v. Chr. – 207 v. Chr.
Westliche Han 西漢	206 v. Chr. – 24 n. Chr.
Östliche Han 東漢	25 – 220 n. Chr.

Periode der Drei Reiche 三國

Dynastie (Zeichen und Umschrift)	Dauer
Wei 魏	220 – 265
Shu-Han 蜀漢	221 – 263
Wu 吳	220 – 280

Jin-Zeit

Dynastie (Zeichen und Umschrift)	Dauer
Westliche Jin 西晉	265 – 316
Östliche Jin 東晉	317 – 420

Südliche und Nördliche Dynastien 南北朝

Südliche Dynastien 南朝

Dynastie (Zeichen und Umschrift)	Dauer
Song 宋	420 – 479
Qi 齊	479 – 502
Liang 梁	502 – 557
Chen 陳	557 – 589

Nördliche Dynastien 北朝

Dynastie (Zeichen und Umschrift)	Dauer
Nördliche Wei 北魏	386 – 543
Östliche Wei 東魏	543 – 550
Nördliche Qi 北齊	550 – 577
Westliche Wei 西魏	535 – 556
Nördliche Zhou 北周	557 – 581

2. Reichseinigung

Dynastie (Zeichen und Umschrift)	Dauer
Sui 隋	581 – 618
Tang 唐	618 – 907

Zeit der Fünf Dynastien 五代

Dynastie (Zeichen und Umschrift)	Dauer
Spätere Liang 后梁	907 – 923
Spätere Tang 后唐	923 – 936
Spätere Jin 后晉	936 – 946
Spätere Han 后漢	947 – 950
Spätere Zhou 后周	951 – 960

Dynastie (Zeichen und Umschrift)	Dauer
Nördliche Song 北宋	960 – 1127
Südliche Song 南宋	1127 – 1279

Dynastie (Zeichen und Umschrift)	Dauer
Liao 遼	916 – 1125
Jin (Tartaren) 金	1115 – 1234
Yuan (Mongolen) 元	1274 – 1368
Ming 明	1368 – 1644
Qing (Manchu) 清	1644 – 1911

Modernes China

Republik	Dauer
Republik China 中華民國	1912 – 1949
VR China (Festland) 中華人民共和國	ab 1949
Republik China (Taiwan) 中華民國	ab 1949

251

Literaturverzeichnis

A Barefoot Doctor's Manual. A Guide to Traditional Chinese and Modern Medicine. Revised and Enlarged Version, Seattle 1979 (chines.: 湖南赤脚醫生手冊, Hunan Chijiao Yisheng Shouce, dt.: Handbuch für Barfußärzte in der Provinz Hunan).

An Outline of Chinese Acupuncture. Peking 1975.

Beau, Georges: Chinese Medicine, New York 1972 (Paris 1965).

Benyuan Zhenjiu Dacheng (本原針灸大成, Kompendium der → Akupunktur und Moxibustion, Nachdruck des entsprechenden Werkes aus der Ming-Zeit), Taibei/Taiwan, o.J.

Chang, Stephen T.: Das Handbuch ganzheitlicher Selbstheilung. Handgriffe des medizinischen Tao-Systems (Qigong u. ä.), Genf 1990.

Cheng, Xinnong et al.: Chinese Acupuncture and Moxibustion, Peking 1987.

Ci Hai (辭海, enzyklopäd. Lexikon), Ausgabe Shanghai 1979.

Ci Yuan (辭源, enzyklopäd. Lexikon zur klassischen chinesischen Sprache und Kultur), Ausgabe Peking 1988.

Daeguk-ŏ Sajŏn (大國語辭典 (koreanisch), dt.: Großes Lexikon der koreanischen Nationalsprache), Seoul 1987.

De Morant, G. S.: Précis de la Vraie Acupuncture Chinoise, Paris 1934.

ders.: L'Acupuncture Chinoise, Paris 1939.

Dong-A Dae Okp'yon (東亞大玉篇 [koreanisch], dt.: Großes Schriftzeichenlexikon Ostasiens mit sinokoreanischen, sinojapanischen und chinesischen Lesarten der klassischen chinesischen Schriftzeichen), Seoul/Korea 1985.

Eberhard, Wolfram: Geschichte Chinas. 3., erweiterte Auflage, Stuttgart 1980 (1971).

ders.: Lexikon chinesischer Symbole. Die Bildsprache der Chinesen. 3. Auflage, München 1990.

Fu Weikang/Wu Hongzhou (傅維康/吳鴻洲): Huangdi Neijing Daodu (黃帝内經導讀, Einführung in die Lektüre des Klassikers des Gelben Kaisers zur Inneren Medizin), Chengdu 1987.

Gushudian Gucidian (古書典故辭典, dt.: Lexikon klassischer Schriften und Ereignisse), Hangzhou 1984.

Hanying Shuangjie Changyong Zhongyi Mingci Shuyu (漢英雙解常用中醫名詞術語, Chinese-English Terminology of Traditional Chinese Medicine, Changsha 1988 (1983).

Huangdi Neijing Suwen Jizhu (黃帝内經素問注, Annotierte Fassung des Klassikers des Gelben Kaisers zur Inneren Medizin, Suwen-Teil), nach einer Qing-zeitlichen Ausgabe, Nachdruck Shanghai 1959.

Hunnius' Pharmazeutisches Wörterbuch. 7., völlig neu bearbeitete und stark erweiterte Auflage, Studienausgabe, Berlin 1993.

Jianming Zhongyi Cidian (简明中醫辭典, Handlexikon zur Traditionellen Chinesischen Medizin), Hongkong 1979.

Kangxi Cidian (康熙字典, Schriftzeichenlexikon aus der Regierungszeit des Qing-Kaisers Kangxi, Regierungszeit ab 1662), Ausgabe Shanghai 1985.

Karlgren, Bernhard: Analytic Dictionary of Chinese and Sino-Japanese. New York 1974 (Paris 1923).

Li Yuhao (李玉浩): Changyong Hanzi Xing Yiyi (常用漢字形意義, dt.: Häufig verwendete chinesische Schriftzeichen in ihrer graphischen Form, Aussprache und Bedeutung [modernes etymologisches Schriftzeichenlexikon]), Jilin 1990.

Lu, H. (Übers.): A Complete Translation of the Yellow Emperor's Classic of Internal Medicine (Neijing Suwen und Neijing Lingshu-Teil, W. S.) and the Difficult Classic (Nanjing, W. S.). Mit chinesischer Urtextfassung und Kommentaren des Übersetzers. Vancouver 1978.

Myŏngmun Sin Okp'yŏn (明文新玉篇 [koreanisch], dt.: Neu bearbeitetes Schriftzeichenlexikon der sinokoreanischen Schriftzeichen mit ihren sinokoreanischen, sinojapanischen und chinesischen Lesarten), Seoul 1986 (1977).

Needham, J.: Wissenschaftlicher Universalismus. Über Bedeutung und Besonderheiten der chinesischen Wissenschaft, dt.: Frankfurt a. M. 1979.

Nguyen Duc Hiep: The Dictionary of Acupuncture and Moxibustion, Wellingborough 1987.

Porkert, M.: Klinische chinesische Pharmakologie, Heidelberg 1978.

ders.: Klassische chinesische Rezeptur, Zug/Schweiz 1984.

ders./Hempen, C.H.: Systematische Akupunktur, München 1985.

Pschyrembel, W.: Klinisches Wörterbuch. 256., neu bearbeitete Auflage, Berlin 1990.

Richter, H.-J. et al. (Hrsg.): Pharmazeutisch-medizinisches Lexikon, Band I–II, 1. Auflage, Berlin/DDR 1989.

Sangyong Han-Han Sajon (常用漢韓辭典 [koreanisch], dt.: Lexikon der sinokoreanischen Ausdrücke), Seoul 1979.

Schmidt, Wolfgang G. A.: Zur Entwicklung einer fachspezifischen Terminologie in den Sprachen der Dritten Welt in der nachkolonialen Periode. Dargestellt am Beispiel des Chinesischen und des Kiswahili. Magisterarbeit, FU Berlin 1981.

ders.: Einführung in die chinesische Schrift- und Zeichenkunde. Hamburg 1990a.

ders.: Einführung in die koreanische Schrift. Mit einem sprach- und landeskundlichen Abriß, Hamburg 1990b.

ders.: Grundzüge einer kontrastiven Valenzgrammatik für den Fremdsprachenunterricht. Deskriptive, sprachtypologische und curriculare Aspekte am Beispiel des Deutschen, Koreanischen und Chinesischen, Habilitationsschrift Bochum 1990c.

ders.: Daoismus und Traditionelle Chinesische Medizin, in: Naturheilpraxis 7/91, München 1991, S. 723–727.

ders.: Die alte Heilkunst der Chinesen. Ihre Kultur und Anwendung. Freiburg 1992.

ders.: Der Klassiker des Gelben Kaisers zur Inneren Medizin. Das Grundbuch chinesischen Heilwissens. Freiburg 1993.

ders.: Auf dem PC Chinesisch schreiben und drucken. Eine Einführung in die Eingabeverfahren der chinesischen Textverarbeitung. Mit einer Begleitdiskette, Stuttgart 1994.

Schnorrenberger, C.C. et al. (Übers.): Klassische Akupunktur Chinas. Li Kü-King (Ling-Shu Ching). Des Gelben Kaisers Lehrbuch zur inneren Medizin, 2. Teil, Stuttgart 1974 (der dieser Ausgabe zugrunde liegende chinesische Ausgangstext ist der in der modernen chinesischen Schriftsprache adaptierte Urtext des klassischen Originals in einer taiwanesischen Ausgabe und daher hinsichtlich der Authentizität des Urtextes eher fraglich).

Shaanxi Zhongcaoyao (陕西中草葯, Handbuch chinesischer Heilkräuter aus der Provinz Shaanxi), Peking 1971.

Shennong Bencao Jing (神農本草經, Klassiker des Shennong zur chinesischen Drogenkunde), Nachdruck einer Qing-zeitlichen Ausgabe, Peking 1991 (1982).

Shuowen Jiezi (說文解字, etymologisches Schriftzeichenlexikon von Xu Shen aus der Zeit um 100 n. Chr.), taiwanesische Ausgabe, Taibei 1987.

Stux, G. et al.: Akupunktur. Lehrbuch und Atlas. Berlin-Heidelberg 1987.

Unschuld, P. U.: Medizin in China. Eine Ideengeschichte, München 1980.

Veith, I.: The Yellow Emperor's Classic of Internal Medicine. Translated with an introductory study, Berkeley 1966 (1949).

Wang, Sh. M./Xie, R./Seidel-Garcia, R.: Analyse des Shanghan Lun, in: Naturheilpraxis 7/91, München 1991, S. 734–739.

Wieger, L.: Chinese Characters. Their Origin, Etymology, Classification And Signification. New York 1965 (Catholic Mission Press, o. O., 1927, 1915).

Wilder, G. D./Ingram, J. M: Analysis of Chinese Characters, New York 1974 (Peking 1934, 1922).

Wiseman, N./Boss, K.: Glossary of Chinese Medical Terms And Acupuncture Points, Brookline 1990.

Yang Li (楊力): Zhouyi yu Zhongyixue (周易與中醫學, Das Zhouyi [= Yijing, Buch der Wandlungen und die Traditionelle Chinesische Medizin]), Peking 1989.

Yijing Jinghua (易經精華, Auslese aus dem Buch der Wandlungen, editorisch überarbeitete Fassung des Yijing [Buches der Wandlungen] aus der Qing-Zeit), Nachdruck Peking 1991.

Zhang Daqian (張大千) et al: Zhongguo Zhenjiu Da Cidian (中國針灸大詞典, Großlexikon zur chinesischen Akupunktur und Moxibustion), Peking 1988.

Zhenben Yishu Jicheng (珍本醫書集成, Sammlung seltener Schriften zur Traditionellen Chinesischen Medizin u. a. aus der Ming- und Qing-Zeit), 14 Bände, Nachdruck Shanghai 1985.

Zheng, Chantal: Mythes et Croyances du monde chinois primitif (Mythen und Glaubensvorstellungen in der chinesischen Urgesellschaft), Paris 1989 (dt.: Mythen des alten China, München 1990).

Zhongyao Da Cidian (中藥大词典, Großes Lexikon chinesischer Heilpflanzen, Shanghai 1992 (1986).

Zhongyiyao Cidian (中醫藥词典, Dictionary of Traditional Chinese Medicine), Hongkong 1991 (1984), 4. Auflage.

Bildanhang

Quellenverzeichnis Bild 1 bis Bild 23:
nach: Klaus Richter und Horst Becke: Akupunktur, Tradition, Theorie. Verlag Gesundheit GmbH, Berlin 1990.

Bild 1   Lungenmeridian Hand Taiyin (Lu) mit insgesamt 11 Punktstellen

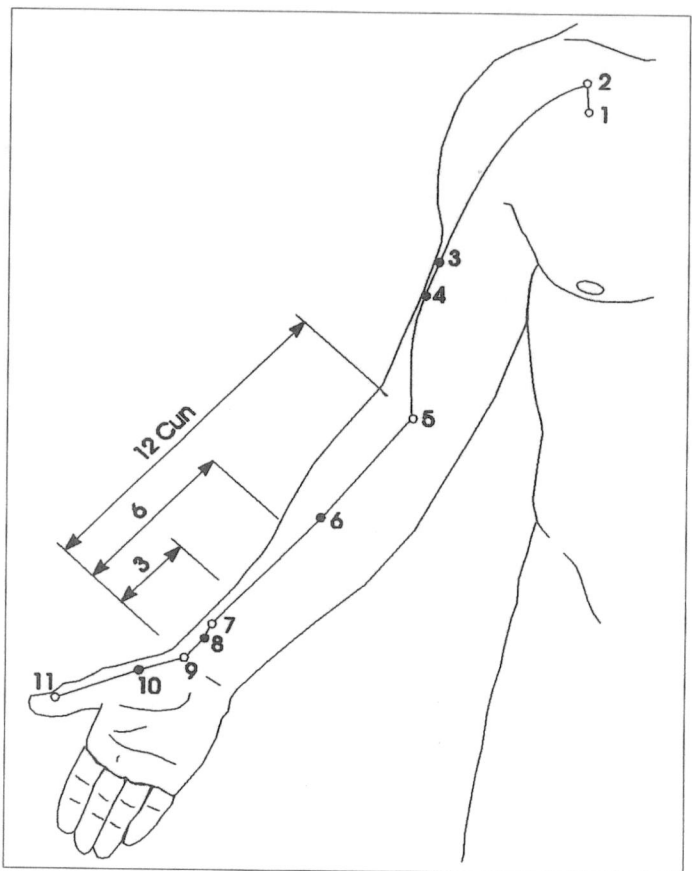

257

Bild 2   Dickdarmmeridian Hand Yangming (Di) mit insgesamt 20 Punktstellen

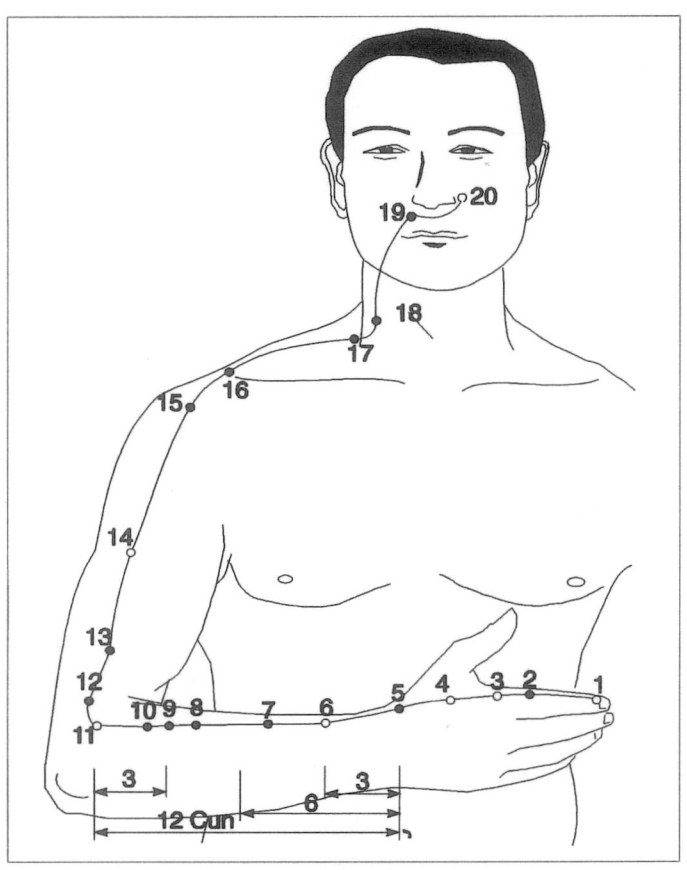

Bild 3   Magenmeridian Fuß Yangming (Ma) mit insgesamt 45 Punktstellen

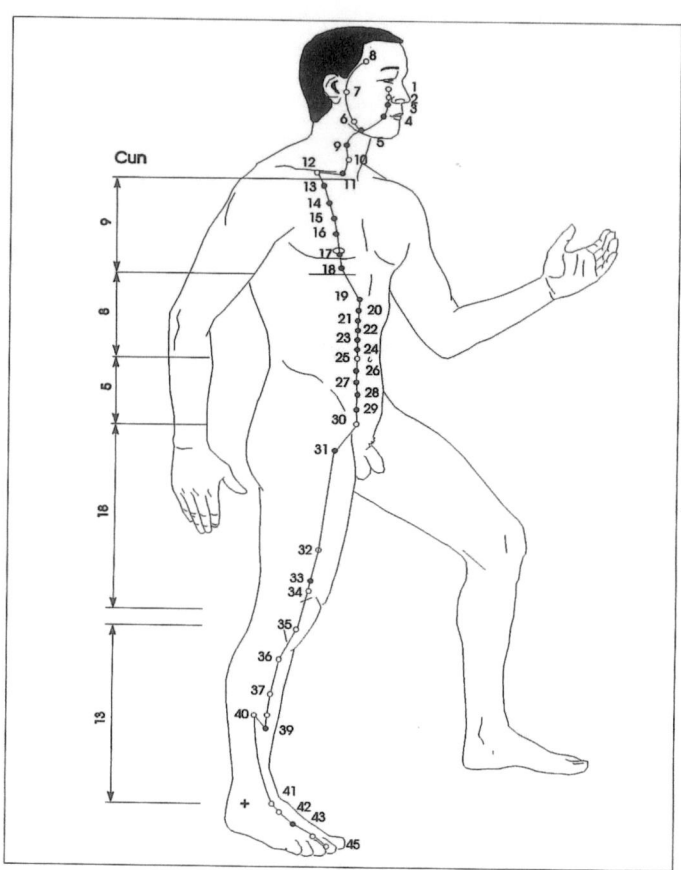

259

Bild 4   Magenmeridian Fuß Yangming (Ma): Lage der Punktstellen 1–10 in Kopf-
          und Halsbereich

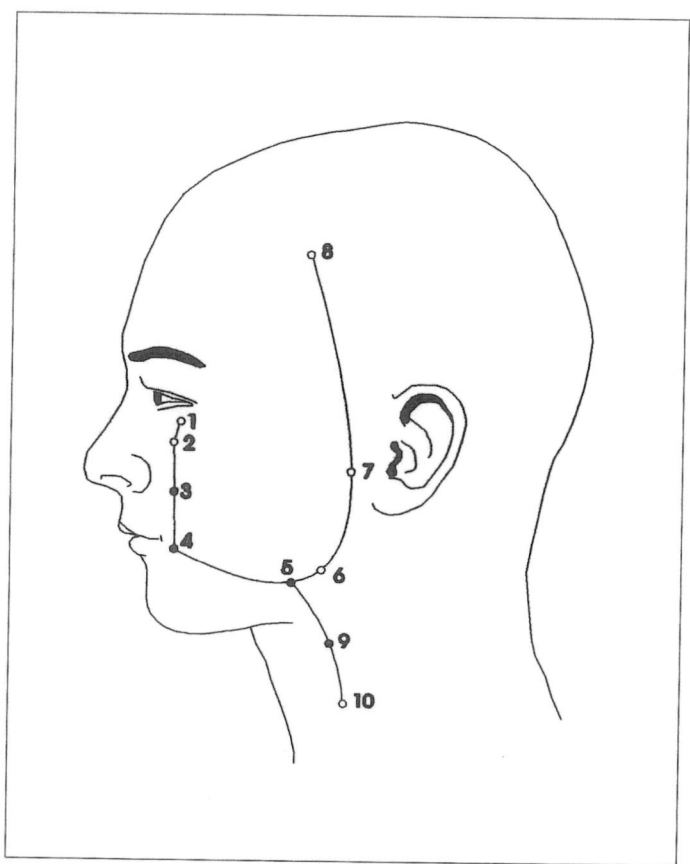

Bild 5   Milzmeridian Fuß Taiyin (Mi) mit Lage der insgesamt 22 Punktstellen

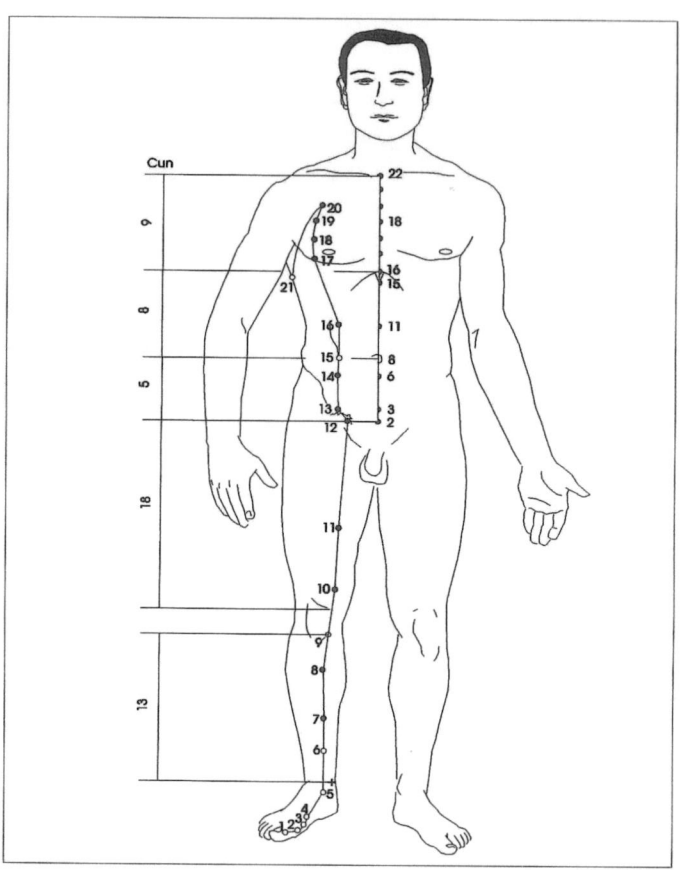

Bild 6   *Milzmeridian Fuß Taiyin (Mi) mit Lage der Punktstellen 1–10 im Fuß- und Beinbereich*

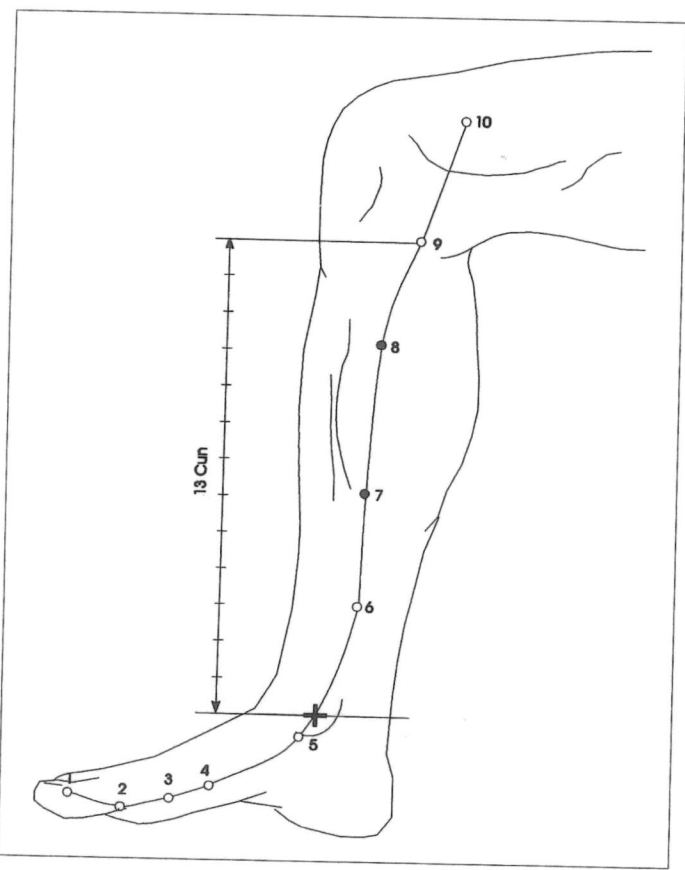

Bild 7   Herzmeridian Hand Shaoyin (He) mit insgesamt 9 Punktstellen

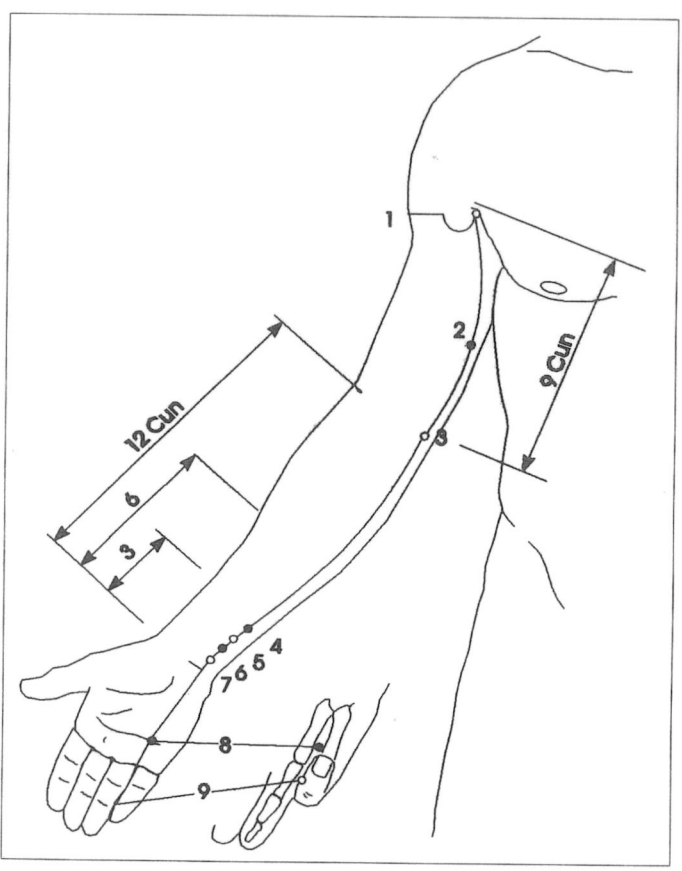

263

Bild 8   Dünndarmmeridian Hand Taiyang (Dü) mit insgesamt 19 Punktstellen

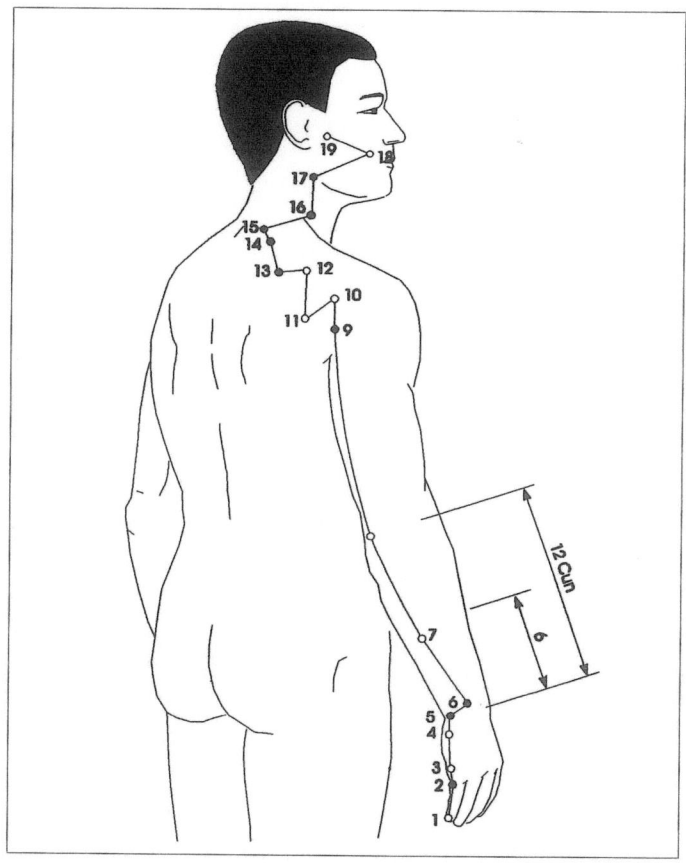

264

Bild 9   *Dünndarmmeridian Hand Taiyang (Dü) mit Lage der Punktstellen 16–19 in Kopf- und Halsbereich*

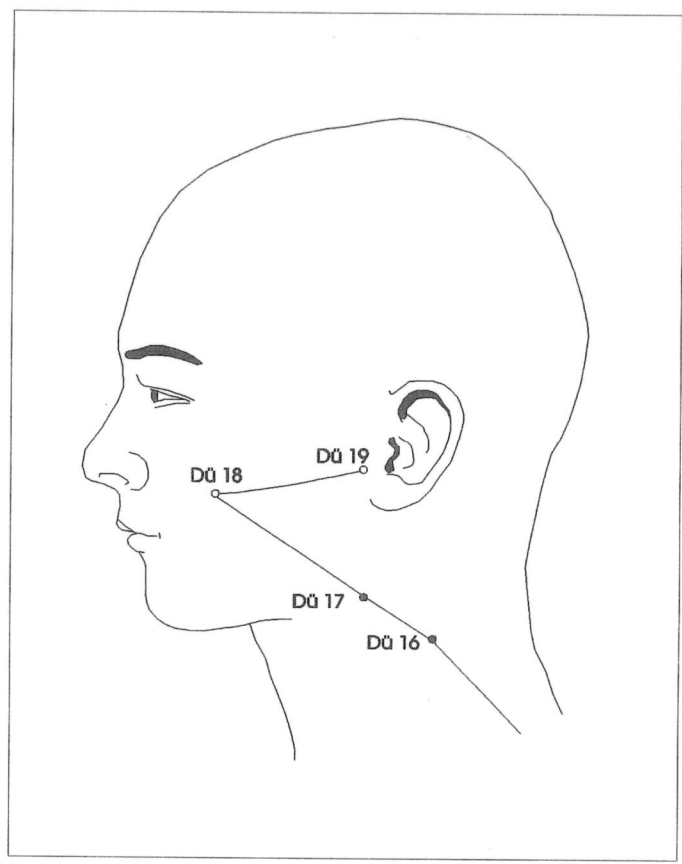

Bild 10   Harnblasenmeridian Fuß Taiyang (Ha) mit insgesamt 67 Punktstellen

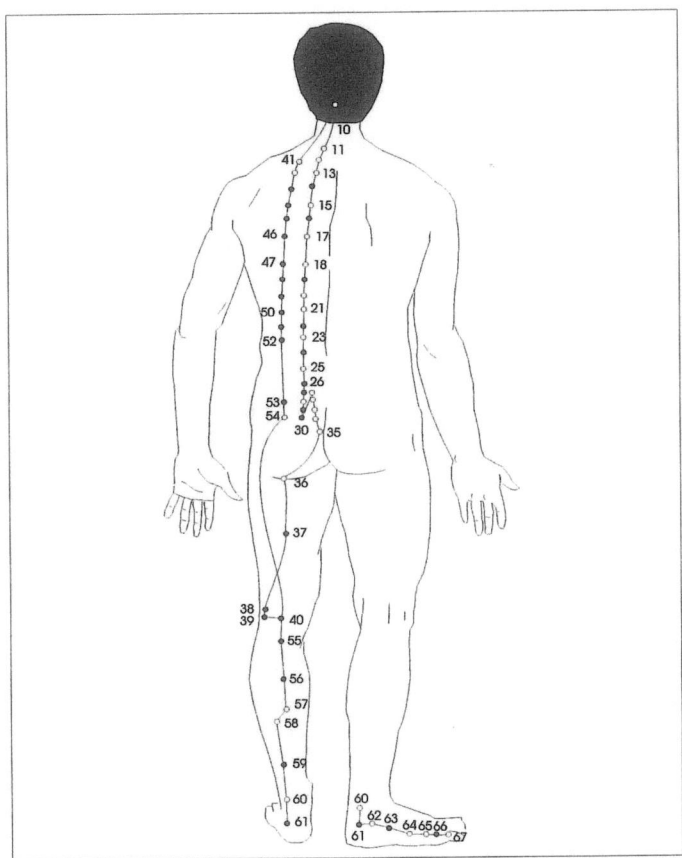

Bild 11   Harnblasenmeridian Fuß Taiyang (Ha) mit Lage der Punktstellen 1–10 in Kopf- und seitlichem Hinterkopfbereich

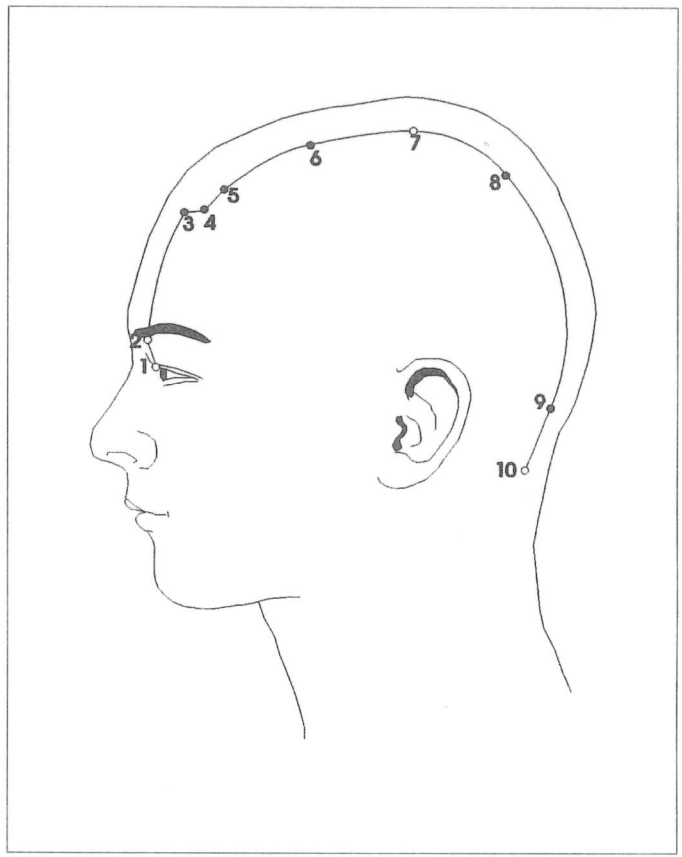

Bild 12   Nierenmeridian Fuß Shaoyin (Ni) mit insgesamt 27 Punktstellen

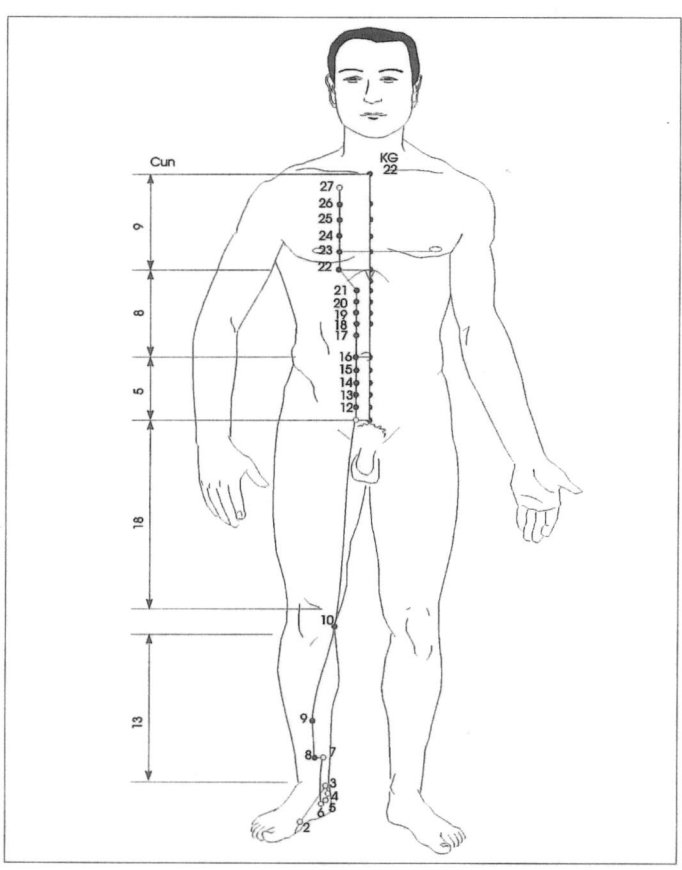

Bild 13 Nierenmeridian Fuß Shaoyin (Ni) mit Lage der Punktstellen 2–10 in Fuß- und Beinbereich (Punktstelle 1 liegt in der Fußsohlenmitte, in der Zeichnung wegen aufgesetztem Fuß nicht sichtbar)

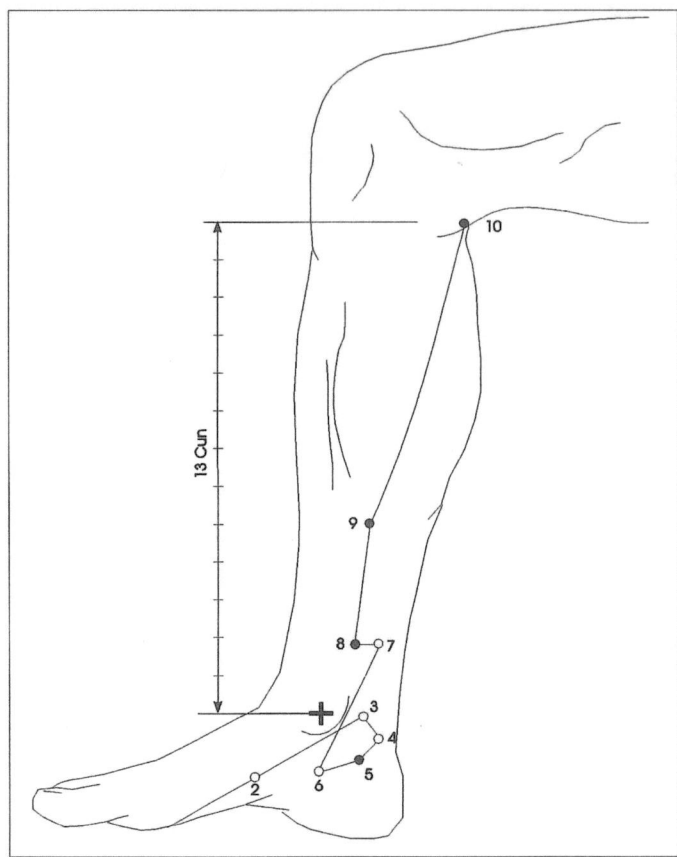

Bild 14   Herzbeutelmeridian Hand Jueyin (P) mit insgesamt 9 Punktstellen

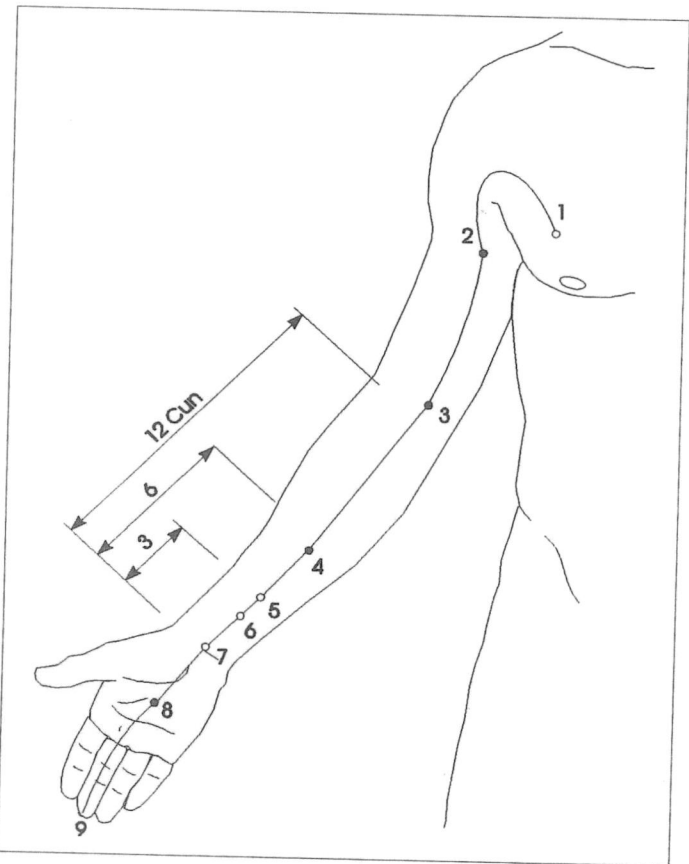

Bild 15   *Dreifacher-Erwärmer-Meridian Hand Shaoyang (DE) mit insgesamt 23 Punkt-stellen*

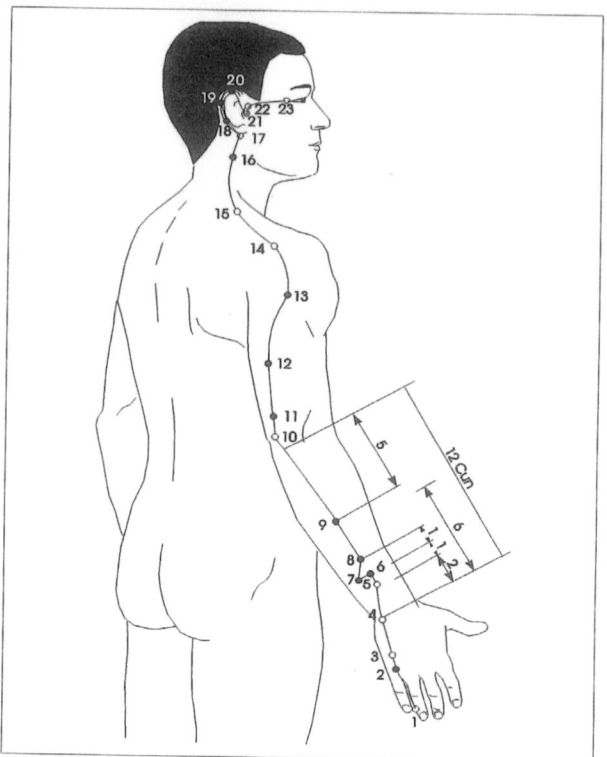

*Bild 16   Dreifacher-Erwärmer-Meridian Hand Shaoyang (DE) mit Lage der Punkt-
stellen 16–23 in seitlichem Kopf-, Ohr- und Halsbereich*

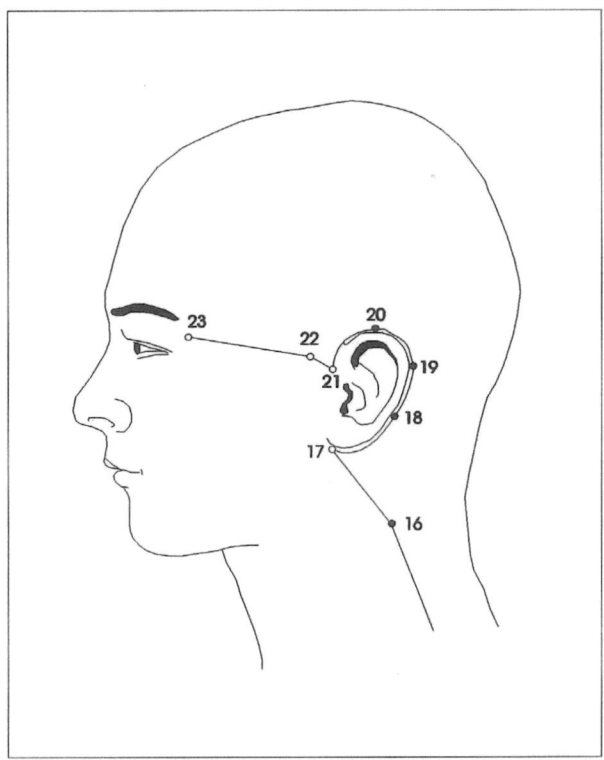

Bild 17   Gallenblasenmeridian Fuß Shaoyang (Ga) mit insgesamt 44 Punktstellen

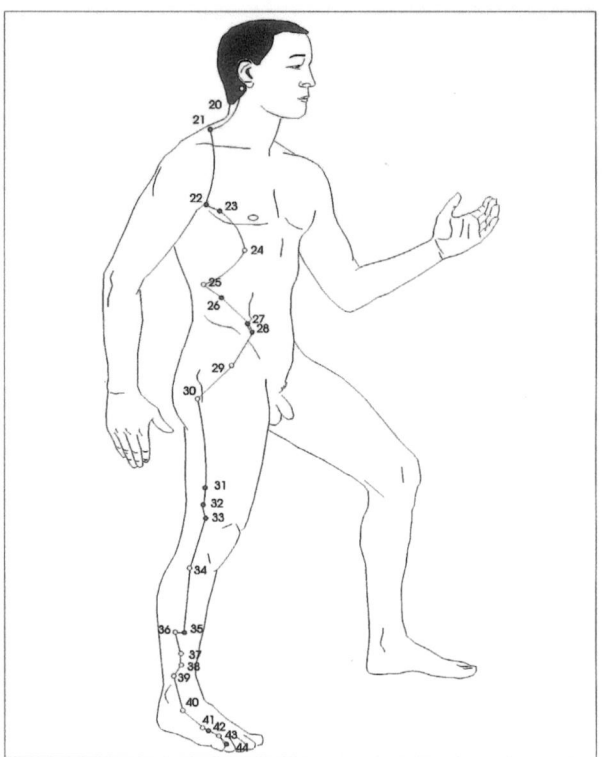

Bild 18 Gallenblasenmeridian Fuß Shaoyang (Ga) mit Lage der Punktstellen 1–21 in Kopf- und Halsbereich

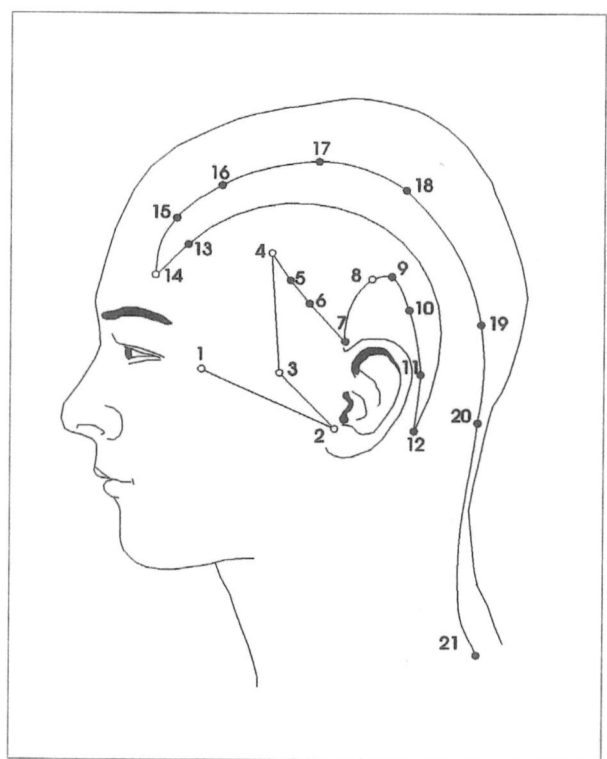

Bild 19   Lebermeridian Fuß Jueyin (Le) mit insgesamt 14 Punktstellen

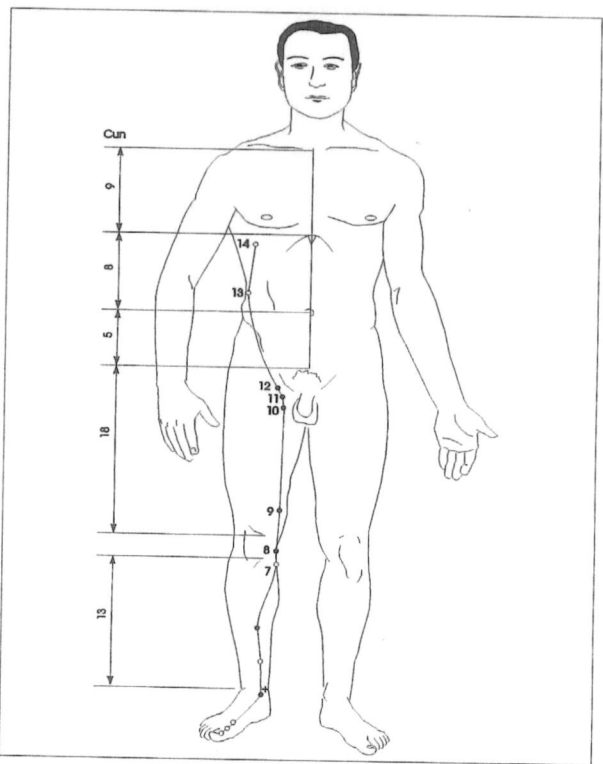

Bild 20   Ren-Meridian (Ren) mit insgesamt 24 Punktstellen

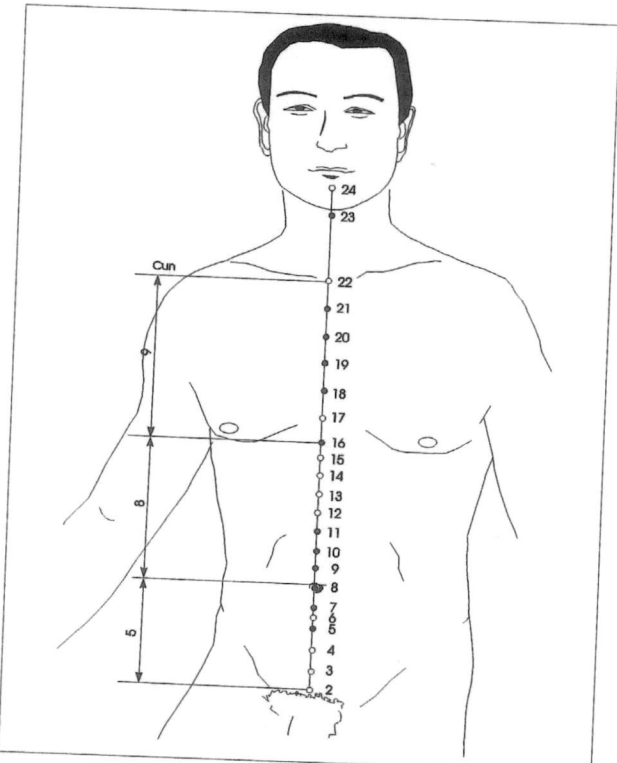

Bild 21   Du-Meridian mit insgesamt 28 Punktstellen, hier Lage der Punktstellen 1–21

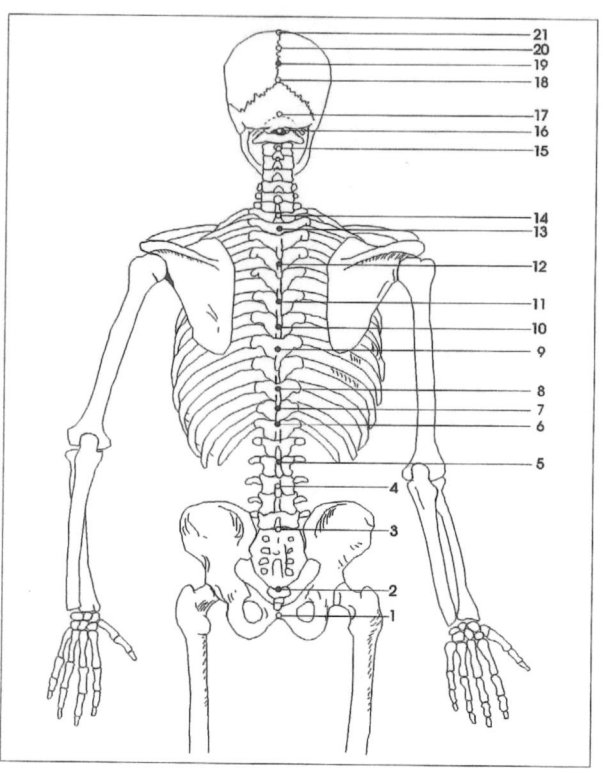

Bild 22   Du-Meridian (Du), hier die Lage der Punktstellen 15–28

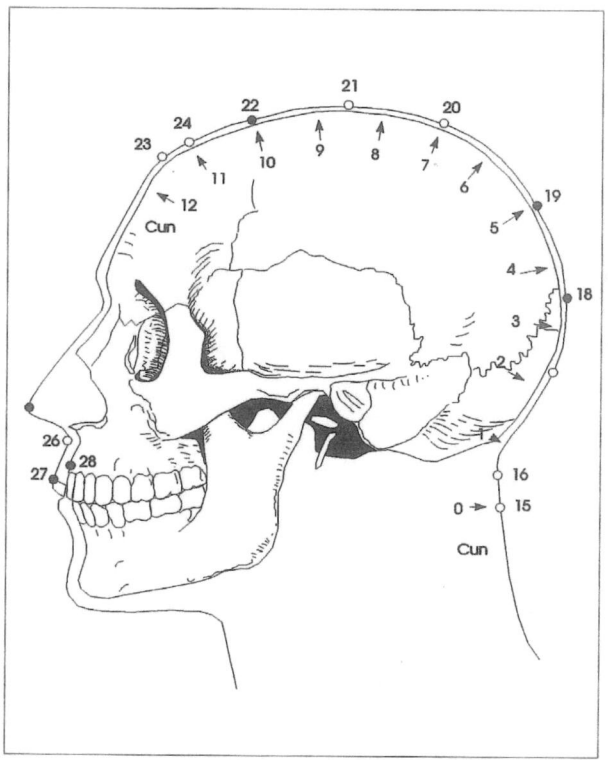

*Bild 23 Hua Tuos Punktstellen (HT) im Bereich der Spinalnerven, insgesamt 34 Punkt-
stellen im Halswirbel-, Brust-, Lendenwirbel- und Kreuzbeinbereich*

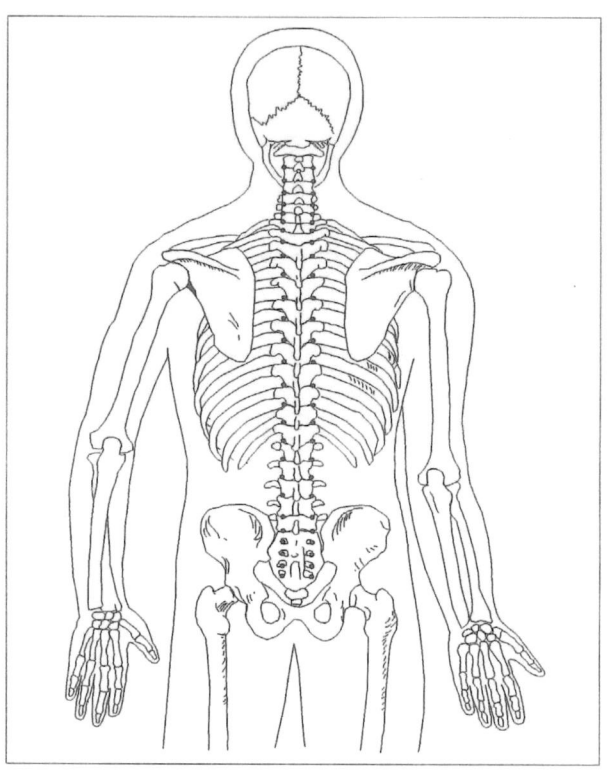

Ergänzendes Literaturverzeichnis

常敏毅 (Chang Minyi): 抗癌本草 *(Anti-Cancer Medical Herbs)*, Peking 1992.

Chen Zelin/Chen, Meifang: **A Comprehensive Guide to Chinese Herbal Medicine**. Oriental Healing Arts Institute, Long Beach, California, 1992.

簡明中醫詞典 *(Handlexikon zur Chinesischen Medizin)*, Hongkong 1979.

潘明继 (Pan Mingji): 癌症扶正培本治疗学 *(Cancer Treatment with Fu Zheng Pei Ben Principle)*, Peking 1992.

气功疗法 *(Chinese Qigong Therapy)*, Jinan, 2. Aufl. 1988 (1985).

史兰陵/史陪泉 (Shi Lanling/Shi Peiquan): **Experience in Treating Carcinomas with Traditional Chinese Medicine**, Peking 1993.

Needham, J.: **Wissenschaftlicher Universalismus**. *Über Bedeutung und Besonderheiten der chinesischen Wissenschaft,* dt.: Frankfurt a. M., 1979.

Schmidt, Muhammad Wolfgang G. A.: **Handbuch der chinesischen Heilkunst.** *Von Akupunktur bis Zungendiagnostik.* Berlin 1995a.

---: **Krebstherapie in der TCM** - *eine Dokumentation zum gegenwärtigen Forschungsstand.* Unveröffentlichtes Paper 1996b.

---: **Die Medizin des Gelben Kaisers**. *Konzepte und Therapien für Körper und Geist in der Traditionellen Chinesischen Medizin.* Berlin 2008.

---: **Der Klassiker des Gelben Kaisers zur Inneren Medizin mit den Texten Suwen und Lingshu und der Klassiker der Schwierigen Fragen (Nanjing)**. *Grundtexte zur Traditionellen Chinesischen Medizin.* Berlin 2014.

---: **Grundlegender Zeichen- und Wortschatz zur Traditionellen Chinesischen Medizin**. *Mit einem ergänzenden Registerteil Chinesisch-Deutsch und Anleitungen und Übungsvorlagen zum Schreiben der chinesischen Zeichen sowie zwei Radikaltabellen.* Berlin 2016a.

---: **Ancient Chinese Medical Texts on Acupuncture for Western Readers**. *The Chinese original Texts of the Suwen, the Lingshu and the Nanjing with Simplifie and Traditional Chinese Character Versions, Latin Transcription in Hanyu Pinyin and a Chinese-English Glossary Appended.* Im Erscheinen. Hamburg 2016b.

Sach- und Begriffsregister

Hinweis:
Chinesische Begriffe in der lateinischen Lautumschrift Hanyu Pinyin
sind *kursiv* gesetzt.

A

Abbauprodukte, 125, 128
Abbild, 10, 42, 212
Abbrennen, 25, 32, 113
Abdomen, 20, 31, 45, 197
Abdomenbereich, 125
Aberglauben, 7, 10
Aberglaubens, 180
Abfluss, 154
Abfolge, 77
Abführen, 58
Abführmittel, 34
Abführmitteln, 59
Abführung, 82
abgebrannt, 55
Abgebrochene, 24, 31
abgebrochenen, 31
abgeführt, 93
abgekocht, 27, 65
abgekochter, 192
abgelagerte, 123
abgeschlossen, 174
abgesehen, 116
Abhängigkeit, 36, 38-39, 55,
60, 63, 92, 94, 96, 106, 196,
207
Abhorchen, 46, 200
Abhorchens, 192
Abhören, 22, 32
Abhörender, 32
Abklingen, 61, 82, 107
abklingen, 198
Abmessung, 24, 32, 52
Abnahme, 72, 101
Abneigung, 42
abnorme, 60

Abnormitäten, 178
Abnutzung, 132
abrupt, 196
abrupte, 31
abrupten, 157
abruptes, 157
abschwächende, 75, 150
Abschwächung, 34, 38-39, 165
Absinthin, 45
absorbiert, 141
Absorption, 112
Abstand, 72, 104
absteigendem, 66
Abszessen, 207
Abtasten, 22, 32-33, 45-46,
200, 203
Abteilung, 88
Abteilungen, 188
abwärts, 41, 133
Abwassersystem, 58
Abwehrqi, 158, 164
Abwehrreaktion, 32
Abwehrsyndrom, 32
Abwehrsystems, 111
Abzessbildungen, 87
Acht, 13, 19-25, 33-36, 52, 54,
60, 72, 82, 88, 135-137, 169,
192, 209, 212
acht, 33-34, 212
achtbare, 77
Achtundzwanzig, 36
Ackerbaus, 180
Acupuncture, 285
acus, 38
Adels, 102

B

C

D

F

Funktionsstörung, 179
Funktionstüchtigkeit, 99, 142-
143
Funktionsweise, 78
Funktionszusammenhang, 147
Funktionszustand, 116
Fu-Organ, 84
Fu-Organe, 133, 197
Furcht, 42, 73, 114, 118, 150,
158, 179, 182-183
furchtlos, 84

Furunkel, 26, 82, 110
Furz, 198
Fusionspunkt, 191
Fütterungsstellen, 39, 53
Fuxi, 19, 34, 82
Fuß, 97, 137-138, 194
Füßen, 157
Fußes, 138
Fußknöchel, 34
Fußrückens, 36
Fußzehen, 36

G

Galle, 21, 84, 87, 126
Gallenblase, 20, 42, 49, 78, 82,
84, 86-87, 143-144, 159, 170,
177, 185, 214
Gallenblasenmeridian, 117, 139
Gallensaftes, 87, 123
gan, 20, 123-124
gandan, 84
gangmen, 21, 161
Gangmu, 19, 95
ganqi, 123
ganxue, 123
ganyang, 124
ganyin, 124
ganzhang, 125
Gao, 25, 127, 142
gao, 108, 122, 161
gaohuang, 122
Gaohuangshu, 122
Garnelenpfeilpuls, 23, 84
Gas, 164
Gase, 164, 200
Gastor, 161
Gastritis, 45
Gattin, 70
ge, 20, 22, 215
Gebärmutter, 20, 84, 119, 124
Geburt, 155, 209

Gedächtnis, 135
Gedanken, 77
Gefäßblutungen, 195
Gefäße, 73, 96
Gefäßschädigung, 91
Gefühl, 82, 109, 165
Gefühle, 196
Gefühllosigkeit, 36, 47, 109,
165
Gefühllosigkeitssyndrome, 72
Gefühlsgeladen, 39
Gefühlswahrnehmungen, 174
Gegensatz, 55, 91, 100, 110,
137, 169, 191
Gegensatzpaar, 86
Gehirn, 20, 42, 64, 85, 135,
153, 178, 200
Gehirns, 42, 85, 93, 99, 115,
171
Gehirnsubstanz, 85
Geist, 21, 43, 60, 85-86, 91, 98-
99, 161, 179, 183, 285
Geistes, 32, 86, 99, 179, 182
Geisteskontrolle, 165
Gelassenheit, 11
Gelbsucht, 26, 49, 84, 86, 125-
126, 139
Gelenk, 167

H

I

J

L

M

N

O

P

Q

R

Rückenregion, 139
Rückenschmerzen, 117
Rückführung, 37
Rückgrat, 60, 139
Rückwärtsbeugung, 60

Rülpsen, 139, 215
Rumpf, 54, 60, 148
Rumpfbereich, 194
Rumpfes, 212
ruo, 23, 175

S

Saiten, 56
saitengespannter, 61, 67, 87,
172-173
Salz, 106
salzige, 72
Salziges, 74
Same, 153
Samen, 153, 179
Samenabfluss, 106
Sammelbegriff, 36, 72, 135,
159, 179
Sammelbezeichnung, 198
Sammelpunkte, 206
san, 23, 188
sanbao, 60, 85

Sanbu, 56
sanbu, 20, 56-57
sanfa, 25, 58-59
sanguan, 161
Sanguis, 108
Sanitäter, 89
sanjiao, 20-21, 58
sanlengzhen, 24, 56
sanyang, 138
sanyin, 138
Sarlandière, 63
Sauerstoff, 127
Sauerstoffanteil, 165
Saugpumpentor, 182

Schädel, 21, 70, 171
Schädelakupunktur, 23, 171
Schädelverletzungen, 171
Schafbockshörner, 65
Schafsbockhörner, 65
Schafswahnsinn, 65
Schambein, 171
Scheidensekret, 54, 139-140
Scheitelbeins, 117
Schisandrae, 183
Schläfenseiten, 117
Schlafflähmung, 172
Schlaflosigkeit, 40, 124, 135,
139-140, 193, 208-209
Schlaganfall, 40, 171-173
Schlägen, 174
Schlappheit, 68
Schleim, 21, 41, 45-46, 70, 132-

133, 167, 172-174, 184-186,
197, 205
Schleimausscheidung, 173
Schleimfeuchtigkeit, 93
Schleimfeuer, 41
Schleimhäute, 112
Schleimhautentzündung, 187
Schleim-Hitze, 41
Schleimhitze, 41
Schluckauf, 139, 215
Schluckbeschwerden, 185-186
Schluckstörungen, 132
Schmerz, 82, 125, 147
Schmerzbehandlung, 24, 39,
108, 159, 174
Schmerzbeseitigung, 174
Schmerzblockade, 174
schmerzblockierend, 64

U

V

X

Y

Z

Zhongli, 36
zhongman, 197
zhongri, 50
zhongshu, 102
zhongwan, 131, 144
zhongxi, 51
ZHONGYAO, 54, 65, 107, 179, 213
zhongyin, 50

zigong, 20, 84
Zimtbaumzweig, 27, 213
Zingiber, 71
Zingiberaceae, 71
Zingiberis, 71
ziwan, 204
Zucker, 55
zui, 71
Zunge, 40-41, 60-61, 74, 101-102, 109-110, 118, 134-135, 158, 170, 172, 196, 201, 210, 212-214
Zungen, 61
zungenähnliche, 55
Zungenaussehen, 213
Zungenbelag, 22, 40-41, 46, 60-61, 66-67, 82, 87, 105, 109-110, 134, 157-158, 172, 186,

zhongyue, 51
Zhou, 7, 37, 86, 88, 91, 145
zhu, 98-99, 123, 127, 141, 154
zhuo, 178, 199
zhuoqi, 199
zhuru, 45
zhutou, 65
zhutoufeng, 65

198, 213-214
Zungendiagnose, 22, 213
Zungendiagnostik, 285
Zungenfarbe, 41
Zungenformen, 213
Zungengröße, 213
Zungenoberfläche, 187
Zungenpapillen, 170
Zungenvenen, 55
Zungenwurzel, 214
Zweig, 93
Zweige, 65, 192, 213
Zweistundenperiode, 144
Zwerchfell, 20, 45, 122, 128, 185, 215
Zwerchfells, 45, 215
Zwischengelenkstellen, 53

Zum Buch und zum Autor

Das Buch

Dieses Fachwörterbuch bietet umfassende Grundinformationen zu Geschichte, Kultur, Philosophie sowie zu den eigentlichen medizinischen Inhalten der Traditionellen Chinesischen Medizin. Abbildungen sowie ein umfangreicher Anhang vertiefen und ergänzen den gebotenen Stoff. Für alle, die sich mit Traditoneller Chinesischer Medizin (TCM) beschäftigen - ob Angehörige der Heilberufe oder interessierte Laien.

Der Autor

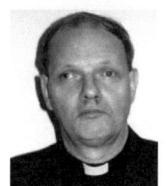

Jg. 1950, Studium der Linguistik, Sinologie, Afrikanistik, Theologie und Religionswissenschaften sowie der TCM in Deutschland, den USA und in der VR China. Promotion und Habilitation. Jahrelange Lehr- und Forschungserfahrung an Universitäten in Europa, Afrika, Ost- und Südostasien und in den USA. Zahlreiche Veröffentlichungen zu seinen Fachgebieten, von denen einige recht bekannt wurden und ein breiteres Leserpublikum fanden. Seit 2015 im Ruhestand.

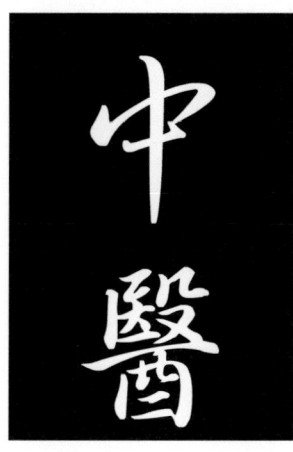